W0269350

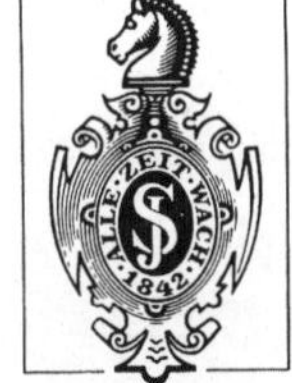

H. Stolecke   V. Terruhn (Hrsg.)

Pädiatrische Gynäkologie

Mit Beiträgen von

J. Esser Mittag, W. Geiger, B. P. Hauffa, F. Kollmann, C. Lauritzen,
M. Mall-Haefeli, I. Rey-Stocker, K. Richter, H. Stolecke,
P. Strohmenger, V. Terruhn, K. A. Walz, A. S. Wolf

Mit 113 Abbildungen

Springer-Verlag Berlin Heidelberg New York
London Paris Tokyo

Professor Dr. med. Herbert Stolecke
Universitätsklinikum Essen, Klinik und Poliklinik für Kinder- und
Jugendmedizin, Hufelandstr. 55, D-4300 Essen 1

Professor Dr. med. Volker Terruhn
Klinikum Nürnberg, Frauenklinik I, Flurstraße 7, D-8500 Nürnberg

ISBN-13:978-3-642-72663-7   e-ISBN-13:978-3-642-72662-0
DOI: 10.1007/978-3-642-72662-0

CIP-Kurztitelaufnahme der Deutschen Bibliothek
Pädiatrische Gynäkologie / H. Stolecke ; V. Terruhn. Mit Beitr. von J. Esser Mittag . . . –
Berlin ; Heidelberg ; New York ; London ; Paris ; Tokyo : Springer, 1987.
ISBN-13:978-3-642-72663-7

NE: Stolecke, Herbert [Hrsg.]; Esser Mittag, J. [Mitverf.]

Vorwort

Pädiatrische Gynäkologie ist nicht nur eine thematisch definierte medizinische Aufgabe, die krankhafte Symptome erkennt und behandelt. Unsere ärztliche Kompetenz wird nur bestehen können, wenn uns der allgemeine und individuelle Entwurf der biologischen und geistig-seelischen Entwicklung immer wieder begeistert, wenn wir ihn aufmerksam beobachten und versuchen, da steuernd einzugreifen, wo unser Wissen und unsere Möglichkeiten sich sinnvoll einsetzen lassen.

Diesen Aspekt einer lebendigen Entwicklung formuliert José Ortega Y Gasset in seinem Aufsatz „Reform der Intelligenz" (1922) so:

> Das Endgültige, Fertige, Vollkommene besteht nicht in einer bestimmten Wirklichkeit, die sich durch eigene Kraft aus den übrigen heraushebt, so daß diese abgetan sind; sondern es liegt in jedem wirklichen Sein eine mögliche Vollkommenheit, und dieser Spielraum ist es, den ein kunstfertiger Schmied des Lebens das Ideal nennt und auszufüllen trachtet.

Unser Dank gilt allen, die ideenreich und interessiert an diesem Buch mitgearbeitet haben: den Autoren, Herrn Lewerich und den Mitarbeitern im Springer-Verlag sowie den Damen in den einzelnen Sekretariaten, die die Manuskripte besorgten.

Essen und Nürnberg,   H. Stolecke
Juli 1987   V. Terruhn

Inhaltsverzeichnis

6   Sexualerziehung und Sexualhygiene   239

J. Esser Mittag

Mitarbeiterverzeichnis

Dr. med. J. Esser Mittag
Ärztin für Frauenheilkunde
Am Bonneshof 30, D-4000 Düsseldorf 30

Prof. Dr. W. Geiger
Chefarzt der Frauenklinik a. d. Kliniken der Stadt Saarbrücken,
Theodor-Heuss-Straße, D-6600 Saarbrücken

Dr. med. B. P. Hauffa
Abteilung für paediatrische Endokrinologie, Klinik und Poliklinik für Kinder-
und Jugendmedizin, Universitätsklinikum Essen, Hufelandstr. 55,
D-4300 Essen 1

Dr. med. F. Kollmann
Oberarzt der Kinderklinik der Universität, Theodor-Stern-Kai 7,
D-6000 Frankfurt a. Main 70

Prof. Dr. C. Lauritzen
Direktor des Zentrum für Gynäkologie und Geburtshilfe der Universität,
Prittwitzstr. 43, D-7900 Ulm

Prof. Dr. M. Mall-Haefeli
Leiterin des Sozialmedizinischen Dienstes an der Frauenklinik der
Universität, Schanzenstr. 46, CH-4032 Basel

Prof. Dr. med. I. Rey-Stocker
Spécialiste FMH Gynécologie et Obstetrique, Méd.-chef, Hôpital de Sierre,
2. av. Mercier-de-Molin, CH-3960 Sierre

Prof. emer. Dr. K. Richter
ehem. Direktor der Frauenklinik am Klinikum Großhadern der Universität,
Tal 12, D-8000 München 2

Prof. Dr. H. Stolecke
Direktor der Abteilung für Pädiatrische Endokrinologie, Klinik und Poliklinik
für Kinder- und Jugendmedizin, Universitätsklinikum Essen, Hufelandstr. 55,
D-4300 Essen 1

Prof. Dr. P. STROHMENGER
Chefarzt der Urologischen Klinik der Städt. Kliniken Osnabrück,
Caprivistr. 1, D-4500 Osnabrück

Prof. Dr. V. TERRUHN
Chefarzt der Frauenklinik I,
Klinikum Nürnberg, Flurstr. 7, D-8500 Nürnberg

Priv.-Doz. Dr. K. A. WALZ
Oberarzt an der Frauenklinik des Universitätsklinikum Essen,
Hufelandstr. 55, D-4300 Essen 1

Prof. Dr. A. S. WOLF
Oberarzt am Zentrum für Gynäkologie und Geburtshilfe der Universität,
Prittwitzstr. 43, D-7900 Ulm

1 Pädiatrische Gynäkologie: Inhaltliche Erörterung

H. STOLECKE und V. TERRUHN

Kinder- und Jugendgynäkologie ist weder eine neue Arbeitsrichtung noch ein modischer Versuch, ein zusätzliches Spezialfach zu kreieren. Vielmehr kommt es darauf an, altersbezogene Besonderheiten stärker als bisher bewußt zu machen, bei Ärzten, Angehörigen, Pädagogen, und, soweit möglich, bei den jungen Patientinnen selbst. Die Notwendigkeit, gynäkologische Störungen bei jungen Mädchen ernst zu nehmen, wird auch heute noch zu wenig gewürdigt.

Pathophysiologie, klinische Befunde, nosologische Gesichtspunkte, diagnostische Verfahrensweisen, therapeutische Entscheidungen und psychologische Betreuung haben jeweils eigenständige Dimensionen, wenn es gilt, Kinder und Jugendliche ärztlich zu betreuen. So gesehen wäre es ganz verfehlt, pädiatrische Gynäkologie im Sinne des klassischen Organfaches der entsprechenden Erwachsenenmedizin zu begrenzen. Wachstum und Differenzierung als die Grundelemente der Entwicklung in den beiden ersten Lebensjahrzehnten müssen in ihrer Vielfältigkeit in die jeweilige Beurteilung einbezogen werden, auch dann, wenn im Einzelfall ein ganz punktuelles Problem zu diskutieren ist.

So erschien es sinnvoll, tradierte Fachbegrenzungen lebendiger, d. h. kommunikativer zu gestalten. Gynäkologie und Geburtshilfe auf der einen und Kinder- und Jugendmedizin auf der anderen Seite begegnen sich sachbezogen und bereits seit langem bewährt in der Perinatal- und Neonatalmedizin, seit einigen Jahren zunehmend auch in der Betreuung jüngerer Mädchen in der Kindheit und im jugendlichen Alter.

Voraussetzung ist natürlich die qualifizierte Kenntnis der klassischen Inhalte des jeweils eigenen Faches; darüber hinaus bedarf es problembezogener theoretischer und praktisch klinischer Erfahrungen über die entwicklungsphysiologischen Abläufe, ihre Varianten und die krankhaften Veränderungen. Ein Kinderarzt überkommener Prägung kennt sich vielleicht in einigen einschlägigen gynäkologischen Problemen des Kindesalters aus (Vulvitis, Labiensynechie), in anderen Bereichen wird er ggf. den Spezialisten des eigenen Fachgebietes konsultieren (Pubertas praecox, prämature Teilentwicklungen, intersexuelle Fehlbildungen, bestimmte syndromhafte Entitäten). Im 2. Lebensjahrzehnt wird indessen die klassische Pädiatrie ohne gezielte Weiter- und Fortbildung nicht mehr eine ausreichende Grundlage sein können. Gynäkologische Fragen sind hier insbesondere Probleme im Zusammenhang mit der pubertären Entwicklung, speziell Varianten der Norm, Zyklusstörungen, Kontrazeption und psychosoziale Fragen.

Gynäkologie im Kindes- und Jugendalter würde ebenfalls unzureichend verwirklicht, wenn sie als mehr oder weniger ausgeprägte Miniatur der Erwachsenenmedizin aufgefaßt würde. Thematik, Untersuchungstechnik, Befunddeutung und Differentialdiagnose haben andere Prämissen.

Eine gynäkologische Untersuchung ohne weitergehende Ausbildung und Erfahrung hinsichtlich der altersspezifischen Besonderheiten wird in ihrer Beurteilung unbefriedigend bleiben. Noch problematischer ist die Tatsache, daß wir nicht selten junge Patientinnen sehen, die zuvor wegen eindeutiger gynäkologischer Symptome mit Medikamenten behandelt worden sind, ohne daß die Vulvaregion auch nur oberflächlich inspiziert wurde. Dabei sollte schon bei einer allgemeinen körperlichen Untersuchung der Genitalbefund angemessen berücksichtigt werden. Dies bedeutet beim Mädchen eine äußere Inspektion einschließlich des Introitus vaginae.

Der Grund für die verschiedenen Unzulänglichkeiten ist zunächst auf der ärztlichen Seite zu suchen: Dem Frauenarzt fehlt neben der Erfahrung im Umgang mit jungen Mädchen und der Deutung mancher Befunde oft auch das geeignete Instrumentarium. Pädiater sind ungeübt in der speziellen gynäkologischen Befunderhebung, die in der Fachweiterbildung nicht berücksichtigt wird. So entsteht vielfach die Angst, einen wichtigen Befund zu übersehen oder etwas zu verletzen; so wird in der nicht deflorierten Vagina und der Annahme einer psychischen Belastung offenbar eine Hemmschwelle rationalisiert, die trotz manifester gynäkologischer Symptome von einer Untersuchung abhält oder diese hinauszögert.

Die Schuld liegt jedoch nicht nur bei den Ärzten. Das uralte Tabu, daß niemand die jungfräuliche Area pudenda sehen oder berühren soll, ist im Prinzip immer noch in vielen Bevölkerungsschichten tief verwurzelt. Manche Mutter kostet es große Überwindung, ihre Tochter „schon in so jungen Jahren" gynäkologisch untersuchen zu lassen. Der Arztbesuch wird so lange hinausgezögert, bis er unumgänglich ist. Die eigene Angst, Scheu und Abneigung der Mütter gegenüber den äußeren Gegebenheiten der gynäkologischen Untersuchungen läßt sich nur schwer vor der Tochter verbergen und wird auf sie übertragen. Das junge Mädchen ist dann voreingenommen und verunsichert, es erfährt nicht, daß derartige Untersuchungen, jedenfalls in der Hand geübter Kolleginnen und Kollegen kein wirkliches Problem darstellen.

Auf der anderen Seite beobachten wir, daß sich in den letzten Jahren eine stetig wachsende Zahl junger Mädchen aller Altersstufen in unseren Sprechstunden einfindet. In der Praxis tätige Kolleginnen und Kollegen des gynäkologisch-geburtshilflichen Fachgebietes wie auch der Pädiatrie sehen sich immer häufiger direkt oder aufgrund einer Zuweisung gefordert, zu gynäkologischen Problemen bei Kindern und Jugendlichen Stellung zu nehmen. Die Akzeleration, eine vermehrte Aufklärung, die ins Bewußtsein gedrungene positive Einstellung zur medizinischen Vorsorge, Aufgeschlossenheit und Informationsbedürfnis gegenüber Sexualhygiene und sexuellen Fragen scheinen die Gründe zu sein, daß immer mehr Mädchen ihre Fragen oder gar Beschwerden nicht so ohne weiteres ungeklärt lassen. Wesentlich früher, als es noch vor 10 Jahren üblich war, entschließen sich zumindest Mädchen im 2. Lebensjahrzehnt, nicht selten auch ohne Begleitung, einen Arzt aufzusuchen.

Auch gynäkologisch operative Aktivitäten im Kindes- und Jugendalter bedürfen einer entsprechenden Anpassung, sie konkurrieren noch oft mit den Ansprüchen von Allgemeinchirurgen, Kinderchirurgen und chirurgisch tätigen Urologen. Unseres Erachtens bleibt die chirurgisch-gynäkologische stationäre Versorgung ein übergeordnetes Problem. An der Notwendigkeit einer Zentralisierung des relativ spärlichen Krankengutes schwieriger Fälle, deren Behandlung der umfassenden Erfahrung eines operativ tätigen Gynäkologen und der speziellen Kenntnisse des in der postoperativen Betreuung von operierten Kindern und Jugendlichen geschulten Pädiaters bedarf, dürfte kaum jemand zweifeln. Ganz sicher befinden sich die jugendlichen Patientinnen an kinderchirurgischen Abteilungen auch in bester pädiatrischer und chirurgischer Obhut; es wäre indessen unfair, von einem Kinderchirurgen neben der selbstverständlichen Beherrschung seines weit verzweigten Faches auch noch die Fertigkeiten und die Einsichten eines erfahrenen Frauenarztes zu fordern.

Pädiater neigen dazu, Kinder ausschließlich einem Kinderchirurgen anzuvertrauen, weil sie der Auffassung sind, daß nur Kinderchirurgen Kinder operieren könnten, unabhängig davon, ob sie in der gynäkologischen Chirurgie ausgebildet sind oder nicht. Die Abschätzung aller mit gynäkologischen Eingriffen im Kindes- und Jugendalter verbundenen Konsequenzen für das spätere Leben als Frau erfordert ein fachbezogenes Wissen, dessen Umfang und Tiefe nicht hoch genug eingeschätzt werden kann.

Kinderchirurgen und auch Kinderurologen leisten Hervorragendes bei der Gestaltung des abnormen *äußeren* Genitale. Hier ist die Bewältigung der topographischen Anatomie, das behutsame und möglichst schonende Vorgehen, die ständige Übung die unbedingte Voraussetzung, um mit den sensiblen Organ- und Gewebsverhältnissen fertig zu werden. Weit größere gynäkologische Eingriffe – man muß nicht nur an die Operation eines Ovarialkarzinoms oder an die Wertheim-Radikaloperation denken – sind im Rahmen der Kinderchirurgie mangels Routine durch die Seltenheit entsprechender Operationen nicht optimal zu beherrschen. Allerdings ist hier nicht minder darauf hinzuweisen, daß der operativ geschulte Gynäkologe durch die anderen Größenverhältnisse und entsprechend angepaßte Techniken zusätzlich gefordert wird. So ist es nur konsequent, wenn wir empfehlen, gynäkologische Operationen bei Kindern und Jugendlichen nur in Zentren durchführen zu lassen, die sich mit entsprechender Problematik ständig auseinandersetzen.

Unbestritten ist sicher die Betreuung jugendlicher Schwangerer und die Geburtshilfe selbst, dies sind elementare Inhalte des gynäkologisch-geburtshilflichen Faches, wenngleich auch hier zumindest im psychologischen Bereich eine individuelle, das Alter der werdenden Mutter berücksichtigende helfende Zuwendung durch spezielles Sachwissen begründet sein sollte.

Heutzutage zeigen zielbewußte Entwicklungen innerhalb der Gynäkologie und Geburtshilfe wie auch in der Pädiatrie, wie erfolgreich gemeinsam strukturierte Arbeitsweisen sein können, wobei durchaus von Ort zu Ort unterschiedliche Modelle denkbar sind. So haben sich in den letzten Jahren an Problemen der Kinder- und Jugendgynäkologie interessierte Kolleginnen und Kollegen zusammengeschlossen, vertreten sind die Fächer Frauenheilkunde und Geburtshilfe, Pädiatrie, pädiatrische Chirurgie, Kinder- und Jugendpsychologie bzw. -psychiatrie, pädiatrische Urologie und Sozialmedizin. Die so entstandene Arbeitsgemeinschaft entwickelt sich unter dem Patronat der Deutschen Gesellschaft für Gynäkologie und Geburtshilfe und der Deutschen Gesellschaft für Pädiatrie.

Nun ist eine Organisation ganz gewiß kein Ersatz oder ein Alibi für konkrete Arbeit und spezielle Weiter- und Fortbildung. Deshalb wird der Erfolg auch der Arbeitsgemeinschaft für die Gynäkologie des Kindes- und Jugendalters mit davon abhängen, ob sachbezogen integrierte Arbeitsweisen gefunden werden, die das verfügbare Wissen zum Wohl der jungen Patientinnen möglichst gut und ohne unnötige Umwege verfügbar machen. Dazu bedarf es allerdings noch erheblicher Anstrengungen und Mühen. Diese betreffen auch das Verständnis der hier angesprochenen medizinischen Thematik in der Öffentlichkeit. Diese hat zwar durch Zeitungsberichte, Rundfunk- und Fernsehsendungen Hinweise und Impulse bekommen, diese müssen aufgenommen werden und durch sachlich gute Arbeit gefördert und vertraut gemacht werden. Vor allem gilt es, eine effektive Aus- und Fortbildung zu sichern, man muß nach Möglichkeiten suchen, die Sachkompetenz und damit die Qualität von Diagnostik und Therapie sicherzustellen.

Die folgende Übersicht gibt einen Überblick über die Themenkreise, die bei der gynäkologischen Betreuung von Kindern und Jugendlichen zu berücksichtigen sind.

1. Klinik und Dokumentation der
   - auxologischen Entwicklung,
   - pubertären Entwicklung.
2. Endokrinologie der Wachstums- und Reifungsphase.
3. Normvarianten der körperlichen Entwicklung.
4. Systematische Endokrinopathien mit Auswirkung auf Wachstum und Entwicklung der Geschlechtsorgane.
5. Psychologie und Psychopathologie der Pubertät.
6. Anatomie und entwicklungsphysiologische Beurteilung des inneren und äußeren Genitale.
7. Fehlbildungen der Genitalorgane (inkl. chromosomale und intersexuelle Entitäten).
8. Verletzungen.
9. Onkologische Erkrankungen der Geschlechtsorgane.
10. Entzündliche Erkrankungen der Geschlechtsorgane.
11. Akzidentelle Blutungen.
12. Blutungsstörungen und Menstruationsprobleme.
13. Sexualaufklärung und Sexualhygiene.
14. Kontrazeption.
15. Geburtshilfe bei Jugendlichen.
16. Juristische Fragestellungen.
17. Psychologische und technische Probleme bei der Untersuchung.

2 Untersuchungsmethoden

V. TERRUHN

2.1 Voraussetzungen und Vorbedingungen

In den letzten Jahren beobachten Frauen- und Kinderärzte, daß sich eine stetig wachsende Zahl von Kindern und jungen Mädchen mit gynäkologischen Beschwerden in den Sprechstunden einfindet. Nicht nur Jugendliche vor oder in der Pubertät, sondern 2-, 5-, 7- und 10jährige an der Hand ihrer Mütter suchen uns auf, weil sie einer fachärztlichen Behandlung bedürfen. Vermehrte Aufklärung und der ins Bewußtsein gerückte Gedanke der medizinischen Vorsorge scheint heute wesentlich früher zu dem Entschluß zu führen, einen Arzt aufzusuchen, als es noch vor 10 Jahren üblich war. Allgemeinpraktiker und Kinderärzte fühlen sich als Hausärzte dieser Patientinnen verständlicherweise vielfach überfordert und überweisen sie an den Frauenarzt. Gelegentlich wird auch der Gynäkologe von der an ihn herangetragenen Fragestellung überrascht. Das Bestreben, die gynäkologische Betreuung auch auf die frühen Abschnitte der weiblichen Entwicklung auszudehnen, ist aus der Tatsache erwachsen, daß im Prinzip alle gynäkologischen Erkrankungen der erwachsenen Frau auch im Kindesalter auftreten können [6, 7, 8, 14]. Es wäre wünschenswert, wenn die pädiatrisch-gynäkologische Untersuchung in die Allgemeinuntersuchungen aufgenommen würde, die der Kinderarzt, der Geburtshelfer, der Gynäkologe, der Hausarzt und auch der Schularzt bei Mädchen im Neugeborenen-, Kindes- und Jugendalter vornehmen. In welchem Umfang er diese Untersuchung durchführt, ist von seinem Wissensstand abhängig. Kenntnisse der besonderen Anatomie und Physiologie der sich entwickelnden kindlichen Genitalorgane und die Beherrschung der entsprechenden Untersuchungstechnik sind Voraussetzungen. Andernfalls sieht sich der behandelnde Arzt, der zudem in der Lage sein muß, mit Kindern umzugehen, unüberwindbar erscheinenden psychologischen und anatomischen Problemen gegenübergestellt. Nicht zuletzt kann ein brüskes Vorgehen oder ein ungeeignetes Instrumentarium zu Traumen und Konflikten führen, die nur noch durch eine in den allermeisten Fällen unnötige Untersuchung in Narkose zu lösen sind [14]. Es ist erschreckend, wie häufig Kinder iatrogen belastet werden, wenn sie gynäkologisch erkranken: in manchen Regionen hat man noch immer die irrige Vorstellung, Kinder *nur* in Narkose untersuchen zu können. Unkenntnis oder Unsicherheit sollten nicht dazu führen, daß ärztliche Maßnahmen über das Ziel hinausschießen. Sehr deutlich wird dies bei der Korrektur vermuteter Fehlbildungen, die in Wirklichkeit keine sind. Beispielhaft sei nur an die Pseudohymenalatresie und an die Synechie der kleinen Labien erinnert (s. 3.2.1).

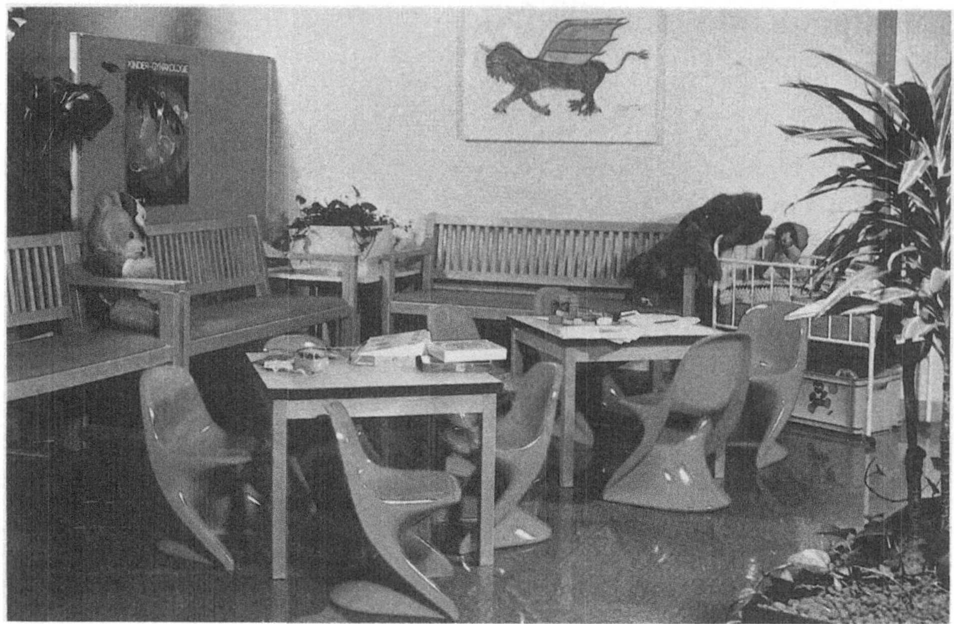

Abb. 2.1 Wartezimmer einer kindergynäkologischen Ambulanz in einer Frauenklinik

Eine adäquate kindgerechte Untersuchungstechnik in einer kinderfreundlichen Umgebung, das Einbeziehen des Mädchens in den Untersuchungsgang, eine gut ausgebildete Schwester und vernünftige Mütter, die beruhigend auf ihre Kinder einwirken, gewährleisten einen erfolgreichen Besuch in einer pädiatrisch-gynäkologischen Sprechstunde. Die Untersuchung wird dann ohne weiteres auch vom Kind toleriert – ohne „Spuren" psychischer und physischer Art zu hinterlassen. Augen, Ohren, Hände und seine Sorgfalt sind die wichtigsten Hilfsmittel des behandelnden Arztes für die Untersuchung. Es gilt, die Veränderungen in erster Linie zu erkennen und richtig zu bewerten. Eine gynäkologische Sprechstunde für Kinder und Jugendliche sollte in gesonderter adaptierter Umgebung stattfinden (Abb. 2.1). Die Wartezeit muß möglichst kurz gehalten werden, um die Erwartungsangst zu vermeiden oder zu reduzieren.

2.2 Das Problem der Mutter-Kind-Arzt-Beziehung

Eigentlich beginnt die gynäkologische Untersuchung bereits in dem Moment, wenn die Mutter mit ihrer Tochter in der Tür erscheint. Das Zögern, oder auch die Spontaneität beim Aufeinanderzugehen verraten dem gynäkologischen Untersuchungsteam viel über den zu erwartenden Ablauf der gynäkologischen Konsultation. Der Gang, die Haltung, der Gesichtsausdruck des Kindes und der Mutter, und auch die Art, wie sie mit dem Kind umgeht und die Vorgeschichte vorträgt, verraten so viel, daß die aufmerksame Schwester und der Arzt den Ablauf der Untersuchung, vielfach sogar die Diagnose, vor der Untersuchung voraussagen können:

„der krümelige weißliche Belag", der juckt und riecht, entspricht nicht etwa einer Mykose, sondern einer intralabialen Smegmaretention durch gut gemeinte, aber mangelhaft durchgeführte Genitalhygiene. Der Tumor, „der heraushängt", ist meist ein Hymenalpolyp, und die fehlende Scheide eine Synechie (s. 3.2.3.2).

Gelegentlich hat man den Eindruck, daß der gynäkologische Untersuchungsstuhl, dank der Sexualaufklärung an der Schule und in öffentlichen Medien, weitgehend seinen Schrecken verloren hat. Man liest in diesen Medien auch, daß die Frauenärzte seit einigen Jahren einfühlsamer mit ihren Patientinnen umgehen. Dennoch kostet es manche Eltern große Überwindung, ihre Tochter schon in so jungen Jahren gynäkologisch untersuchen zu lassen, selbst wenn entsprechende Beschwerden offensichtlich sind. Die Untersuchung wird nicht selten so lange hinausgezögert, bis sie unumgänglich ist. Die Angst, die Scheu und Abneigung der begleitenden Mutter gegenüber den äußeren Gegebenheiten der gynäkologischen Untersuchung läßt sich oft vor den jungen Mädchen nur schwer verbergen, wird auf das Kind oder die Jugendliche übertragen und erschwert die Kontaktaufnahme des Arztes mit der jungen Patientin. Selbst wenn sich die heutigen Mütter im Vergleich zur Vergangenheit meist gern zu einer aufgeschlosseneren, aufgeklärteren Frauengeneration zählen, fehlt häufig die nüchterne normale Einstellung zum Gesundheitswert des Genitalbereiches ihrer Töchter und damit zum Ablauf der Untersuchung. „So etwas" möchten sie ihrem Kind ersparen, so lange als möglich.

Wie der Pädiater, so hat auch der kindergynäkologisch tätige Frauenarzt es fast immer mit 2 Personen – Kind und Mutter – zu tun. Das hat Vorteile und Nachteile. Es muß mit viel Einfühlungsvermögen und Geduld vorgegangen werden, damit in einer Atmosphäre der Ruhe und Sicherheit das Vertrauen des Mädchens gewonnen und ihm die natürliche Angst vor der zu erwartenden Untersuchung genommen werden kann. Die gynäkologische Sprechstunde für Kinder und Jugendliche erfordert daher sehr viel Zeit, die den Rahmen einer gewöhnlichen frauenärztlichen Sprechstunde bei weitem übersteigt.

2.3 Indikationen zur gynäkologischen Untersuchung bei Kindern und Jugendlichen

Da bei Kindern und jungen Mädchen grundsätzlich alle Krankheitsbilder wie in der Erwachsenengynäkologie auftreten können, ist schon bei *Verdacht* auf eine Genitalerkrankung die gynäkologische Untersuchung notwendig [7]. Das für viele kinder- und jugendgynäkologische Sprechstunden typische prozentuale Verteilungsmuster der Erkrankungen gibt die Tabelle 2.1 wieder [14]. Die Mütter stellen ihre Töchter vor, wenn beispielsweise Blutungen in der Genitalregion auftreten, wenn Entzündungen der Vulva und Vagina oder die Furcht vor einer Infektion vorliegen, Juckreiz und ständiges Reiben die kleine Patientin und die Umgebung irritieren, Brennen bei der Miktion, ein Nachtröpfeln oder andere Störungen des Miktionsverhaltens zu beobachten sind. Auch Fluor, übler Geruch, Verdacht auf

Tabelle 2.1 Verteilungsmuster gynäkologischer Krankheitsbilder beim
Kind

	[%]
Entzündungen	60
Blutungsstörungen	15–30
Fehlbildungen	5–10
Verletzungen	5
Tumoren	1– 5

Tabelle 2.2 Die Verteilung gynäkologischer Erkrankungen bei Kindern und Jugendlichen. (Nach [6])

	Prä- menarchal (n = 368)	Post- menarchal (n = 6481)
Angeborene Veränderungen	8,7	0,5
Entzündliche Erkrankungen	62,0	26,4
Endokrine Erkrankungen und Menstruationsstörungen	15,5	29,1
Schwangerschaft, Abortus	–	6,9
Kontrazeption	–	30,8
Andere Erkrankungen	13,8	6,3

Fremdkörper in der Scheide, Schwellung oder Verletzung im Genitalbereich, Schmerzen im Unterbauch, Tumore, hormonelle Störungen mit vorzeitigen oder verspäteten Reifezeichen, oder Anomalien – echte oder vorgetäuschte – bringen die Kinder in unsere Sprechstunde. Mädchen nach dem 10. Lebensjahr kommen meist wegen zu früher oder zu später Menarche, Blutungsstörungen in Form von verlängerter und verstärkter Blutung, Oligomenorrhö, Zwischenblutung, primärer oder sekundärer Amenorrhö, schmerzhafter Regelblutung, vermehrter Behaarung, Sekretion oder Asymmetrie der Mamma, Entwicklungsanomalien der primären und sekundären Geschlechtsanlagen, oder mit Fragen zur Menstruationshygiene, zur Kontrazeption und zur ersten Kohabitation. Unterscheidet man die Häufigkeit der prämenarchalen von den postmenarchalen Erkrankungen, verteilen sie sich in einer großen kinder- und jugendgynäkologischen Ambulanz [2] wie in Tabelle 2.2. In der folgenden Übersicht sind gynäkologische Störungen aufgeführt, bei denen eine Inspektion des äußeren Genitale und eine rektale Untersuchung zur Austastung des kleinen Beckens nicht ausreichen. Hier müssen auch Vagina und die Portio durch Vaginokolposkopie sichtbar gemacht werden, darüber hinaus s. 2.6.

Indikationen zur Vaginokolposkopie
1. Blutungen
2. Rezidivierende genitale Infektionen
3. Fremdkörper
4. Tumore
5. Traumen: nach Unfällen, nach Sexualdelikten

6. Anomalien: Intersexualität, Fehlbildungen
7. Vorzeitige oder verspätete Entwicklung
8. Gynäko-chirurgische Krankheitsbilder
9. Gynäko-urologische Krankheitsbilder
10. Verdachtsmomente

Blinde Abstriche liefern für die Fluor- und Zytodiagnostik selten brauchbare Ergebnisse. Den mikrobiologischen Abstrich sollte man, wenn rezidivierende Vulvovaginitiden vorliegen, unter Sicht vom oberen Scheidengewölbe abnehmen (s. 5.1.2). Gleichzeitig kann durch diese Untersuchung die Ursache des Ausflusses – ein Fremdkörper, eine Entwicklungsanomalie oder eine Tumorbildung – festgestellt oder ausgeschlossen werden. Der zytologische Abstrich aus suspekten Arealen, die Entnahme von Gewebsproben bei Vaginal- und Portiopolypen sowie die Extraktion von Fremdkörpern lassen sich sinnvoll nur unter Sicht ausführen. Durch eine alleinige rektale Untersuchung kann man wohl kaum etwas über die Vaginalverhältnisse aussagen. Portio- und Scheidenveränderungen, die häufiger vorkommen als bisher angenommen wurde, entziehen sich ohne Betrachtung der frühzeitigen Diagnose [10, 11].

Es wäre zum heutigen Zeitpunkt sicherlich übertrieben zu fordern, daß auch bei fehlender Symptomatik routinemäßig eine vorbeugende komplette gynäkologische Untersuchung des Neugeborenen, des 7jährigen Mädchens und des Mädchens unmittelbar nach der Menarche erfolgen soll. Wünschenswert ist jedoch, wenn Geburtshelfer und Pädiater bei den vorgeschriebenen Vorsorgeuntersuchungen U1 bis U8 – und auch später – wie selbstverständlich das Genitale exakt inspizieren. Allein auf die Klitorisvergrößerung zu achten, reicht nicht aus. Zumindest ebenso wichtig für das Wohlergehen des neugeborenen und heranwachsenden Mädchens ist die Aussage, ob ein Fluor vorliegt oder nicht. Beim Neugeborenen genügt der Blick auf den Introitus. *Fehlt* der physiologische Ausfluß des neugeborenen Mädchens, so muß an eine Gynatresie, die im leichtesten Fall eine Hymenalatresie, im schweren Fall ein Fehlen der Scheide bedeuten kann, gedacht werden. Ein Mukokolpos, oder nach der Menarche ein Hämatokolpos mit seinen schwerwiegenden Folgen bedeuten immer eine gewisse Anklage an Geburtshelfer und Pädiater. Der in der Vulva sichtbare neonatale Fluor, physiologisch hervorgerufen durch das ektropionierte Zervixdrüsenfeld, dokumentiert die freie Kommunikation des inneren Genitale nach außen (Abb. 2.2) [11]. Die präventive Aufgabe der Kindergynäkologie wird auch bei Mädchen mit einer Scheidenaplasie und einer rudimentären Uterusanlage (MAYER-ROKITANSKY-KÜSTER-HAUSER-Syndrom) deutlich. Wird der Charakter der Fehlbildung schon in der Kindheit festgestellt – fehlender neonataler Fluor –, so kann das Mädchen durch frühzeitige geschickte psychologische Führung vor dem Schock bewahrt werden, durch frustrierende Kohabitationsversuche oder durch das Ausbleiben der Regelblutung unvorbereitet zu erfahren, daß sie keine Scheide hat und nie Kinder bekommen wird (s. 3.3.2.1).

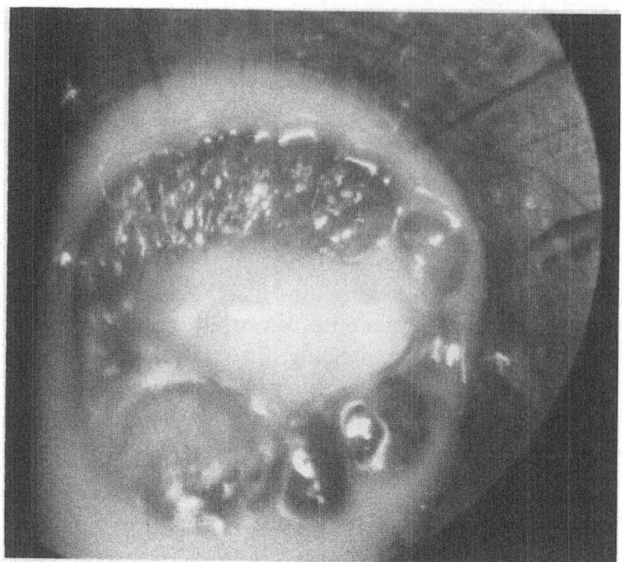

Abb. 2.2 Die neonatale Portio mit großem zervikalen Drüsenfeld auf ihrer Oberfläche, 3. postpartaler Tag. Physiologischer Fluor neonatalis; fehlt er, ist auf eine Gynatresie zu achten

Kindergynäkologische Untersuchungen können außerdem dazu beitragen, die Sexualsphäre zu enttabuisieren, ihre Existenz als normal und unverfänglich ins kindliche Bewußtsein zu rücken und dem Kind nahezubringen, daß Genitalorgane ähnlich wie Nase, Mund, Ohr und Bauch in die tägliche Gesundheitsbeobachtung einzubeziehen sind. Es bietet sich Gelegenheit, auf mögliche Symptome und Beschwerden hinzuweisen und sie zu besprechen. Zu erwähnen ist der physiologische präpubertale Fluor, der kurz nach der Thelarche auftritt, die zu erwartende erste Regelblutung und die Dysmenorrhö (s. 4.2). Die Bewältigung der Hygieneprobleme während der Menstruation ist nur vordergründig rein pflegetechnischer Natur. In Wirklichkeit hat sie weitreichende Konsequenzen; unter anderem lernt das Mädchen bei Verwendung von Tampons seinen Körper kennen (s. 6).

2.4 Die gynäkologische Untersuchung

Im Prinzip unterscheidet sich die Untersuchung des Neugeborenen, des kleineren und größeren Mädchens und der Jugendlichen - wie in der Übersicht angegeben - nicht von der der erwachsenen Frau.

Gynäkologische Diagnostik bei Kindern
Eine vollständige gynäkologische Untersuchung sollte bestehen in:
1. Inspektion der sekundären Geschlechtsmerkmale
2. Inspektion von Vulva, Hymen und Perineum

3. Vaginoskopie bzw. Spiegeluntersuchung von Portio und Vagina
4. Bimanuelle rektoabdominale Tastuntersuchung
Gelegentlich fraktioniertes Vorgehen

Der Untersuchungsgang besteht in der Inspektion des äußeren Genitale, der Beurteilung der peripheren Reifezeichen mit Einteilung der Pubes- und Mammaentwicklung nach TANNER [9], der Vagino- bzw. Kolposkopie, der mikroskopischen Untersuchung des Scheidensekretes, der bimanuellen rektalen und evtl. – wenn die Östrogenisierung des Genitale schon fortgeschritten ist – einer vaginalen Untersuchung mit Beurteilung der Uterusgröße und der Adnexbereiche. Manchmal sind weitere Zusatzmaßnahmen zur Bestimmung endokrinologischer oder entzündlicher Parameter oder eine Chromosomenanalyse hilfreich und notwendig. Weitere nichtinvasive Untersuchungsmethoden, wie Ultrasonographie, Computer- oder Kernspintomographie können zur Erhärtung der Diagnose herangezogen werden (s. 2.5–2.7). Eine allgemeinmedizinische Beurteilung sollte vorgegeben sein.

2.4.1 Inspektion des Abdomens, der Inguinal-, Vulva- und Dammregion

Das Kind nimmt auf dem gynäkologischen Untersuchungsstuhl Platz. Manche Mädchen sind stolz darauf, wenn sie beweisen können, wie groß sie schon sind, indem sie die Füße auf die steigbügelartigen Beinhalter stützen. Bei ängstlichen Kleinkindern ist zunächst die Untersuchung auf dem Schoße der Mutter oder auf einer Liege, evtl. in Seitenlage nach SIMS, zweckmäßig. Die Palpation des Abdomens und der Inguinalregionen wird durch Ablenkungsmanöver erleichtert. Dabei hat sich der von HUFFMAN [8] angegebene Trick bewährt, das Kind zur Mithilfe aufzufordern und die Kindeshand auf den Rücken der untersuchenden warmen Hand zu legen (mituntersuchende Hand des Kindes). Durch ständige Zuwendung wird das Kind spielerisch in den Untersuchungsgang miteinbezogen. Nun wird das Genitale behutsam entfaltet. Imponiert der Scheidengang als verschlossen, wie im Falle eines Hymen altus, so wartet man geduldig mehrere Atemexkursionen ab (s. Abb. 2.6, 3.2.3). Häufig hebt sich bei der Inspiration der freie Hymenalrand vom wulstigen Meatus urethrae ab. Zeigefinger und Daumen liegen hierbei gespreizt in der Gegend der hinteren Kommissur, die etwas nach rückwärts gezogen wird. Ist die Scheidenöffnung auch dann trotz hartnäckiger Suche nicht sichtbar, kann man einen weiteren bewährten Trick anwenden: Das Mädchen wird aufgefordert, einen Luftballon aufzublasen. Der hierzu notwendige Druck setzt sich über das Abdomen auf die Vagina fort. Meist erscheint ein Sekrettropfen im Vestibulum und verrät somit den Eingang zur Vagina (s. 3.2.3). Eine andere Möglichkeit bietet sich durch den Handgriff nach WARD [16] an, der zur Überprüfung einer Rektozele von der Erwachsenengynäkologie her bekannt ist. Bei der Inspektion ist auf die Größe der Klitoris, des Präputiums, die Größe der kleinen Labien – Atrophie, Lichenifizierung, Hyperplasie – sowie auf die Höhe des Dammes, das Relief des Sphincter ani, die Lokalisation des Meatus urethrae und seine äußere Form zu achten, um keine Hinweise auf eine Entwicklungsstörung oder Entzündung zu übersehen. Größere Kinder entscheiden selbst, ob die Untersuchung in Anwesenheit der Begleitperson erfolgen soll oder nicht. Die Entfaltung der virginellen Scheide mit dem Finger, mit Spekula und die eventuell notwendige kolposkopische Betrachtung der Portio bereitet in der Regel – wie bei der geschlechtsreifen Frau – keine größeren Probleme. Der Hymen ist durch die Östrogene charakteristisch weißlich, pinkfarben, pelzig, sukkulent verändert: er ist „östrogenisiert" und bietet somit durch seine Elastizität kein Hindernis.

2.4.2 Vaginokolposkopie

Nachdem man sich zunächst ein Bild über die Form, Weite und den Östrogenisierungsgrad des Hymenalsaumes gemacht hat, wird die richtige Größe des Vaginoskopes ausgewählt. Das Instrumentarium ist angewärmt. Auf den Introitus kann man ein handelsübliches Gleitmittel oder anästhesierendes Gel auftragen, was das Einführen des Vaginoskopes erleichtert. Die Schwester sollte ohne Zwang die Beine des Kindes in der Flektionsstellung halten. Sie fordert das Mädchen auf, das ihm von der kinderärztlichen Untersuchung her vertraute A zu sagen. Indem man vorgibt, die Zähnchen zu bewundern, betrachtet man Scheidenwände und Portio. Das Kind wird auch abgelenkt, wenn man es den Obturator des Vaginoskopes halten läßt oder die Puppe bzw. das Bärchen des Kindes zur Hand hat. Qualität und Quantität des Scheideninhaltes, eine Entzündung der Scheidenwände, eine Tumorentwicklung der Vaginalhaut und der Portio, Fremdkörper und Entwicklungsanomalien lassen sich ebenso schnell und sicher erkennen, wie Formabweichungen der in der Entwicklung gehemmten Portio [13], die ähnlich dem Reifungsschema von TANNER ebenfalls einer bestimmten Reifungsstufe zugeordnet werden kann (s. 3.1).

2.4.3 Sekretentnahme

Zur Sekret- und Zytologieentnahme eignen sich durchaus Watteträger; Wattereste bleiben nicht zurück. Elegant ist auch ein Absaugen des Scheideninhaltes über einen Einmalkinderblasenkatheter für die mikroskopische (Phasenkontrastmikroskop) und evtl. bakteriologische, mykologische und parasitologische Diagnostik. Die Vitalzytologie spiegelt zuverlässig hormonale Einflüsse wider (s. auch 5.1.2.).

2.4.4 Instrumentarium

Für die Vaginoskopie gibt es heute eine, der Entwicklung der kindlichen Genitalorgane angepaßte, lückenlose Reihe von Instrumenten (z. B. Karl Storz GmbH & Co, Postfach 400, D-7200 Tuttlingen). Sie machen die Befürchtung mancher Mütter und Ärzte, der Hymen könnte verletzt werden, gegenstandslos. Selbst die vaginoskopische Untersuchung eines Säuglings ist keineswegs belastend; schlafend läßt er sich durch die Untersuchung in keiner Weise irritieren (Abb. 2.3). Das Vaginoskop

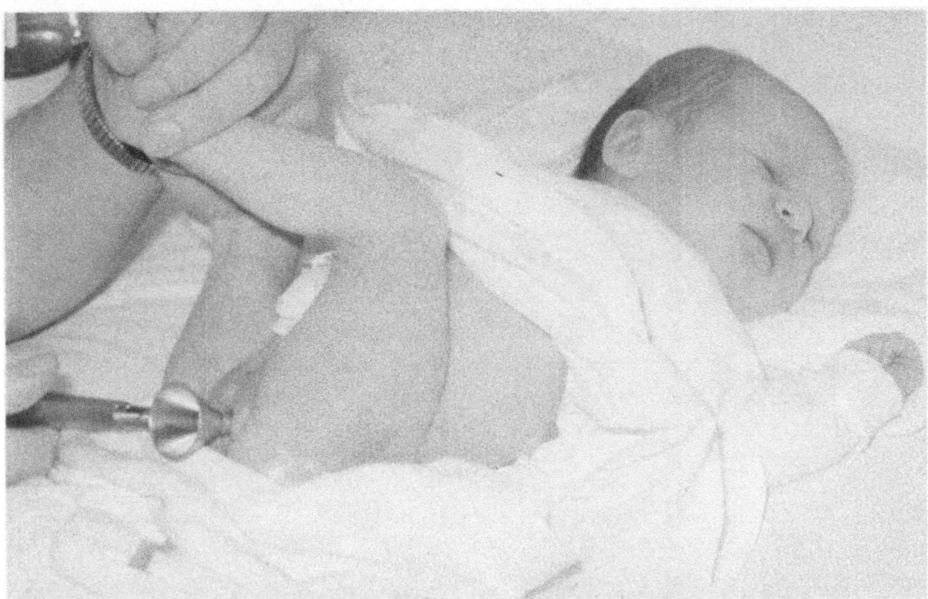

Abb. 2.3 Ein Säugling schläft während der gynäkologischen Untersuchung weiter

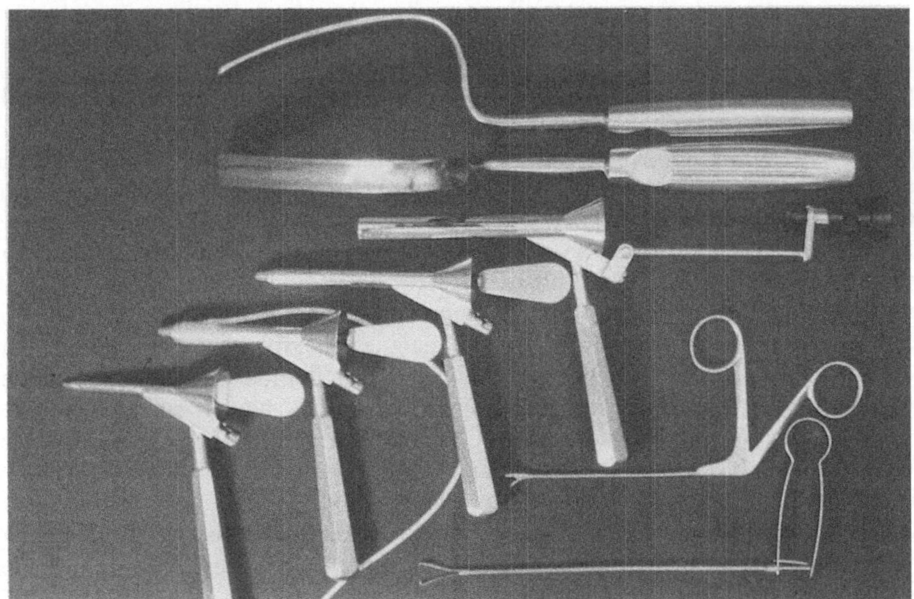

Abb. 2.4 Die kindergynäkologischen Instrumente: Vaginoskop mit Aufblasmanschette, Vaginoskop mit vorgeschalteter Lupe, getrennte Blätter nach BREISKY, Faßzange zur Gewebsentnahme, Faßzange zur Fremdkörperentfernung

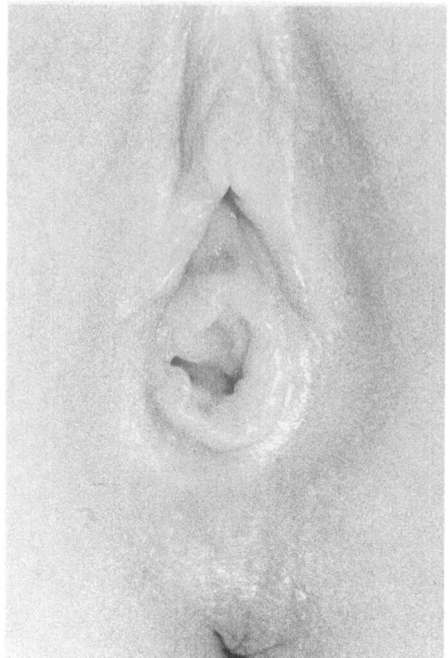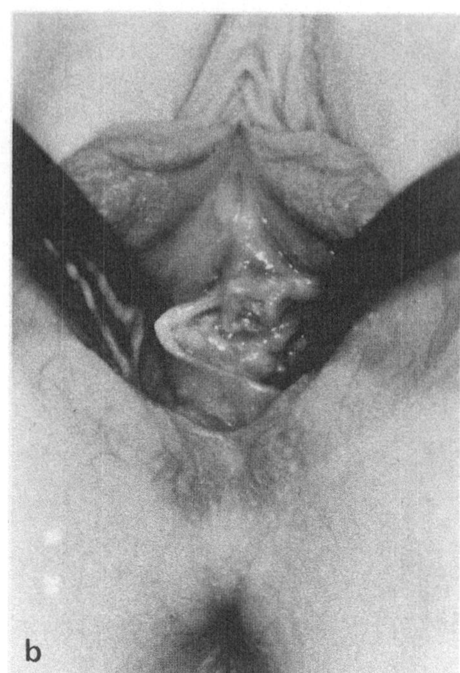

Abb. 2.5 a, b. Der Hymenalsaum ist in der Präpubertät durch die Östrogenisierung karnös und elastisch **(a)** – bis zu 3 cm dehnbar **(b)** Scheide und Muttermund werden mit adäquaten Spekula sichtbar gemacht. (10 Jahre)

muß weit genug sein, um durch das Lumen diagnostische Abstriche, Sekretabnahmen und Probeexzisionen sowie therapeutische Eingriffe – Fremdkörperextraktionen, Polypenentfernungen – vornehmen zu können. Das Instrument besteht aus einem Röhrenspekulum mit trichterförmigem Ansatz, wobei zwischen diesem und dem Haltegriff der Lichtträger eingeschoben ist, womit das Blickfeld genügend ausgeleuchtet werden kann. Eine Lupenbetrachtung, die kleine Eingriffe nicht behindert, sollte möglich sein. Bewährt haben sich die Vaginoskope nach HUFFMAN [8] und HUBER [6], sie variieren in der Länge von 8–13 cm und im Durchmesser von 6,5–11 mm (Abb. 2.4) Diese Röhrenspekula eignen sich für Mädchen von der Neugeborenenzeit bis zum Beginn der Reifezeit. Ein Standardvaginoskop mit den Maßen 6,5 cm/9,5 mm ist für die allgemeine Praxis häufig ausreichend. Zur Erleichterung der vaginoskopischen Übersicht für den Anfänger, zur besseren Übersicht der oft schwierig einstellbaren kindlichen Portio und zur Entfernung inkarzerierter Fremdkörper wurde von TERRUHN [12] das Ballonvaginoskop empfohlen. Eine aufblasbare Gummimanschette entfaltet nach Passieren des Hymenalsaumes behutsam die Vagina und gewährt dadurch einen besseren Einblick. Bei größerer Routine ist der Ballon entbehrlich.

Etwa ab dem 10. Lebensjahr und dem Einsetzen der Präpubertät bis hinauf zur Adoleszenz verwendet man besser schmale Spekula, z. B. nach BREISKY. In diesem Alter ist die Hymenalöffnung durch die körpereigenen Östrogene bis zu 3 cm schmerzfrei dehnbar, das Scheidengewölbe sehr erweiterungsfähig und die Scheide selbst für die größten Röhrenvaginoskope nun zu lang und zu weit (Abb. 2.5). Die Blätter des Breisky-Spekulums haben eine Länge von 10 cm und eine Breite von 15 mm. Ihre Krümmung berücksichtigt den empfindlichen Urethralwulst und den Hymenalring; zudem wird durch bessere Übersicht die Inspektion der Portio, die bei den Jugendlichen häufig weit dorsal auf dem Diaphragma pelvis liegt, erleichtert. Behelfsmittel sind Nasenspekula, Urethro-, Zysto-, Oto- und Laryngoskope; sie reichen jedoch nicht aus.

Überlegt man sich die Vorteile und die Nachteile der vaginokolposkopischen Untersuchung, so ist es heute nach wie vor unverständlich, wenn sie trotz bestehender gynäkologischer Symptome bei der nachgewiesenen anatomischen Anpassungsfähigkeit des Hymen und der Harmlosigkeit dieser Untersuchung unterlassen wird. Eine Blutabnahme, eine rektale Untersuchung oder andere pädiatrische Routinemaßnahmen wiegen bei den Kindern schwerer. Die gynäkologische Untersuchung erwachsener Frauen gilt als unvollständig, solange nicht die Scheide mit Spekula entfaltet, die Portio möglichst kolposkopisch betrachtet und ein zytologischer sowie bakteriologischer Abstrich durchgeführt worden ist. Es ist schwer einzusehen, warum dies bei werdenden Frauen anders sein sollte. Der Unterschied zwischen einer gynäkologischen Untersuchung der erwachsenen Frau und der eines Mädchens besteht nicht in Umfang und Sorgfalt der Untersuchung, sondern in der Form (s. Übersicht S. 10). Neben behutsamem, der Situation und dem Kind angepaßtem Vorgehen ist manchmal auch eine Fraktionierung des Untersuchungsganges von Vorteil, wenn damit eine Prämedikation oder sogar eine Narkose vermieden werden kann. Der Nachteil, einen eventuellen Zeitverlust, muß der Arzt in Kauf nehmen, wenn er Kinder betreuen will.

2.4.5 Austastung des kleinen Beckens

Den letzten Teil der Untersuchung bildet die vorsichtige manuelle Abtastung der Gebärmutter und der Adnexregion über den Enddarm. Wie bei den Erwachsenen, so wird auch vom Kind dieses Vorgehen als unangenehm empfunden. Nach der Ankündigung, daß diese Maßnahme einer rektalen Temperaturmessung oder dem Einführen eines Zäpfchens ähnelt, wird das Mädchen zum Pressen aufgefordert, so daß das Eindringen des Fingers als weniger belastend empfunden wird. Es ist nicht erforderlich, den ungleich sensibleren Zeigefinger durch den ungeübten kleinen Finger zu ersetzen. Pubertierende Mädchen und Adoleszentinnen können vaginal untersucht werden.

2.5 Zusätzliche diagnostische Verfahren

Hierzu zählen normale Laboruntersuchungen, bei allen ungeklärten genitalen Blutungen hämatologische Abklärung (Gerinnungsstatus), Hormonanalysen bei auxologischem und/oder pubertärem Entwicklungsrückstand, sowie bei vorzeitiger Ausbildung sekundärer Geschlechtsmerkmale. In Abhängigkeit von den klinischen und ggf. endokrinologischen Befunden ergibt sich die Indikation zu zytogenetischen und immungenetischen Untersuchungen (Intersexualität, Ullrich-Turner-Syndrom, XX- und XY-Gonadendysgenesie u. a.) [4].

2.6 Ultrasonographie

Die gynäkologische Ultraschalluntersuchung ist heute in der pädiatrischen Gynäkologie ein wesentlicher aber nicht vorrangiger Baustein der Untersuchungsmethoden. Obwohl es verführerisch ist, diese nichtinvasive Methode der gynäkologischen Untersuchung voranzustellen, muß betont werden, daß sie diese ergänzt. Die Sonographie ist obligat bei vermuteten tumorösen Veränderungen im kleinen Becken und ist somit bei jeder stationären Aufnahme, die zu einer Operation führt, unerläßlich. Diskrepanzen sind durch wiederholte klinische und ultrasonographische Untersuchungen evtl. unter Einsatz des Computertomogrammes abzuklären (Abb. 2.6). Nach sorgfältiger Prüfung aller Umstände hat die Klinik stets Vorrang:

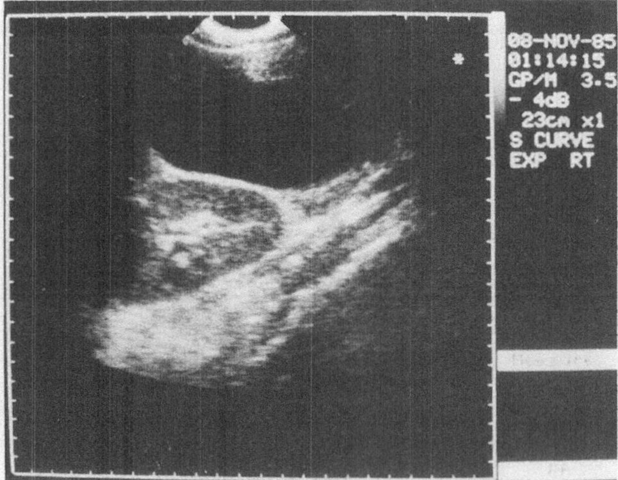

Abb. 2.6 16jährige Patientin mit primärer Amenorrhö und unklaren Unterbauchbeschwerden. Eine Hämatometra mit Scheidenaplasie wird vermutet. Sonographie: „rechtsverzogener großer Uterus mit großem Kavum". In Wirklichkeit handelt es sich um ein MAYER-ROKITANSKY-KÜSTER-HANSER-Syndrom (rudimentäre Uterusanlage mit Scheidenaplasie) mit Beckenniere rechts und Nierenagenesie links

die pathologischen Befunde müssen mit den klinischen Erscheinungen und dem Ergebnis der kindergynäkologischen Untersuchung immer in Übereinstimmung gebracht werden. Bei praller Blasenfüllung ist es möglich, die Größe des Uterus und die der Ovarien zu bestimmen. Eine Sekretansammlung im Douglas läßt sich ebenso ausmachen wie ein intravaginaler Fremdkörper. Die Diagnose „Vulvovaginitis" sollte nicht, wie in einem ultrasonographischen Lehrbuch angegeben [15], auf dem sonographischen Nachweis von „Sekret" im Scheidengewölbe fußen.

2.7 Röntgenologische Untersuchungsverfahren

Die Röntgenuntersuchung hat heute noch ihren Platz bei der Diagnostik von Fehlbildungen im Ano-Urogenital-Bereich, besonders bei Verbindungen zu den benachbarten Hohlorganen. Vermutete Malformationen des Cavum uteri finden in der frühen Zeit der weiblichen Entwicklung kaum eine Indikation zur weiteren röntgenologischen oder endoskopischen Abklärung (Hysterosalpingographie, Hysteroskopie). Die röntgenologische Bestimmung des Knochenalters gehört in die Hand eines in dieser Untersuchung erfahrenen Pädiaters. Wie bei einer verhältnismäßig neuen Untersuchungsmethode nicht anders zu erwarten, müssen in der kindergynäkologischen Computertomographie erst einmal Erfahrungen gesammelt werden. Das Computertomogramm eines 13jährigen Mädchens mit Aplasia vaginae ließ deutlich Saktosalpingen erkennen. Den Uterus hielten Experten, übrigens auch ein erfahrener Ultraschallfachmann für solide (Abb. 2.7). Laparoskopisch zeigte sich ein dem Alter entsprechender Uterus. Bei der Laparotomie ließ sich jedoch durch Punktion eingedicktes Blut aus dem Uterus aspirieren und ein Cavum

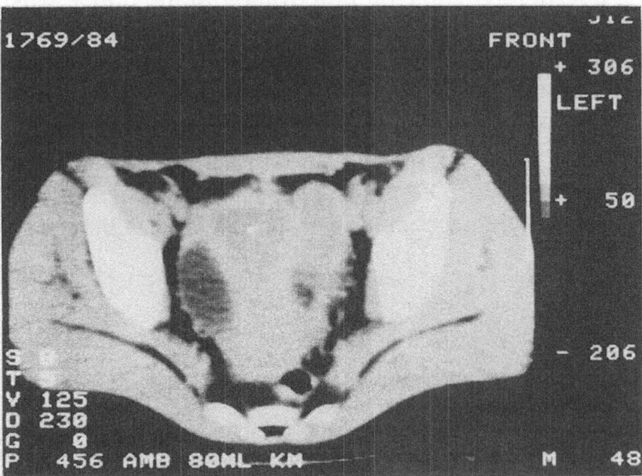

Abb. 2.7 Becken-CT einer 13jährigen Patientin mit Hämatometra, Hämatosalpingen und Scheidenaplasie. Der Uterus wurde präoperativ zunächst als solide beschrieben; die Laparotomie bewies das Gegenteil

uteri von 7 cm sondieren. Somit lag ein funktionstüchtiger Uterus bei einer Aplasie der Scheide vor. Es erfolgte die Formation einer VECCHIETTI-Vagina (s. 3.3.3.9). Nach Abheilung der Scheide wurde eine Verbindung zwischen der Neovagina und dem Uterus hergestellt (s. 3.1.7.1).

2.8 Laparoskopie

Die Laparoskopie hat nach und nach auch in der Kindergynäkologie Eingang gefunden [2, 3]. Sie ist als endoskopische Methode rascher und weniger belastend als eine Probelaparotomie. Zur Klärung von Malformationen, Tumoren des inneren Genitale und Penetrationsverletzungen hat sich die Laparoskopie ebenso durchgesetzt, wie die laparoskopische Sekretgewinnung für die mikrobiologische Untersuchung zur schnellen und gezielten Antibiotikatherapie bei inflammatorischen Genitalprozessen Jugendlicher, um eine optimale Restitution zu ermöglichen.

2.9 Praktische Folgerungen

Die pädiatrisch-gynäkologischen Untersuchungsmethoden sind charakterisiert durch entschiedene Hinwendung zu nichtinvasiven Methoden. Die röntgenologische Darstellung der inneren Geschlechtsorgane durch Herstellung eines Pneumoperitoneums im Sinne einer Pneumogynäkographie [1] ist obsolet. Die Ultrasonographie macht die Laparoskopie und die Probelaparotomie früherer Zeiten häufig überflüssig. Die Computertomographie und Kernspintomographie sind gerade bei Fehlbildungen und Tumoren, sowie zur Beurteilung von postoperativen Verläufen auch in der pädiatrischen Gynäkologie sehr informativ, wenn auch nicht immer verläßlich.

Zum Wohle der jungen Mädchen sollte nicht nur in der Therapie, sondern bereits bei der Diagnostik in der Auswahl der Untersuchungsmethoden eskalierend vorgegangen werden. Die klinischen, physikalischen und biochemischen Untersuchungen sind nicht gegeneinander auszuspielen, sondern sollen sich ergänzen.

Literatur

1 Armstrong MK, Schreiber MH (1971) Pelvic pneumography in congenital absence of the vagina. Am J Radiology 112: 607
2 Canlorbe P, Borniche P, Chartier M (1971) Indications de la coelioscopie en gynécologie pédiatrique. Ann Pédiatr (Paris) 18: 589
3 Frangenheim H (1977) Die Laparoskopie in der Gynäkologie, Chirurgie und Pädiatrie. Thieme, Stuttgart
4 Ganner E (1973) Zytogenetische Untersuchungen im Rahmen der Kindergynäkologie. Ars Med 10: 666

5 Huber A (1983) Gynäkologische Untersuchungen während Pubertät und Adoleszenz. Gynäkologe 16: 13

6 Huber A, Hiersche HD (1986) Praxis der Gynäkologie im Kindes- und Jugendalter. 2. Aufl. Thieme, Stuttgart

7 Huber A, Terruhn V (1978) Vaginoskopie, Technik und Ergebnisse. Gynäkol Praxis 2: 679

8 Huffman JW, Dewhurst CJ, Capraro VJ (1981) The gynecology of childhood and adolescence, 2nd ed. Saunders, Philadelphia

9 Tanner JM (1982) Wachstum und Reifung des Menschen. Thieme, Stuttgart

10 Terruhn V (1977) Polypen der Cervix uteri in der kindlichen hormonalen Ruheperiode. Geburtshilfe Frauenheilk 37: 35

11 Terruhn V (1979) Die Portioektopie in der Neugeborenenperiode. Geburtshilfe Frauenheilk 39: 568

12 Terruhn V (1979) Vaginoskopie mit dem Ballonvaginoskop. Gleichzeitig ein Beitrag zur Extraktion von Fremdkörpern aus der kindlichen Scheide. Geburtshilfe Frauenheilk 37: 61

13 Terruhn V (1980) Formenwandel und Epithelentwicklung der Portio vaginalis uteri von der Geburt bis zur Menarche. Eine vaginoskopische Untersuchung. Arch Gynecol 229: 123

14 Terruhn V (1984) Die Bedeutung der vaginoskopischen Untersuchung in der kindergynäkologischen Praxis. Gynäkol Praxis 8: 83–96

15 Weitzel D (1984) Ultrasonographie im Kindesalter. Thieme, Stuttgart

16 Ward GG (1922) Technique of repair of enterocele (posterior vaginal hernia) and rectocele. J Am Wom Med Assoc 79: 709

3 Normale und gestörte Anatomie

3.1 Anatomische und topographische Daten zur Genitalentwicklung (V. Terruhn)

3.1.1 Morphogenese der weiblichen Geschlechtsgänge

Die Entwicklung der weiblichen ableitenden Geschlechtswege ist ein klassisches Problem, das trotz aller Fortschritte in der Methodik der embryologischen Forschung durch die Widersprüchlichkeit zur Klinik außerordentlich schwer zu deuten ist.

3.1.1.1 Problemstellung

Seit mehr als 150 Jahren beschäftigt die Frage nach der Herkunft der Vagina Embryologen, Pathologen und Gynäkologen. Bei Durchsicht der Literatur ist festzustellen, daß etwa alle 50 Jahre die jeweilige Auffassung über die morpho- und histogenetischen Vorgänge im Grenzbereich von Müller-Gängen und Sinus urogenitalis vollkommen umgestoßen und eine neue heftig verteidigt wurde.

Die Morphogenese der weiblichen ableitenden Geschlechtsgänge und vor allem der menschlichen Vagina ist trotz zahlreicher Untersuchungen, die bis zur Entdeckung der Müller-Gänge in das erste Drittel des vergangenen Jahrhunderts zurückreichen, noch immer unzulänglich bekannt. Zwei Fragen spielen hier eine Rolle. Einmal die Existenz einer Vaginalplatte, der als embryologische Drehscheibe die Kraft der Entwicklung innewohnen soll; zum zweiten die Herkunft des Vaginalepithels.

3.1.1.2 Herkömmliche embryologische Beschreibung

Nach der klassischen Vorstellung, zuletzt interpretiert durch VON LIPPMANN stammt das Vaginalepithel ausschließlich von den in ihren unteren Abschnitten vereinigten Müller-Gängen [20, 41]. MÜLLER selbst, und nach ihm eine Reihe anderer Autoren, leitet die Vagina allein vom Sinus urogenitalis ab [22, 23, 27, 28, 43]. FORSBERG schließlich führt das Scheidenepithel aufgrund histochemischer Untersuchungen zur Gänze auf die Epithelauskleidung des Wolff-Ganges zurück [6, 8]. Neben die-

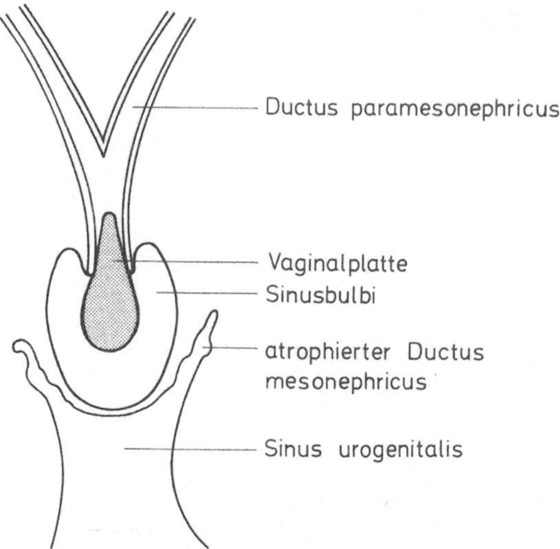

Abb. 3.1 Bisherige Vorstellung über die Vaginalplatte 12. Woche. Der sinovaginale Höcker [18], die Sinusbulbi oder Sinustaschen [43], der Wolff-Höcker [24] oder die dorsalen Vorsprünge [3] beginnen zu proliferieren und bewirken den vollständigen Verschluß des Vaginallumens. Gleichzeitig proliferiert das Epithel des kaudalen Uterovaginalkanals zu einem soliden Vaginalstrang, der lateral von den Sinustaschen umfaßt wird. Die Wolff-Gänge bilden sich weiter zurück, münden aber noch in den Sinus urogenitalis

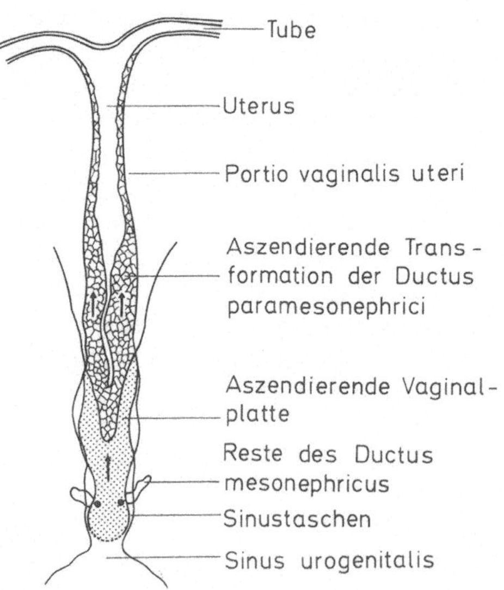

Abb. 3.2 Eine weitere Ansicht über die Entstehung der Vaginalplatte 12. Woche [8]. Bei einem Feten (130 mm SFL) erscheint eine neue epitheliale Struktur, die als Vaginalplatte bezeichnet wird. Sie entwickelt sich zwischen dem Boden der sehr schmalen Sinustaschen und dem paramesonephrischen Epithel der Vaginalanlage. Die Platte hat eine V-Form, deren Arme sich nach oben erstrecken und das paramesonephrische Gewebe lateral umfassen

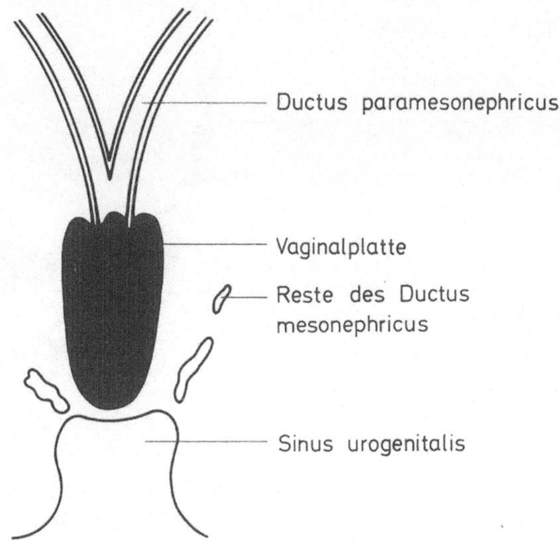

Abb. 3.3 Die Vaginalplatte in der 18. Woche. Bisherige Vorstellung: Aus den proliferierten endodermalen Sinusbulbi und dem kaudalen, solide gewordenen Ende des paramesonephrischen Uterovaginalkanals soll eine Platte entstehen, die nunmehr die gesamte Länge der sich später ausbildenden Scheide ausnimmt. Die Wolff-Gänge atrophieren und verlieren ihre Öffnung zum Sinus urogenitalis

sen Auffassungen, die zwar eine unterschiedliche, aber in sich jeweils einheitliche Abkunft des Vaginalepitheles postulieren, stehen Theorien, die eine „kombinierte" Entstehung der Vagina aus den Müller-Gängen und dem Sinus urogenitalis [18, 21] oder/und den Wolff-Gängen [24] annehmen. So gut wie alle Untersucher nehmen im Rahmen der Vaginalgenese das Vorkommen einer soliden Vaginalplatte an. Diese Vaginalplatte – von allerdings unterschiedlicher Herkunft – soll erst nachträglich ein Lumen durch Dehiszenz bekommen (Abb. 3.1–3.3). Einige Untersucher sind der Auffassung, daß diese solide Platte in der späten fetalen Entwicklungsphase kanalisiert werde, andere vertreten die Meinung, daß die Lumenbildung erst um den Geburtstermin herum durch Rupturierung der Hymenalmembran oder postnatal erfolgt [18, 19, 21, 26, 28, 34]. Eine eindeutige Klärung dieser „Streitfrage" war mit den bisher angewandten Methoden nicht zu erwarten [34]. Durch eigene Untersuchungen konnten wir dokumentieren, daß die *Vaginalplatte,* von der alle Hypothesen über die Morphogenese der menschlichen Vagina ausgehen, *gar nicht existiert* [36, 38, 39]. Den bisherigen Vorstellungen ist somit die Basis entzogen und sie müßten überdacht werden.

3.1.1.3 Räumliche Darstellung des Uterovaginalkanales

Mit der neuen Technik der Viszeroplastik (Ausgüsse mit einer speziellen, niedrig viskösen Silikon-Kautschuk-Masse) konnte bei der Untersuchung der Vaginalentwicklung an einem eng seriierten Untersuchungsgut menschlicher Feten und für einen dieser Technik zugänglichen Entwicklungszeitraum, d. h. ab der 12. Woche,

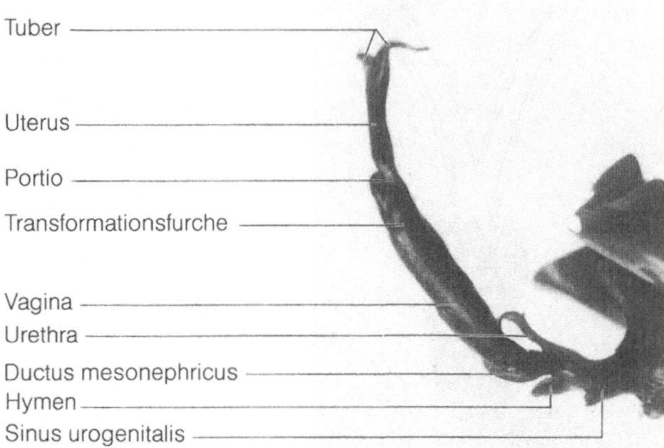

Abb. 3.4 Die Vaginalplatte fehlt. 12. Fetalwoche (56 mm SSL). Die räumliche Darstellung des Tubouterovaginalkanals mit Darstellung des Sinus urogenitalis durch eine sog. Viszeroplastik [36]

immer wieder reproduzierbare Befunde erhoben werden, durch die sich ein präzises Bild von der formalen Genese der Vagina abzeichnet [36, 38, 39] – und zwar in einer unseren Vorstellungen sehr entgegenkommenden dreidimensionalen Form. Es konnte verläßlich nachgewiesen werden, daß nach der Verschmelzung der Müller-Gänge in ihrem unteren Abschnitt, die in der 12. Fetalwoche abgeschlossen ist, *keine* solide Vaginalplatte vorhanden ist oder später entsteht. Es bleibt unklar, warum man so lange an ihrer Existenz festgehalten hat. Mängel in der Orientierung der Schnittrichtung werden angenommen. Betrachtet man die Präparate des plastisch ausgeformten Uterovaginalkanales, der immer eine Abweichung von der Medianen aufweist, dann kann man sich vorstellen, daß es kaum möglich ist, den Kanal in seiner Mitte zu treffen. Das seit der 12. Fetalwoche nachweisbare, mit dem Sinus urogenitalis kommunizierende Lumen der Vagina bleibt *zeitlebens* erhalten und setzt sich von dort während der 12.–24. Fetalwoche in das Uteruslumen und von hier in das Tubenlumen fort (Abb. 3.4). Der klassische, 1884 von TOURNEUX als einheitlich Müllerscher Herkunft beschriebene Tubouterovaginalkanal [41] läßt sich en bloc darstellen. Diese grobe Öffnung ist im Leben des weiblichen Individuums einmalig, wenngleich sich der Zyklus zwischen Weite und Enge des Zervikalkanals in Abhängigkeit der hormonalen Aktivität im weiteren Leben des weiblichen Neugeborenen bis zum Senium abwechselt, ohne eine große klinische Bedeutung zu gewinnen. Interessanterweise wird die Kontinuität dieses Kanales etwa in der 25. Woche am äußeren Muttermund der Portio vaginalis cervicis unterbrochen, da offensichtlich die sekretorische Aktivität des unteren Zervixdrüsenfeldes den Uterus abdichtet [12]. Die kraniale und kaudale Begrenzung der Vagina sind bereits in der 12. Fetalwoche an den Modellen erkennbar: kranial ist der Markstein das weite Scheidengewölbe mit der Portio (abrupte Lumenänderung am Übergang zum Zervikalkanal). Das kaudale Ende der Scheide und damit der Übergang zum Sinus urogenitalis ist durch die Region markiert, in der Urethra, Hymen und Wolff-Gangreste sich befinden, bzw. einmünden [16].

Es ist anzunehmen, daß die Epithelauskleidung der Vagina, als ein Teil des einheitlichen Tubouterovaginalkanales, ebenfalls einheitlich und sozusagen in einem Guß erfolgt. In Übereinstimmung mit der klassischen Vorstellung schließlich kann man an der Müller-Herkunft des gesamten Uterovaginalkanales inklusive seines Epithels nicht zweifeln, wenn neben diesen *embryologischen* Erkenntnissen, die sich mit diesen deckenden *teratologischen* Untersuchungsbefunde berücksichtigt werden (s. unten u. S. 57).

Residuen des Septum uterovaginale

Der Müller-Gang (Ductus paramesonephricus) entsteht jeweils lateral von der Urniere durch Einstülpung des Zölumepithels. Die Ränder der Einstülpungszone wachsen aufeinander zu und verkleben zu einem Rohr. Das trichterförmige kraniale Ende des so gebildeten Ganges – die Tube – bleibt mit der Peritonealhöhle in Verbindung. Die beiden Müller-Gänge (Ductus *para*mesonephrici) verlaufen kranial zunächst *neben* den Wolff-Gängen (Ductus mesonephrici), wenden sich aber kaudalwärts mehr und mehr nach medial und kreuzen hier die Wolff-Gänge (= Ductus mesonephrici = Urnierengänge) an ihrer ventralen Seite, um sich schließlich in der Mittellinie zu einem Y des unpaaren Uterovaginalkanals zu vereinigen. Der Verschmelzungsvorgang hinterläßt auf den Ausgüssen an der vorderen und hinteren Uterus- *und* Scheidenwand seinen Abdruck: die Reste des üblicherweise nur transitorischen Septum uterovaginale reichen bis zu der Region, wo der Sinus urogenitalis beginnt. Die seitlichen Einmündungen der Wolff-Gänge am Kranialpol des Sinus sind zuweilen bis zur 18. Fetalwoche nachweisbar. Stets ragt der einheitliche Schlauch etwas in die dorsale Wand des Sinus urogenitalis hinein, ohne jemals im Fetalleben auf eine solide Vaginal- oder Sinovaginalplatte zu stoßen [36, 38, 39].

Zur Epitheltransformation

Neben den genannten topographischen Grenzen zeigt die Scheidenwand eine Transversalfurche, die mit fortschreitender Ontogenese sich von kaudal nach kranial verlagert. Sie wird als wandernde Transformationszone zwischen dem kaudal entstandenen mehrschichtigen Plattenepithel und dem kranial noch erhaltenen Zylinderepithel gedeutet [39]. Bei Patientinnen mit Hämatokolpos infolge einer Hymenalatresie oder eines transversen kompletten Scheidenseptums sowie bei einer Doppelbildung des Uterovaginalkanals mit Hemihämatokolpos befinden sich in der Wand der verschlossenen Scheide Inseln mit Zylinderepithel inmitten typischen Plattenepithels [40]. Diese adenotischen Plaques entsprechen histomorphologisch dem „Müller-Epithel" durch ihre große Ähnlichkeit mit dem Epithel der Zervix, des Endometriums und auch der Tuben; sie erstrecken sich diffus über die gesamte Vaginalwand bis hinunter zur Gegend des Gangverschlusses. Nach Beseitigung der Gynatresie unterliegen auch diese Zellformationen den Gesetzmäßigkeiten der Metaplasie [30]. Es gilt als gesichert, daß die Präsenz adenotischer Inseln eine Hemmung der Transformation des paramesonephrischen Epithels darstellt und nicht etwa als mangelhaftes Hochwachsen des Sinusepithels nach der Vorstellung von VILAS [43] und ULFELDER [42] zu deuten ist. Zudem ist das Wandern durch eine Wand auch embryologisch kaum vorstellbar.

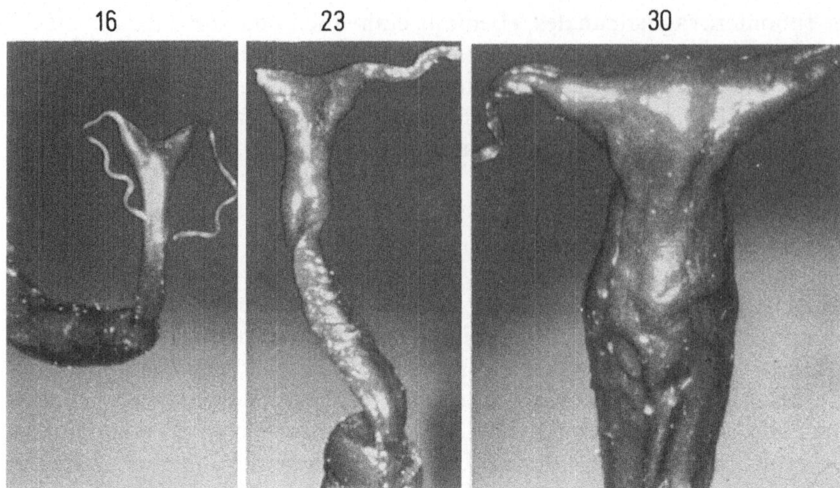

Abb. 3.5 Nivellierung des Fundus uteri im Fetalleben. Entwicklung des Uterus bicornis (16. Woche) über den Uterus arcuatus (23. Woche) und den Uterus planifundalis zum Uterus „virgineus" (30. Woche). Die Anteversio/Anteflexio uteri ist bereits ausgebildet [38, 39]

Diesen klinischen Beobachtungen entsprechen interessante tierexperimentelle Untersuchungen, demzufolge bei erhöhter Östrogenzufuhr im Fetalleben die Umwandlung des Drüsenepithels zu Plattenepithel ausbleibt oder gehemmt wird [7]. Bei diesem Hintergrund könnte das Diethylstilböstrolproblem eine morphologische Erklärung finden [11, 29], s. auch 3.2.3.1 S. 57.

Lage, Proportion und Ausformung des fetalen Uterus

Anatomische Details der ableitenden Geschlechtswege lassen sich bei der räumlichen Darstellung in idealer Weise ablesen. Wir haben verläßliche und gänzlich neue Informationen über die Ausdehnung der Plicae palmatae und damit über die Proportion der Zervix zum Corpus uteri sowie über die Nivellierung seines Fundus. Die Abb. 3.5 gibt die Ausformung des Uteris bicornis zum Uterus virgineus wieder; sie erfolgt nicht erst zur Pubertät, sondern bereits in der Fetalzeit (16.–30. SSW).

Maße des Uterovaginalkanales in der 23. SSW: Cervix 8,5 mm, Corpus 4,5 mm, Vagina 20,5 mm (beinahe doppelt so lang wie der Uterus), Sinus urogenitalis bei Hymen anularis 1,8 mm. Die Transformationszone liegt 2 mm vor der Portio.

Bereits in der 12. Fetalwoche ist die typische Anteversio, -flexio uteri, die erst in der Adoleszenz erwartet wird, vorhanden. Ab der 30. Fetalwoche kommt es infolge des zunehmenden Östrogeneinflusses oder der Gewebsempfindlichkeit zur Ektropionierung des zervikalen Drüsenfeldes auf die Portiooberfläche. Das Stroma des Uterus stammt aus dem angrenzenden Mesenchym. Mit der Verschmelzung der Ductus paramesonephrici verkleben auch die zugehörigen Peritonealfalten, so daß beidseits des Uterus das Lig. latum sowie der Douglas-Raum und die Excavatio vesicouterina entstehen. An den Seiten des Uterus proliferiert das Mesenchym zwischen den Blättern des Lig. latum und differenziert sich zum Parametrium.

3.1.1.4 Schicksal und Einfluß der Wolff-Gänge (Ductus mesonephrici)

Nach Regression der Wolff-Gänge bleiben in verschiedenen Regionen Rudimente zurück, die nur in pathologischen Situationen manifest werden. Bleibt das kraniale Ende des Wolff-Ganges erhalten, entsteht ein kleines Bläschen, das als Appendix epoophori bezeichnet wird. Die neben dem Ovarium gelegenen Urnierenkanälchen können als blinde Gänge bestehen bleiben; man findet sie im Lig. latum zwischen Ovar und Tube (Mesosalpinx) als sog. Epoophoron. Liegen diese Kanälchen in der Nähe des Uterus, werden sie Paroophoron genannt. Aus ihnen entstehen die sog. Parovarialzysten. Noch weiter distal gelegene Residuen des Wolff-Ganges bezeichnet man als Gartner-Gang, aus dem sich bekannterweise ebenfalls Zysten neben Vagina und Uterus entwickeln können.

In Anbetracht der in der Genitalentwicklung auf sehr engem Raum nebeneinander und miteinander ablaufenden Entwicklungsprozesse verschiedener Epitheltypen wie Sinusepithel, mesonephrisches Epithel und paramesonephrisches Gangepithel, wird das gleichzeitige Vorkommen persistierender Ductus mesonephrici und Fehlbildungen im paramesonephrischen System verständlich. Den Entwicklungsbeziehungen der meso- und paramesonephrischen Gänge liegen folgende Theorien zugrunde: Nach den ersten gibt der mesonephrische Gang Zellen an den paramesonephrischen Gang ab [9, 10], während die zweite Vorstellung von einer sog. Induktionswirkung des mesonephrischen auf den paramesonephrischen Gang ausgeht [4, 6, 7]. In beiden Theorien wird die Ansicht vertreten, daß der Ductus mesonephricus als Leitschiene für den Ductus paramesonephricus wirkt. Schließlich steht in neuerer Zeit auch ein unabhängiges Wachstum des paramesonephrischen Ganges zur Diskussion [5]. GRÜNWALD [10] stützt sich in seiner Aussage, daß alle Patientinnen mit einer Fehlbildung des mesonephrischen Ganges kontralateral einen Hemiuterus besitzen, auf tierexperimentelle Untersuchungen am Huhn. Dies steht im Widerspruch zu der klinischen Erfahrung [40]; alle Patientinnen mit einem Hämatokolpos unilateralis und stets gleichzeitiger und gleichseitiger Fehlbildung des mesonephrischen Systems in Form einer Nieren- und Ureteraplasie besitzen 2 (!) Hemiuterivaginalanlagen. Die atretische „Leitschiene" war also nicht in der Lage, die weitere Differenzierung des Müller-Ganges zu verhindern – allerdings hat der kaudale blindsackartige Pol des Uterovaginalkanals den Sinus urogenitalis nicht erreicht. Im Falle einer beidseitigen Nierenagenesie, die mit dem Leben nicht vereinbar ist, sollen die Müller-Gänge fehlen [4, 17]. Wir haben kürzlich anläßlich einer Obduktion in der 20. Schwangerschaftswoche bei einem Mädchen mit beidseitiger Nierenagenesie, die zuvor sonographisch diagnostiziert worden war, einen Uterovaginalkanal feststellen können.

3.1.1.5 Hymen

Die Hymenalanlage ist nach der Ausgußmethode in der 12. Fetalwoche nachweisbar. Die Herkunft des Hymen ist offenbar rein endodermaler Herkunft – es wird vom Sinusepithel gebildet. Seine Entwicklung ist unabhängig vom Müller-Hemmfaktor; man findet ihn stets bei einer testikulären Feminisierung (Abb. 3.4.1). Die Raphe in der Mitte eines Hymen könnte für die Verschmelzung beider Sinustaschen in der Medianen sprechen. Der Hymenalsaum besteht aus Plattenepithel; bei einer Hymanalatresie ist selten eine adenotische Insel an der Innenseite zu erkennen.

3.1.2 Entwicklungsperioden

Im Gegensatz zu vielen anderen Organen verändert sich das Genitale nach der Geburt nicht; die morphologischen Merkmale von Vulva, Vagina, Portio, Uterus und Ovarien sind die gleichen wie in der späten Fetalzeit. Der hormonabhängige Wandel der anatomischen Gegebenheiten des weiblichen kindlichen Genitale bis zur Reife vollzieht sich ziemlich langsam. Es hat sich bewährt, diese Entwicklung in 3 Abschnitte zu unterteilen:

- Neugeborenenperiode,
- sog. Ruheperiode (Kindheit),
- Reifungsperiode.

3.1.2.1 Neugeborenenperiode

Sie ist charakterisiert durch die Einwirkungen mütterlicher Östrogene auf den kindlichen Organismus. Diese gelangen intrauterin über die Plazenta zum Fetus. Der Östrogenspiegel im Fetalblut wie auch im Blut des Neugeborenen unmittelbar nach der Geburt entspricht demjenigen der Mutter. Die Ausscheidung der Östrogene erfolgt durch Nieren und Darm und ist meist nach 14 Tagen beendet [13, 14]. Die Rückbildung der Genitalorgane in der sog. Neugeborenenperiode soll nach 3–4 Wochen beendet sein. Dies ist sicherlich nur eine grobe Orientierung. Nach unseren Beobachtungen ist nach 6 Monaten das Ektropium der schleimproduzierenden Zervixdrüsen auf der Portiooberfläche zwar kleiner geworden aber noch vorhanden. Das Ektropium ist als Ausdruck der östrogenen Stimulation aufzufassen und findet sich nahezu bei allen Neugeborenen [35]. Nach den Untersuchungen von BIDLINGMEIER [2] ist zu erwarten, daß die Phase der Genitalregression wesentlich langsamer ausläuft; die Östradiolwerte sind bis Ende des 2. Lebensjahres erstaunlicherweise immer noch höher als die in der präpubertalen Zeit. Dieser Umstand mag erklären, warum Windelkinder, bei denen die Scheide ständig einer Stuhlkontamination ausgesetzt ist, so selten unter einer Vaginitis leiden. Die „Restöstrogenisierung" wäre eine Erklärung für die noch vorhandene Abwehrlage des Vaginalepithels. Eine typische Döderlein-Flora, die bereits beim Neugeborenen 12 h nach der Geburt nachweisbar ist und damit durch die Produktion von Milchsäure eine hohe Abwehrkraft der gesunden Scheide gegenüber Fremdkeimen herstellt, läßt sich bei einem 2jährigen Kinds nicht mehr nachweisen.

Wachstumsphase	hormonelle Situation	Uterus		Portio	Ektropium und Fluor
		Gewicht in g	Proportion Zervix/Korpus		
Neugeborenen-zeit	Einfluß intrauteriner plazentarer Sexualsteroide	4	3 : 1	Portio neonatalis **PT 1** Portioknospe mit Ektropium Fluor neonatalis	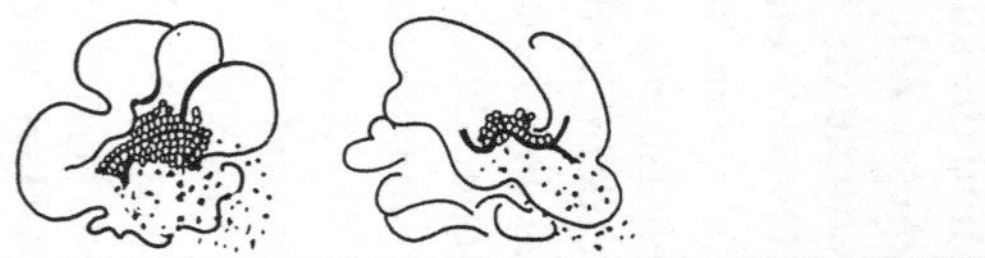
Ruhezeit	Defizit an Sexualsteroiden leitet Involutionsprozeß ein (bis Ende des 2. Lj. Östradiol-wert noch über präpuber-talem Normwert !)	2	2 : 1	Portio infantilis **PT 2** (undulata, gyrata, rugata, galeata). Knospenportio ohne Ektropium Fluor pathologisch	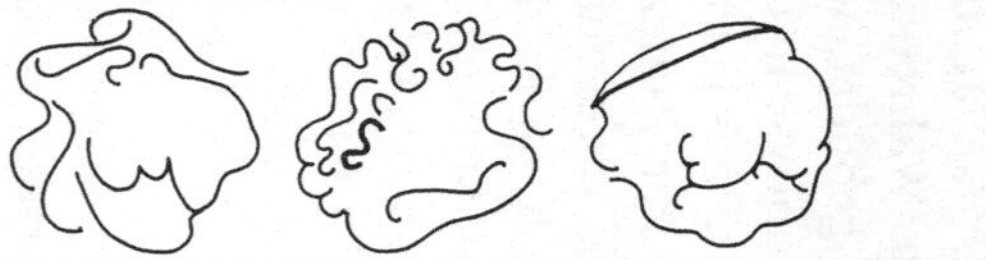
Reifezeit präpubertal [Menarche] pubertal	Zunahme der Sekretion von Sexualsteroiden führt zusam-men mit dem pubertalen Wachstumsschub zur Ent-wicklung der Geschlechts-organe Mamma B 2–B 5; Pubes P 2–P 5	4 15 40	1 : 1 1 : 2 1 : 3	Portio praepubertalis **PT 3** Zapfenportio mit Ektropium Fluor praepubertalis Portio pubertalis **PT 4** reife Portio mit Trans-formation Fluor pubertalis	

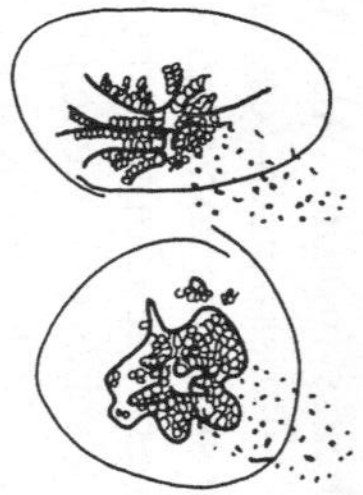

Abb. 3.6 Das Wachstumsverhalten des Uterus in der Kindheit. Form und Größenwandel der Portio vaginalis cervicis (pT1–4. (Nach Terruhn [37])

3.1.2.2 Die sog. Ruheperiode (Kindheit)

Sie dauert etwa 8–10 Jahre. Uterus, Vagina und die äußeren Genitalorgane machen eine Rückbildungsphase durch. Während dieser Zeit werden endogen nur geringe Mengen von Sexualsteroiden gebildet, wenngleich das Prinzip des Regelkreises zwischen Hypothalamus, Hypophyse und Ovarien etabliert ist. Eine Wirkung dieser geringen Hormonmengen auf das Genitalsystem besteht praktisch nicht. Es gibt keinen hormonalen Fluor; in der Ruhezeit ist ein vaginaler Ausfluß immer ein Krankheitssymptom (Abb. 3.6). Wird außerdem in dieser Phase ein Portioektropium vaginoskopisch festgestellt, so ist das ebenfalls ein Alarmzeichen: dahinter können sich eine vorzeitige endokrinologische Aktivität (Pubertas praecox), Ovarialtumoren (Pseudopubertas praecox) oder eine exogene Hormonzufuhr, sowie ein neoplastisches Geschehen an der Cervix uteri verbergen.

Neben der hormonellen Situation spielen Anatomie und Hygiene in der Ruhezeit eine entscheidende Rolle. Die großen und kleinen Labien und der Hymenalsaum sind in dieser Zeit ohne schützende Sukkulenz. Der Introitus ist weit geöffnet. In seltenen Fällen liegt ein hoch aufgebauter Hymenalsaum vor, der den Meatus erreicht, gelegentlich sogar überragt, so daß Harn in die Scheide eindringt. Zudem fehlt der östrogenarmen, atrophischen und leicht verletzlichen kindlichen Vagina die Kraft der Selbstreinigung beim Eindringen von Bakterien.

3.1.2.3 Reifeperiode

Erst mit dem Einsetzen der ovariellen Hormonproduktion kommt es in der Präpubertät wieder zum Wachstum der Genitalorgane. Die erneute Ektropionierung der schleimbildenden Zervikaldrüsen führt zusammen mit der für die Pubertät typischen neurovegetativen Imbalance zu einem teilweise starken physiologischen Ausfluß (Abb. 3.6). Der Muttermund ist nicht punktförmig, sondern häufig klaffend und weit; dennoch ist eine aszendierende Infektion in diesem Alter nicht zu befürchten. Der Fluor wird von der Patientin und auch der Mutter fast immer als etwas Krankhaftes – als eine „Geschlechtserkrankung" – interpretiert. Hingegen sollte der betreuende Arzt den Ausfluß nicht als entzündliches Symptom werten, und vor allem eine Behandlung – sog. portiosanierende Maßnahmen – unterlassen. Eine Koagulation, Konisation oder Ringbiopsie können im Hinblick auf spätere Schwangerschaften und bei der Geburt bekanntermaßen schwerwiegende Folgen haben. Die erste Regelblutung (Menarche) ist Ausdruck einer fortgeschrittenen endokrinen Ovarialfunktion.

3.1.3 Ausdifferenzierung der Genitalorgane

Voraussetzungen für eine ungestörte anatomische, physiologische und psychische Sexualreifung ist eine normale chromosomale, gonadale und hormonale Geschlechtsdifferenzierung sowie ein adäquates Milieu. Die abwechselnde Folge regressiver Vorgänge, Ruhe- und Wachstumsperioden lassen sich an jedem Organ des weiblichen Genitale charakteristisch ablesen.

3.1.3.1 Uterus

Der Uterus mißt bei der Geburt 3–4 cm in seiner Länge und besteht zum großen Teil aus der recht starken Zervix, die rektal gut zu tasten ist. Das Verhältnis Zervix zu Korpus mit 3:1 ist umgekehrt wie das bei der geschlechtsreifen Frau mit 1:3. Der Uterus wiegt etwa 4 g und verliert in den ersten 2 Jahren an Gewicht bis auf 2 g, so daß er in der hormonalen Ruheperiode kaum palpiert werden kann. Zu Beginn der Reifezeit, etwa um das 10. Lebensjahr, hat die Gebärmutter wieder ihr postpartales Gewicht von 4 g erreicht [15]. Es kommt zur raschen Gewichtszunahme und zur Ausbildung einer Sanduhrform (Verhältnis von Zervix zu Portio 1:1). Wie in Abb. 3.6 und 3.14 dargestellt, wiegt der Uterus zum Zeitpunkt der Menarche ca. 15 g. In der pubertalen Entwicklungsphase entwickelt sich das Corpus uteri zu seiner charakteristischen Birnenform, die auf dem Stiel der Zervix steht; er wiegt jetzt 40 g und hat bereits seine geschlechtsreife Proportion 1:3 erreicht. Seine anteflektierte Stellung hat er seit dem Fetalleben beibehalten.

Sonographische Untersuchungen zum Wachstum von Uterus und Ovarien zwischen dem 2. und 14. Lebensjahr ergaben ein nahezu lineares signifikantes Wachstum beider Organe schon vor der Menarche [1]. In der Gruppe der bis 2jährigen beträgt der Medianwert für die Gesamtlänge des Uterus 24 mm und in der der 12- bis 14jährigen 40 mm. Der anteposteriore Durchmesser nimmt von 8–14 mm zu. Die Korpus-Zervix-Relation verschiebt sich unwesentlich von 1,4:1 auf 1,6:1. Diese Diskrepanz zu den anatomisch-morphologischen Daten ist möglicherweise auf die technische Schwierigkeit bei der echographischen Differenzierung des Gebärmutterkörpers vom Gebärmutterhals zurückzuführen.

Formenwandel der Portio vaginalis cervicis

Das Wachstumsverhalten des Uterus und der Formenwandel der Portio vaginalis cervicis zeigt Abb. 3.6. Die klinische Manifestation der Portioreifung ist so charakteristisch, daß sie nach Art des Tanner-Schemas in Stadien eingeteilt werden kann [37]. Die Dynamik der Portioform und ihres Drüsenfeldes steht in enger Korrelation mit der hormonellen Situation und dem Alter. Die Neonatalzeit, Kleinkindzeit, Kindheit, Präpubertät, Pubertät und Adoleszenz führen, wie auch die späteren Lebensphasen der Frau, zu charakteristischen, optisch erkennbaren Veränderungen der Form und Funktion. Diese Einteilung der Portioentwicklung [37] in fest umrissene Phasen hat sich bewährt. Formabweichungen einer in der Entwicklung zurückgebliebenen Portio können anhand des Schemas einer bestimmten Reifungsstufe zugeordnet werden.

Die Portio neonatalis (pT1) ist plump, gelappt, ödematös, hyperämisch und zeigt von zentral nach peripher sukkulente Furchen. Der Muttermund klafft fischmaulartig. Die Rugae der Vagina setzen sich auf die Portio fort, so daß sie manchmal kaum zu erkennen ist (Abb. 3.7).

Die Portio infantilis (pT2) der hormonellen Ruhephase zeigt ein flaches, kompaktes Relief. Sie hat eine undulierende, scharf abgegrenzte und mitunter pilzartig erhabene Kontur. Der gyrierte, wellenförmige und auch haubenförmige Charakter kann im Vordergrund stehen, so daß man von Portio gyrata, undulata oder galeata sprechen kann (Abb. 3.8–3.10 und 3.13).

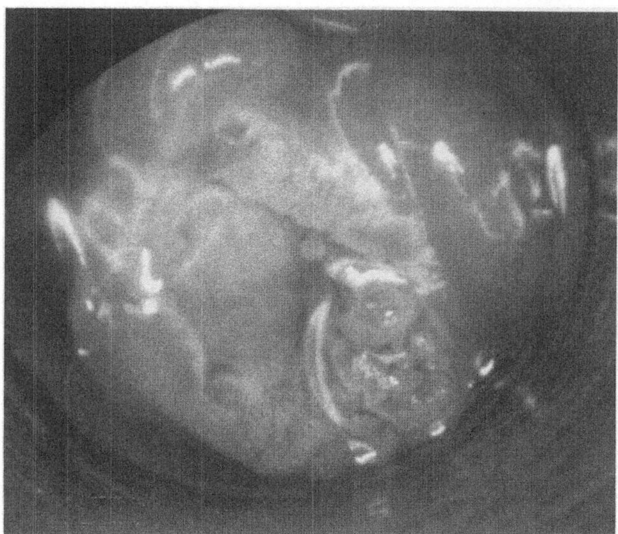

Abb. 3.7 pT1: Neonatale Portio mit lazeriertem Ektropium. Physiologischer Fluor. (3. Lebenstag)

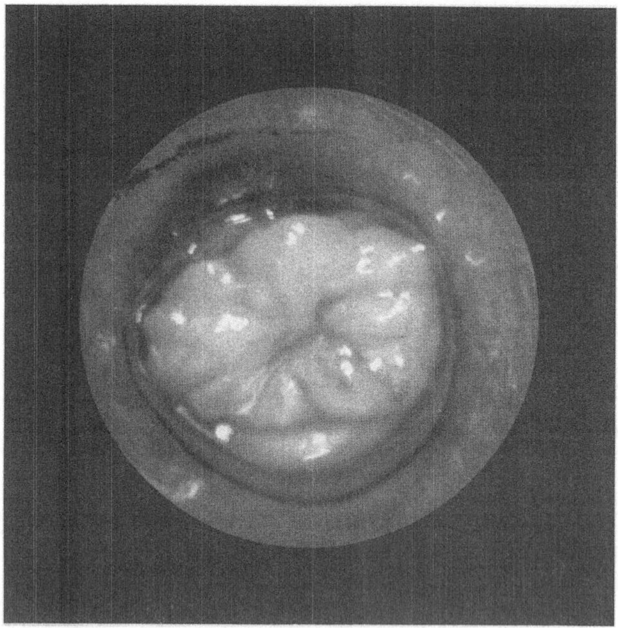

Abb. 3.8 pT2: Portio infantilis gyrata. Charakteristisch scharf undulierender Rand. Pilzform. (4 Jahre)

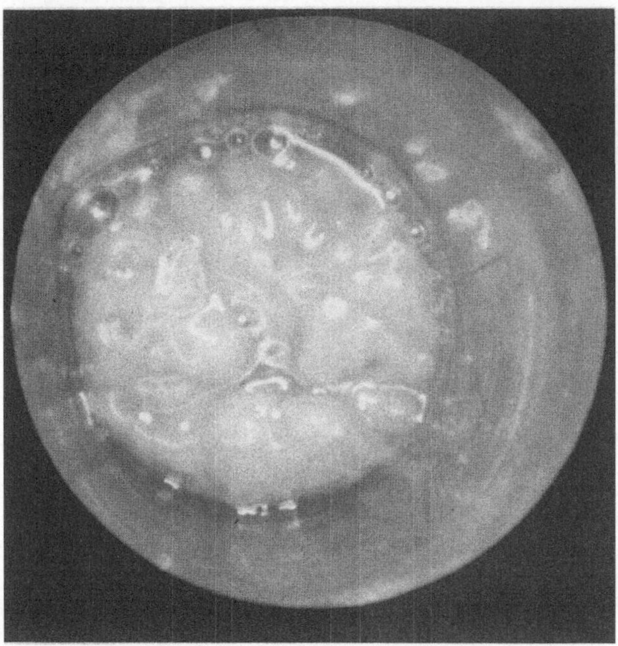

Abb. 3.9 pT2: Infantile Portio mit vielen typischen Mikroknospen: Portio rugata. Die Auswölbung zur Zapfenform über die Portio galeata beginnt (8 Jahre)

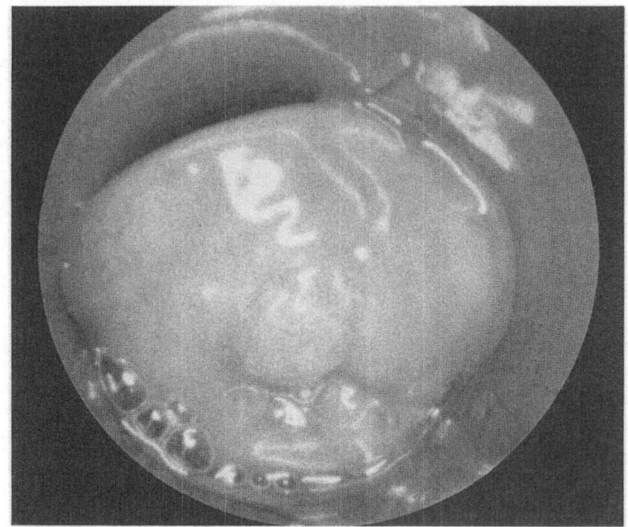

Abb. 3.10 pT2: Dieselbe Portio wie in Abb. 3.9; 2 Jahre später. Weiterentwicklung zur Zapfenform. Portio galeata. Die Menarche erfolgte 3 Jahre später

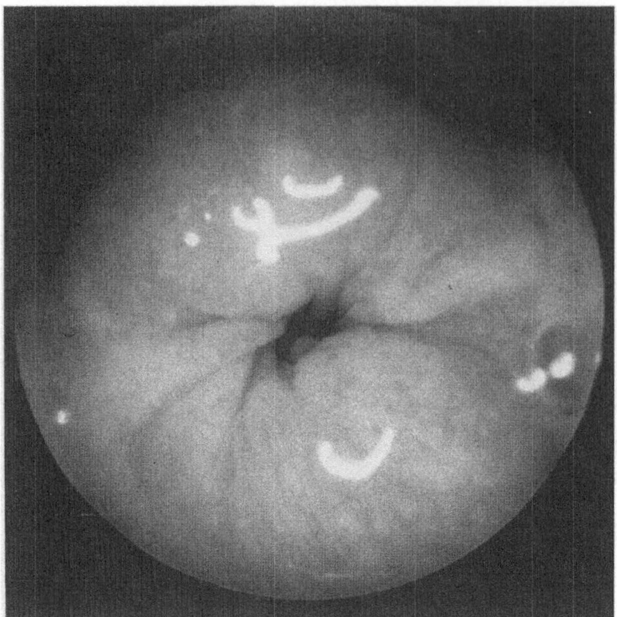

Abb. 3.11 pT3: Präpubertale Portio. Typisch die zentralen Falten, die weit in das Ektropium ziehen. Physiologischer präpubertaler Fluor. (12 Jahre)

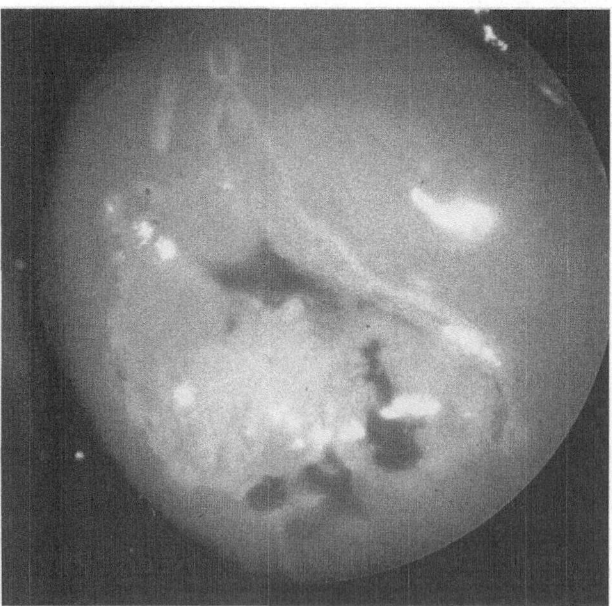

Abb. 3.12 pT4: Pubertale Portio. Originäres Zylinderepithel und Plattenepithel in der Transformation. (12 Jahre)

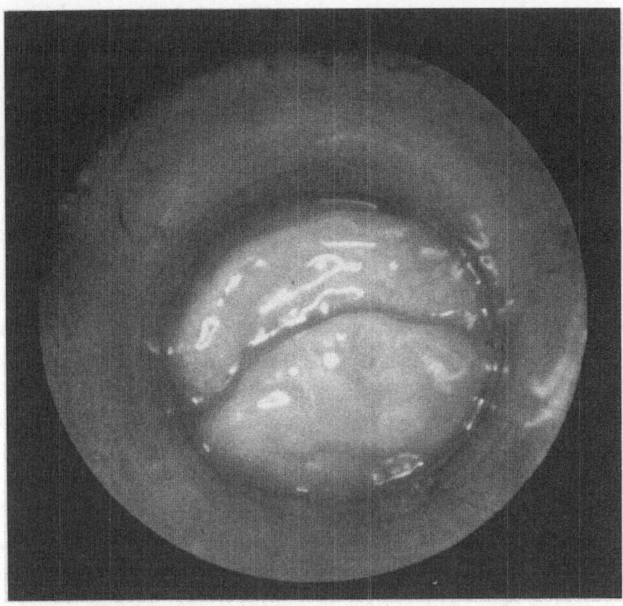

Abb. 3.13 pT2: Portio undulata mit Doppelkontur ohne DES-Exposition. (7 Jahre)

In der Reifezeit streckt sich die Portio zum Kegelstumpf. Die Portio präpubertalis (pT3) zeigt einen transversen Muttermund, der sich öffnet und eine radiäre, teilweise spiralige Fältelung aufweisen kann (Abb. 3.11). In der weiteren Differenzierung der Portio pubertalis verliert sich die zentrale Fältelung und es liegt der bekannte, reife, zapfenartig in die Scheide reichende Muttermund mit weitem Scheidengewölbe vor. Die Portio ist glatt und häufig lassen sich hier Umwandlungszonen erkennen (Abb. 3.12).

Verschiedene Portioformen werden in der amerikanischen Literatur zu den Vaginaladenosen gerechnet, wie die ausgeprägte Ektropionierung der Zervixdrüsen über die gesamte Portio [33]. Dieser Befund ist in der Neugeborenenzeit in 10% der Fälle zu sehen [35]. Die Portio mit faltiger, kappenartiger Oberfläche mit Doppelrand und rillenförmiger Kontur wird ebenfalls als atypisch in die Zahl der Adenosen einbezogen [32, 33, 44]. Diese Veränderungen beobachten wir häufig und sind der Meinung, daß sie nichts anderes darstellen als den normalen dynamischen Wandel der sich entwickelnden Portio (Abb. 3.13).

Drüsenfeldwandel der Portio vaginalis cervicis

Das zervikale Drüsenfeld – seine Präsenz oder sein Fehlen – ist neben dem beschriebenen Formenwandel Ausdruck der hormonellen Dynamik in der Kinder- und Jugendgynäkologie. Perinatal und perimenarchal tritt das zervikale Drüsenfeld tiefer und wird als Erythroplakie makroskopisch sichtbar und imponiert klinisch mit dem typischen physiologischen Fluor. In der hormonalen Ruheperiode fehlt das Ektropium. Liegt es vor, ist es als ein pathologisches Signum zu werten. Andererseits sieht man nicht selten bei adoleszenten Mädchen eine Retardierung der Portioreifung; das zu erwartende Ektropium fehlt, die kleine und glatte Portio zeigt bei schlankem Gebärmutterhals quere oder senkrechte Falten. Solche Portiones haben meist nur eine leichte Zapfenform bei schlecht differenziertem, insgesamt kleinem Uterus.

Die Transformation des Ektropiums beginnt nicht immer am Rand des Drüsenfeldes, so daß dann zwischen dem zervikalen Drüsenfeld und dem ausdifferenzierten Plattenepithel eine 3. Epithelzone entsteht, das metaplastische Plattenepithel. Der physiologische Prozeß der Epidermisation führt zu den verschiedensten kolposkopischen Bildern, die nach Anwendung von 3%iger Essigsäure ausgeprägt zur Darstellung kommen. Neben den typischen Formen der Transformationszone bringt die Metaplasie auch atypische Varianten hervor, wie Mosaik, Punktierung, essigweißes Epithel und Leukoplakien. Verlaufskontrollen über kurze oder längere Zeiträume gestatten meist Ausbreitung und Dignität dieser Vorgänge sicher einzuschätzen, und eine unnötige Therapie, die die Zervix bioptisch oder operativ lädiert, zu vermeiden [32].

In der präpubertalen Phase liegt das Zylinderepithel ektozervikal direkt an das originäre Plattenepithel angrenzend. Frühe Transformationsprozesse konnten bei exakter kolposkopischer Betrachtung nicht festgestellt werden. Das Ektropium liegt in einem Prozentsatz von 70% vor [36, 44], andere Untersucher geben einen Prozentsatz von 10% an [32].

Nach der Menarche entwickelt sich zwischen dem originären Zylinderepithel und dem originären Plattenepithel eine leicht essigweiße Zone unterschiedlicher Breite metaplastischen Epithels. Ein Befund, der in der jugendgynäkologischen Sprechstunde am häufigsten kolposkopisch zu beobachten ist. Abnormitäten der Transformationszone sind bei pubertierenden Mädchen, die sexuell auch noch nicht aktiv sind, eine Rarität. Meistens handelt es sich um harmlose Metaplasievorgänge beim Mädchen. Nach der Kohabitarche werden diese Veränderungen relativ häufig festgestellt [32]. Zytologische Kontrollen und Differentialkolposkopien sind notwendig.

3.1.3.2 Vagina

Die 5 cm lange leicht S-förmig gekrümmte Scheide Neugeborener ist von einem mehrschichtigen und glykogenreichen Epithel ausgekleidet. Sie wird innerhalb weniger Stunden von Döderlein-Laktobazillen besiedelt. Der pH-Wert des Scheidenmilieus liegt bei 5. In der *Kindheit* ist das Vaginalepithel glykogenarm und schlecht vaskularisiert. Das Scheidenmilieu ist mit einem pH von 8 alkalisch. Anstelle der Laktobazillen findet man eine spärliche Mischflora. In der *Pubertät* kommt es infolge der Östrogenisierung zum Aufbau des bisher zell- und glykogenarmen Epithels; es wird mehrschichtig, besser durchblutet, die Rugae werden deutlicher, das typische Kolorit ist pinkfarben. Die Veränderung beginnt im Scheidengewölbe und umfaßt bald die gesamte Vagina und das Vestibulum. Döderlein-Laktobazillen erzeugen den sauren pH-Wert von 4,5 bis 5,5. Das hintere Scheidengewölbe weitet sich und die Vagina nimmt rasch bis zu ihrer Endlänge von 7 bis 10 cm zu (Abb. 3.14) [14].

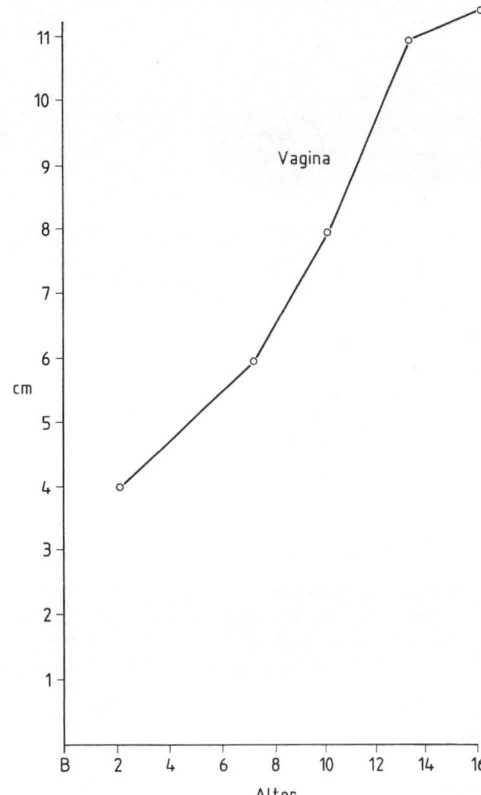

Abb. 3.14 Wachstumskurve der kindlichen Vagina. [14]

3.1.3.3 Hymen

In Abb. 3.15 sind die unterschiedlichen Hymenalformen dargestellt. Der hormonelle Einfluß der Östrogene ist nicht nur an den Brustdrüsen, sondern ganz besonders auffällig am Hymen ablesbar. Der Hymenalsaum des *Neugeborenen* ist weißlich, ödematös aufgequollen, Anhängsel an seinem freien Rand können in das Vestibulum heraustreten und imponieren häufig fälschlicherweise als Vaginalpolyp. Die prominente Sukkulenz des Hymen erschwert in dieser Phase häufig das Suchen nach der äußeren Harnröhrenmündung. Der Meatus ist leicht zu finden, wenn bei der Betrachtung der subklitoridalen Region zwischen den gespreizten Fingern beider Hände die paralabialen Areale nach rückwärts gedrängt werden.

In der *Ruheperiode* wird der Hymen zu einer dünnen, ja durchsichtigen, blaßrosafarbenen Membran, in der *Reifezeit* tritt wieder die Sukkulenz wie in der Neugeborenenphase auf. Er ist sehr elastisch und somit physiologisch dehnbar, so daß die instrumentelle Untersuchung und auch die spätere intravaginale Menstruationshygiene (Tampon) nicht auf Schwierigkeiten stoßen. Ein Einriß bis zur Basis ist immer auf eine Verletzung zurückzuführen. Die enorme Dehnbarkeit des Hymenalsaumes wird man bei forensischen Fragen berücksichtigen müssen. Der unverletzte Hymen

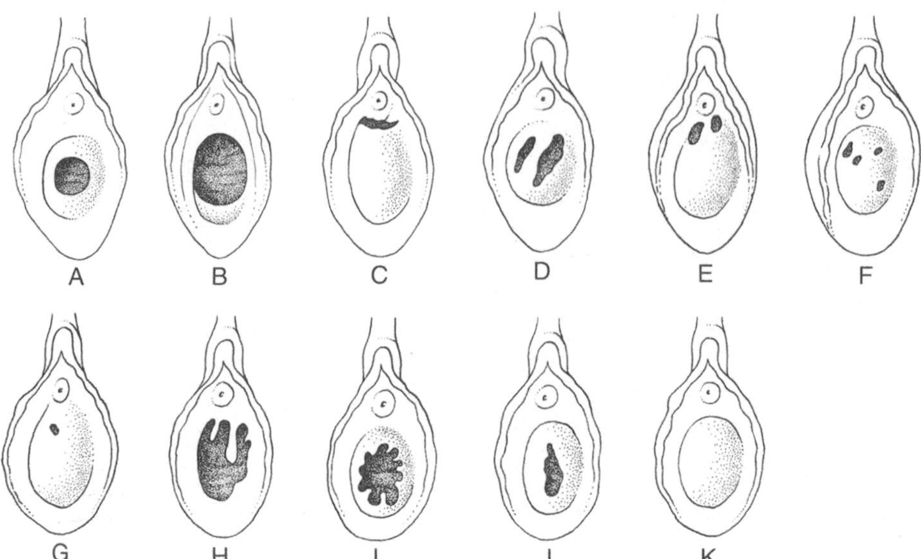

Abb. 3.15 Hymenalformen:
A Hymen anularis, *B* Hymen semilunaris, *C* Hymen semilunaris altus (der Meatus urethrae kann verdeckt sein), *D* Hymen bifenestratus (septus), *E* Hymen bifenestratus altus (exzentrische Form möglich), *F* Hymen cribriformis, *G* Hymen fimbriatus, *H* Hymen micropunctatus (punctalis), *I* Hymen denticulatus, *J* Hymen labialis, *K* Hymen imperforatus

(Virgo intacta anatomica) in der Reifezeit muß nicht bedeuten, daß kein sexuelles Delikt stattgefunden hat.

3.1.3.4 Vulva

Die *Neugeborenen*vulva ist gut durchblutet und sukkulent. Die großen Schamlippen entsprechen 2 dicken Hautfalten. Die kleinen Labien sind ödematös mit rundem Rand und ragen oft zusammen mit der Klitoris zwischen den großen Labien hervor.

In der *Kindheit* wandeln sich die großen Labien in 2 blaße Hautfalten um, das Vulvarelief wird flacher, Labia minora, Klitoris und Hymen sind nicht bedeckt. Das Epithel des Vestibulum ist dünnschichtig – die darunter liegenden Gefäße scheinen durch und führen zu einer rötlichen Verfärbung, die nicht mit einer Entzündung zu verwechseln ist. Wie im Senium ist das Epithel leichter verletzbar. Zu Beginn der *Pubertät* kommt es zum schnelleren Wachstum der Labia minora, die sich asymmetrisch entwickeln können. Sie ragen häufig aus der Rima pudenda heraus, weil die Fetteinlagerungen am Mons veneris erst langsam auf die großen Labien übergehen. Die Bartholini-Drüsen sind in der Kindheit atrophisch. Liegen hier tumoröse Veränderungen vor, muß nicht an eine Bartholinitis, sondern an eine andere Erkrankung gedacht werden.

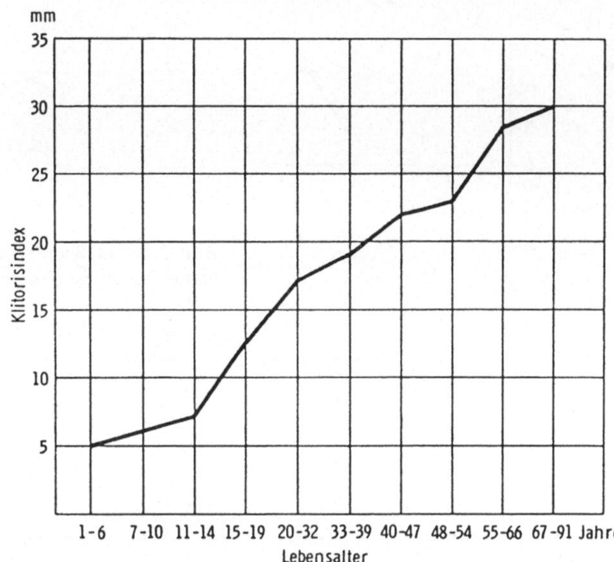

Abb. 3.16 Zunahme des Klitorisindex (Länge · Durchmesser) in Abhängigkeit vom Lebensalter. [14]

3.1.3.5 Klitoris

Die Klitoris kommt einem bei der Geburt und ganz besonders bei prämaturen Kindern verhältnismäßig groß vor. Bei der Beurteilung der Klitorisgröße, die bei physiologischer Variabilität eine Länge von 10 mm in der Kindheit und Adoleszenz nicht überschreiten soll, muß eine evtl. starke Ausbildung des Praeputium clitoridis berücksichtigt werden (s. 3.2.2.5). Die Wachstumskurve der Klitoris ist in Abb. 3.16 zu sehen [14].

3.1.3.6 Ovarien

Die Ovarien können bei Neugeborenen noch relativ hoch im Becken gelegen sein. Ihre Form ähnelt dem Kern einer „dicken Bohne". Bei Kindern ist die Oberfläche des Ovariums in der Regel glatt. Das geringe Ovargewicht von 0,25 g im Kleinkindalter nimmt bis zu der Pubertät sehr langsam um etwa 3–4 g zu. In der Pubertät wächst das Ovarium ähnlich wie der Uterus sehr schnell, bis es sein definitives Endgewicht von 6–10 g erreicht hat (Abb. 3.17) [15].

Durch die Ultrasonographie werden heute bereits intrauterin bei Neugeborenen und Kindern polyzystische und kleinzystische Ovarien gefunden, ohne daß sie endokrine Störungen hervorrufen. Die Ursache der Follikelbildung ist unbekannt. Konservatives Verhalten ist geboten: Bei größeren Cysten ist die Gefahr einer Stieldrehung gegeben; sie erfordern die Laparotomie, die nach Möglichkeit organerhaltend durchzuführen ist. Das Volumen des Eierstockes vergrößert sich vom 2.–12. Lebensjahr im Mittel von 0,3 cm³ auf 1,0 cm³ [1]. Bei gesunden 4- bis 11jährigen Mädchen fanden sich einseitige Ovarialzysten im Durchmesser von 10–13 mm.

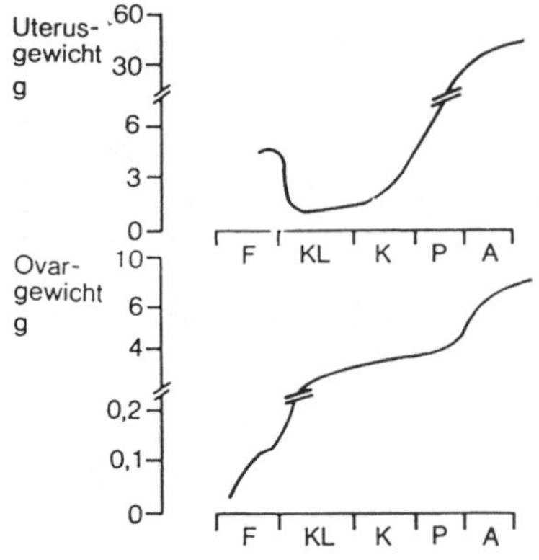

Abb. 3.17 Gewichtszunahme des Uterus (**a**) und des Ovariums (**b**) in den kindlichen Entwicklungsperioden [15].
F Fetalzeit, *KL* Kleinkind, *K* Kindheit, *P* Pubertät, *A* Adoleszenz

Literatur

1 Bernaschek G, Lubec G, Schaller A (1984) Sonographische Untersuchungen über das Wachstum von Uterus und Ovarien zwischen dem 1.–14. Lebensjahr. Geburtshilfe Frauenheilkd 44: 727

2 Bidlingmeier F, Knorr D (1978) Oestrogens. Physiological and clinical aspects. Karger, Basel

3 Bulmer D (1957) The development of the human vagina. J Anat 91: 490

4 Burkl W, Politzer G (1953) Über die genetischen Beziehungen des Müller'schen Ganges zum Wolff'schen Gang beim Menschen. Z Anat Entwicklungsgesch 116: 552

5 Didier E (1973) Recherches sur la morphogenèse du canal de Müller chez les Oiseaux. Wilhelm Roux Arch 172: 287

6 Forsberg JG (1965) Origin of vaginal epithelium. Obstet Gynecol 25: 787

7 Forsberg JG (1969) The development of atypical epithelium in the mouse uterine cervix and vaginal fornix after neonatal oestradiol treatment. Brit J Exp Path 50: 187

8 Forsberg JG (1978) Development of the human vaginal epithelium. In: Hafez ESE, Evans TN (eds) The human vagina. Elsevier, Amsterdam

9 Frutiger P (1969) Zur Frühentwicklung der Ductus paramesonephrici und des Müller'schen Hügels beim Menschen. Acta Anat (Basel) 72: 233

10 Grünwald P (1941) The relation of the growing tip of the Müllarian duct to the Wolffian duct and its importance for the genesis of malformations. Anat Rec 81: 1

11 Herbst AL, Scully RE (1970) Adenocarcinoma of the vagina in adolescence. Cancer 25: 745

12 Hiersche HD (1970) Funktionelle Morphologie des fetalen und kindlichen zervikalen Drüsenfeldes im Uterus. Springer, Berlin Heidelberg New York

13 Huber A, Hiersche HD (1977) Praxis der Gynäkologie im Kindes- und Jugendalter. Thieme, Stuttgart

14 Huffman JW (1968) The Gynecology of childhood and adolescence. Saunders, Philadelphia

15 Keller E, Friedrich E, Schindler AE (1980) Hormone im Kindesalter. In: Guptal D (Hrsg) Schattauer Stuttgart New York, S 158–178

16 Kempersmann CT (1935) Beitrag zur Entwicklung des Genitaltraktes der Säuger. III. Schicksal der kaudalen Enden der Wolff'schen Gänge beim Weib und ihre Bedeutung für die Genese. Morphol Jahrb 75

17 Klaften E, Politzer G (1937) Über Mißbildung des kaudalen Körperendes und ihre formale Genese. Monatsschr Geburtshilfe Gynäkol 104: 252

18 Koff AK (1933) Development of the vagina in the human fetus. Contrib. Embryol. 24, 59 (1933)

19 Langmann J (1972) Medizinische Embryologie. 2. Aufl Thieme, Stuttgart

20 Lippmann R (1939) Beitrag zur Entwicklungsgeschichte der menschlichen Vagina und des Hymen. Z Anat 110: 264

21 Ludwig KS (1969) Normale Entwicklung und Entwicklungsstörung des weiblichen Genitale. In: Käser O, Friedrich V, Ober KG (Hrsg) Gynäkologie und Geburtshilfe, Bd I, Thieme, Stuttgart

22 Matêjka M (1959) Die Morphogenese der menschlichen Vagina und ihre Gesetzmäßigkeiten. Anat Anz 106: 20

23 Meyer R (1934–1938) Zur Frage der Entwicklung der menschlichen Vagina. Arch Gynecol 158: 639; 163: 205; 164: 207; 165: 504; 167: 306

24 Mijsberg WA (1924) Über die Entwicklung der Vagina, des Hymens und des Sinus urogenitalis beim Menschen. Z Anat 74: 684

25 Monie JW (1976) Embryology of the female genitalia. Obstet Gynec Ann 5: 1

26 Moore KJ (1980) Embryologie. Schattauer, Stuttgart

27 Müller J (1830) Bildungsgeschichte der Genitalien. Arnz, Düsseldorf

28 Politzer G (1955) Zur normalen und abnormen Entwicklung der menschlichen Scheide. Anat Anz 102: 27

29 Ruffolo EH, Foxworthy D, Fletcher JC (1971) Vaginal adenocarcinoma arising in vaginal adenosis. Am J Obstet Gynecol 111: 167

30 Schridde H (1907) Die Entwicklungsgeschichte des menschlichen Speiseröhrenepithels und ihre Bedeutung für die Metaplasielehre. Bergmann, Wiesbaden

31 Sersiron D (1984) Gynecologie pèdiatrique. Masson, Paris

32 Singer A (1975) The uterine cervix from adolescence to the menopause. Br J Obstet Gynaecol 82: 81

33 Stafl, A (1978) Colposcopic and histologic findings in stilestrol-exposed women. Cervical pathology and colposcopy. Thieme, Stuttgart

34 Starck D (1975) Embryologie. 3. Aufl., Thieme, Stuttgart

35 Terruhn V (1979) Die Portioektopie in der Neugeborenenperiode. Geburtshilfe Frauenheilkd 39: 568

36 Terruhn V (1980) A study of impression moulds of the genital tract of female fetuses. Arch Gynecol 229: 207

37 Terruhn V (1980) Formenwandel und Epithelentwicklung der Portio vaginalis uteri von der Geburt bis zur Menarche. Eine vaginoskopische Untersuchung. Arch Gynecol 229: 123

38 Terruhn V (1980) Viszeroplastische und vaginoskopische Untersuchungen der weiblichen ableitenden Geschlechtswege von der Fetalzeit bis zur Adoleszenz. Ein Beitrag zur Genese der menschlichen Vagina und Entwicklung der Portio uteri. Habilitationsschrift Universität München

39 Terruhn V (1982) Räumliche Darstellung der embryonalen Entwicklung der weiblichen Geschlechtswege. Wissenschaftl Information 8: Heft 1. Milupa Friedrichsdorf

40 Terruhn V, Pitzl C (1982) Adenosis diffusa vaginae bei Gynatresia. Wissenschaftl Information 8, Heft 1: 211–217 Milupa Friedrichsdorf

41 Tourneux F, Légay CH (1884) Sur le developpement de l'uterus et du vagin envissage principalement chez du foetus humain. J Anat et de la Physiol 20: 330

42 Ulfelder H, Robboy SJ (1976) The embryologic development of the human vagina. Am J Obstet Gynecol 126: 769

43 Vilas E (1932) Über die Entwicklung der menschlichen Scheide. Z Anat 98: 263

44 Zeiguer de BK (1978) Colposcopical findings in girls from birth to adolescence. In: Burghardt E (ed) Cervical pathology and colposcopy. Thieme, Stuttgart

3.2 Fehlbildungen des weiblichen Genitale im Kindes- und Jugendalter und ihre Behandlung (V. Terruhn)

3.2.1 Einleitung

Fehlbildungen machen im operativen und ambulanten Krankengut der Kinder- und Jugendgynäkologie etwa 5% aus, sie sind also relativ selten. Ergänzt man allerdings diese Zahlen durch die Fälle, bei denen Fehlbildungen angenommen werden, die in Wirklichkeit nur harmlose Befunde oder Normvarianten darstellen, so verdreifacht sich dieser Prozentsatz. Damit wird deutlich, welche Schwierigkeiten die Erkennung und Einordnung dieser kindergynäkologischen Krankheitsbilder bereiten können.

Ebenso wesentlich wie die Diagnose selbst ist der Zeitpunktfaktor, zu dem sie gestellt wird. Die Früherkennung bestimmter genitaler Fehlbildungen im Säuglings- oder Kindesalter kann schwerwiegende physische und psychische Schäden abwenden, die zu einem späteren Zeitpunkt unausbleiblich wären.

Auch die Therapie ist zeitlichen Regeln unterworfen. Es besteht die große Gefahr, daß chirurgisch-gynäkologische Eingriffe zur Behebung von Genitalanomalien im Kindes- und Jugendalter zu früh, zu spät, unnötig oder gar nicht durchgeführt werden.

Ziel einer auf Prävention ausgerichteten Kindergynäkologie muß es sein, Fehlbildungen am weiblichen Genitale so früh als möglich zu erkennen und zum richtigen Zeitpunkt die adäquaten therapeutischen Maßnahmen einzuleiten.

3.2.2 Fehlbildungen, die keine sind, aber häufig als solche diagnostiziert werden

3.2.2.1 Labiensynechie

Bei der Synechie der kleinen Labien sind diese verklebt, für das ungeübte Auge scheint eine kongenitale Anomalie des äußeren Genitale vorzuliegen (Abb. 3.18). Es wird eine Aplasie der Vulva, eine Hymenalatresie oder Vaginalaplasie angenommen. Bis auf die Klitoris zeigt die Vulva ein flaches Relief, in dem sich die einzelnen Strukturen wie Introitus, Hymen, Meatus urethrae nicht mehr differenzieren lassen.

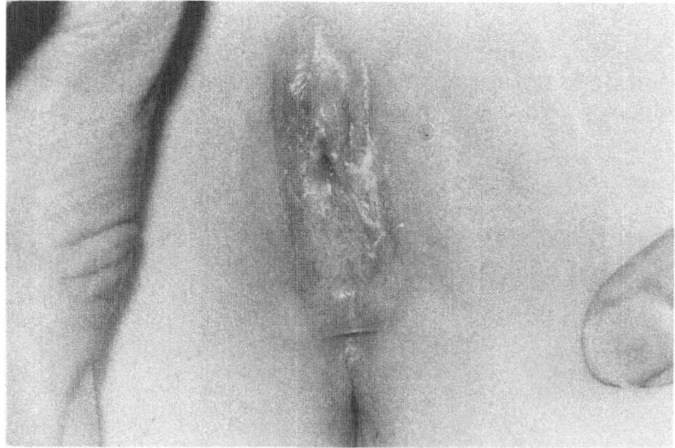

Abb. 3.18 Subtotale Labiensynechie. In der Medianen der Vulva schimmert zart die Trennlinie hindurch. Eine kleine Öffnung zum Vestibulum liegt unmittelbar unterhalb der Klitoris. Smegmaansammlung intralabial. (3 Jahre)

Spannt man die Vulva auf beiden Seiten, so sieht man in ihrer Mitte eine feine weißliche Linie. Es ist die Trennlinie der adhäsiv verklebten kleinen Labien. Auf den ersten Blick erinnert diese Trennlinie an eine mediane Raphe des männlichen Perineums. Meist befindet sich ventral, dicht unterhalb der Klitoris, eine millimetergroße, gelegentlich kaum sichtbare Öffnung, durch die der Urin nur erschwert abfließen kann. Das Vestibulum, in dem sich die Harnröhrenmündung befindet, ist wie durch ein Dach verhängt. Der Miktionsablauf muß gestört sein, weil sich erst der Raum hinter dem Vestibulum auffüllt und dann der Urin aus der kleinen Öffnung zwischen den Labien herausgepreßt wird. Nach Beendigung der Miktion tropft weiterhin Urin aus dem Reservoir, das Vestibulum und Vagina bilden. Der urethrovaginale Reflux führt nicht nur zu scheinbarer Inkontinenz, sondern bereitet auch einer Vulvovaginitis oder einem Harnwegsinfekt den Boden.

Liegt die seltenere Form einer vorderen Synechie vor, wird der Harnstrahl nach rückwärts abgeleitet, der Urin benetzt die Oberschenkel und gelangt in die Vagina, in der der Harn durch einen mehr oder weniger hochaufgebauten Hymenalsaum retiniert wird und sich schließlich infiziert. Interessanterweise sind nicht die gestörte Miktion, die Entzündung der Harnwege, der Vulva und der Vagina die Beweggründe, weswegen besorgte Mütter ihre Kinder in der pädiatrisch-gynäkologischen Ambulanz vorstellen, sondern die Sorge über eine mögliche Genitalmißbildung. Die Labiensynechie ist eine *erworbene* Verklebung, die nur in der hormonalen Ruheperiode, am häufigsten im Kleinkindesalter, zu finden ist. Neben dem Östrogenmangel ist als weiterer ätiologischer Faktor für die mehr oder weniger feste häutige Verbindung der Labia minora eine Erodierung ihrer Ränder anzusehen, die infolge eines manifesten oder latent verlaufenen inflammatorischen Prozesses fast immer durch mangelhafte Genitoanalhygiene entstanden ist.

Die wirkungsvollste Therapie besteht darin, die paralabiale Region mit Daumen und Zeigefinger der linken Hand zu spreizen und etwas nach rückwärts zu ziehen. Dadurch wird die weißliche Trennlinie gespannt. Je durchsichtiger sie ist, desto zarter ist die Verklebung und einfacher die Separierung der Labien. Der kleine Finger der rechten Hand wird mit östrogenhaltiger Creme bestrichen und massiert sanft die Gegend über dem Scheideneingang. Während dieser Prozedur können die Labien mühelos und schmerzlos digital separiert werden. Durch den Druck der linken Hand ist das Mädchen abgelenkt. Auch hat der mit Creme bestrichene Finger für das Kind nichts Bedrohliches im Gegensatz zu Sonden, Scheren, Skalpell oder Kauter, die überflüssig sind und eher schaden. Die Mutter sollte in den darauffolgenden Tagen noch Östrogencreme zwischen die separierten Labien applizieren und zukünftig auf eine sorgfältige Genitalhygiene der Tochter achten. Beim Säubern ist das faltenreiche Genitale zu spreizen. Geschieht dies, dann treten keine Rezidive auf.

Eine Lösung der kleinen Labien läßt sich auch erzielen, wenn die Mutter über etwa 10 Tage jeden Abend Östrogencreme auf die Trennlinie appliziert und diese einmassiert. Meist wird jedoch der sofortigen Behebung der Synechie durch den Arzt der Vorzug gegeben.

Eine Synechie der hinteren Kommissur ist häufig zu sehen, sie bedarf keiner Behandlung.

Festen häutigen Verbindungen, die sich auf diese Art nicht lösen lassen, liegen oft andere Erkrankungen zugrunde. Mögliche Ursachen sind foudroyant verlaufende,

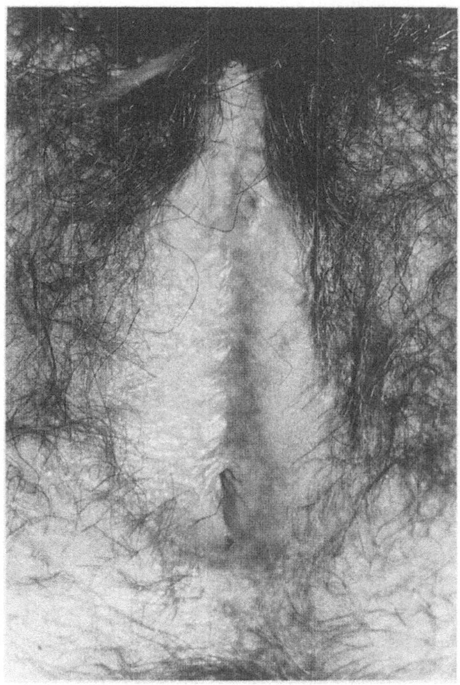

Abb. 3.19 Feste häutige Verwachsung der Labia minora unter Einbeziehung der Klitoris auf dem Boden eines Lichen sclerosus et atrophicus. (14 Jahre)

spezifische Entzündungen, Verletzungen, Verätzungen oder ein Lichen sclerosus et atrophicus. In diesen Fällen ist die Haut der Labien narbig mit dem Epithel des Vestibulum verlötet. Die Narben beziehen die Frenula und das Präputium der Klitoris mit ein (Abb. 3.19). Die Glans clitoridis ist nicht darstellbar, sie läßt sich nur tasten. Nicht selten haben sich Smegmaretentionszysten ausgebildet. Hier ist eine plastisch-rekonstruierende Operation angezeigt.

3.2.2.2 Synechie der Frenula clitoridis

Eine tumorartige Auftreibung durch Smegma oder Präputialsteine kann eine Klitorisanomalie vortäuschen. Die Frenula sind teilweise oder komplett miteinander verklebt und verursachen Mißempfindungen bei dem Mädchen. Entzündungen sind möglich. Die notwendige Behandlung besteht auch in diesen Fällen aus einer lokalen Östrogenapplikation und Lösung der Synechie.

3.2.2.3 Pseudohymenalatresie

Ein hoch aufgebauter Hymenalsaum, der mit seinem freien Rand unmittelbar am Urethralwulst liegt und ein siebförmiger oder mikropunktierter Hymen können selbst für das geübte Auge den Eindruck einer Gynatresie erwecken: Der Scheideneingang ist nicht ohne weiteres sichtbar, er erscheint selbst unter Zuhilfenahme einer Sonde oder Lupenvergrößerung verschlossen, so daß eine Hymenalatresie,

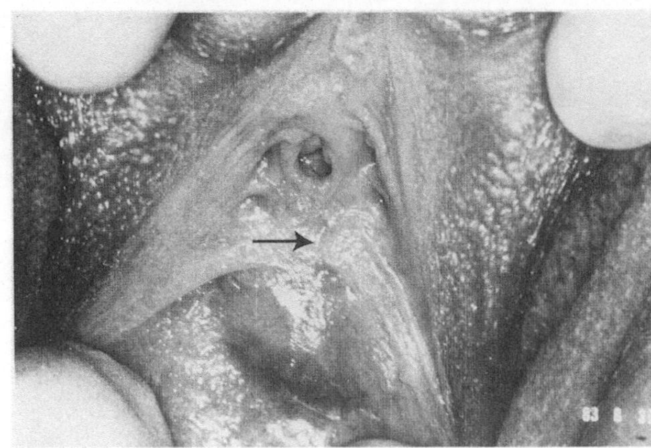

Abb. 3.20   Pseudohymenalatresie: Hymen altus micropunctatus. Die Öffnung zur Vagina befindet sich dicht unterhalb des Meatus urethrae. → (17 Jahre)

ein gänzliches oder teilweises Fehlen der Vagina vermutet wird (Abb. 3.20). Diese besonderen Hymenalformen treten in weniger als 10% auf.

Beim Neugeborenen sammelt sich der physiologische neonatale Fluor, der wegen der Ektropionierung des Zervixdrüsenfeldes sehr mächtig sein kann, hinter der Hymenalbarriere („Talsperrenphänomen"). Bei Erhöhung des intraabdominellen Druckes durch Hustenstöße, beim Schreien des Kindes oder auch durch den Lagewechsel beim Wickeln entleert sich dann das weißlich eingedickte Sekret im Schwall und erregt erstmals die Aufmerksamkeit der besorgten Mutter. Therapeutische Maßnahmen sind nicht erforderlich; jedoch sollte die Mutter über den physiologischen und anatomischen Sachverhalt aufgeklärt werden. In der hormonalen Ruheperiode tritt der physiologische Fluor nicht auf, da sich das hormonabhängige Ektropium der Portio zurückgebildet hat. Dafür gelangt in manchen Fällen beim Wasserlassen Urin in die waagrecht verlaufende Vagina, wenn die kleinen Mädchen tief im Toilettenbecken sitzen. Durch die besondere Hymenalform wird der Harn selbst im Stehen in der Vagina zurückgehalten, infiziert sich und irritiert als übelriechender Fluor Mutter und Arzt.

Ähnlich wie bei der Verklebung der kleinen Labien entstehen Harnwegsinfekte und Entzündungen der Scheide und Vulva. Es empfiehlt sich hier, den hindernden Hymen durch Resektion des freien Randes in einen semilunaren Saum umzuwandeln. Eine stationäre Aufnahme ist hierzu nicht erforderlich.

Zum Zeitpunkt der Menarche wird die Membran eines Hymen altus, cribriformis oder micropunctatus durch die einsetzende Östrogenproduktion der Ovarien karnös, so daß der Eingang zur Scheide außerhalb der Menstruationsblutung auch kolposkopisch schwer zu erkennen ist. Es ist erstaunlich, daß selbst kleine Löcher in der Hymenalplatte für das Abfließen des Uterussekretes völlig ausreichen. Die Mädchen haben keine Beschwerden. Der Befund wird meist erst dann erhoben, wenn Schwierigkeiten bei der vaginalen Menstruationshygiene und der Aufnahme von Kohabitationen auftreten.

Die Problematik der Diagnosestellung dieser vermuteten Fehlbildung sollen 2 Beispiele aufzeigen.

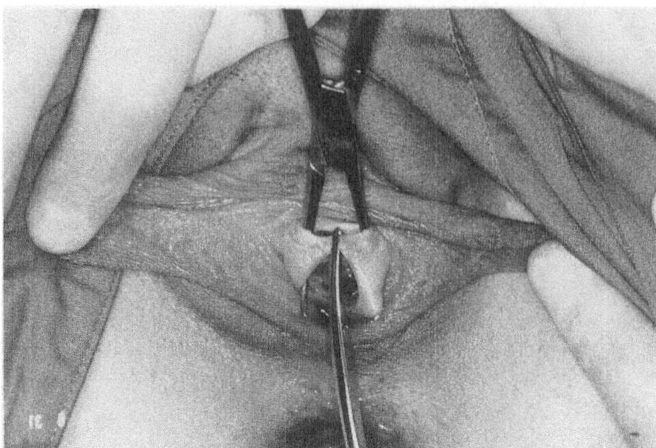

Abb. 3.21 Mit einer Overholt-Klemme wurde die feine Öffnung aufgesucht und gedehnt. Spaltung des Hymen altus

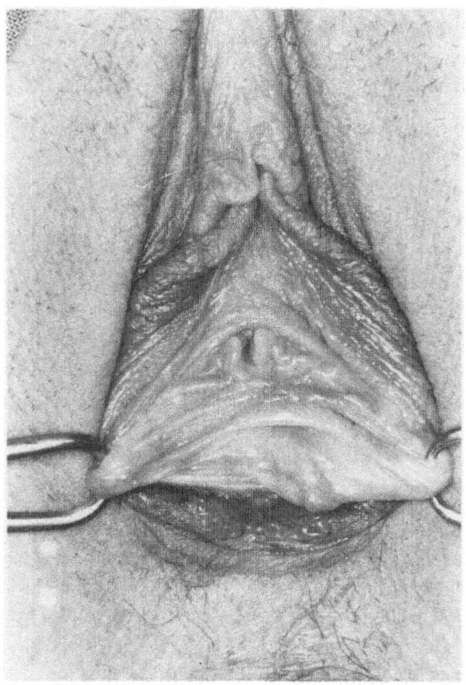

Abb. 3.22 Durch Kohabitationen ausgedehnte, mikroperforierte Hymenalplatte. (18 Jahre)

▷ Eine Patientin wurde in der kindergynäkologischen Sprechstunde vorgestellt, bei der auswärts durch umfangreiche Röntgenuntersuchungen unter Hinzuziehung des Urologen eine Fistula uterourethralis mit teilweiser Aplasie der Scheide diagnostiziert worden war. Das Menstrualblut trat vermeintlich aus dem Meatus urethrae (s. Abb. 3.20). In Wirklichkeit jedoch lag ein Hymen altus mit einer millimetergroßen Öffnung unmittelbar unterhalb des geringfügig prolabierten Orificium urethrae externum vor. Nach Resektion der ventralen Hymenalwand zeigten sich unauffällige anatomische Verhältnisse (Abb. 3.21).

▷ Bei der 2. Patientin bestand Verdacht auf eine komplette Scheidenaplasie. Die Hymenalplatte der Heranwachsenden war durch Kohabitationsversuche schmerzhaft gedehnt worden und nun so elastisch, daß sie sich mit dem Spekulum und dem untersuchenden Finger blindsackartig so weit nach kranial hinaufstülpen ließ, bis sie unmittelbar vor der Portio wie ein Vorhang zu liegen kam (Abb. 3.22). Da die Patientin infolge einer drastischen Gewichtsabnahme amenorrhoisch war, wurden bei der Diagnosestellung frühere Blutungen offensichtlich nicht berücksichtigt. In diesem Fall fand sich ein Hymenalsaum mit kolposkopisch nicht sichtbarer extrazentraler Mikroperforation (Hymen micropunctatus). Nach Entfernen des Hymenalsaumes zeigten sich auch hier normale anatomische Verhältnisse.

Beide Patientinnen waren wegen der angenommenen Genitalmißbildung nicht nur enormen psychischen Belastungen ausgesetzt, sondern mußten zudem die unnötigen diagnostischen Maßnahmen erdulden (Narkoseuntersuchung, Urogramm, MCU, Karyogramm, Laparoskopie, endokrinologische Untersuchung).

Praktische Hinweise, die eine Diagnosestellung erleichtern

Typisch für die Pseudohymenalatresie ist die zentrale, atemabhängige Eindellung der Hymenalplatte (Abb. 3.23). Eine Gynatresie kann sofort ausgeschlossen werden, wenn das Austreten eines Scheidensekretes (neonataler Fluor, präpubertaler/ pubertaler Fluor, Blutungen) nachweisbar ist. Eine Möglichkeit, dies zu prüfen, besteht darin, das auf dem Untersuchungsstuhl gelagerte Mädchen aufzufordern, einen Luftballon aufzublasen. Dabei setzt sich der hierdurch entstehende intraabdominale Druck über die Vagina bis zum Hymenalrand fort, dieser wird vom Urethralwulst abgehoben und das austretende Sekret zeigt den Eingang zur Vagina. Gleiches kann auch bei der rektalen Untersuchung erreicht werden, indem das Vaginalsekret nach kaudal ausgestrichen wird. Mit dem *Ward*-Handgriff kann man die gesamte Hymenalplatte, besonders, wenn diese infolge Östrogeneinflusses ödematös verschwollen oder faltig ist, ausdehnen: Die Gegend hinter dem Sphincter ani wird auf den Zeigefinger gelegt und – wie bei der Darstellung einer Rektozele – nach kaudal und rückwärts gezogen. Die Hymenalplatte entfaltet sich; ihr freier Rand wird vom Meatus urethrae abgehoben und es werden kleine Öffnungen sichtbar. Gleichzeitig kann bei subtiler rektaler Untersuchung festgestellt werden, ob

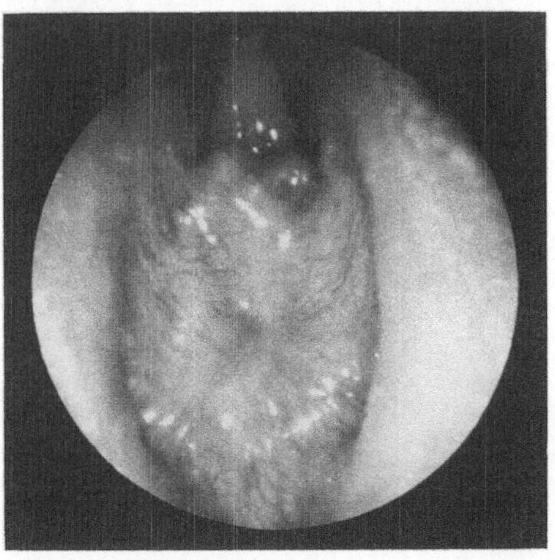

Abb. 3.23 Pseudohymenalatresie: Hymen altus mit zentraler Eindellung bei der Inspiration. (7 Jahre)

eine Scheide angelegt ist. Für eine normale Vagina spricht die enorme Verschiebbarkeit der hinteren Scheidenwand gegen die vordere. Als Orientierungspunkt eignet sich der gut tastbare Urethralwulst. Durch die Zwischenschichten der Scheidenwände fühlt er sich palpatorisch gepolstert und „luftiger" an. Die Verschiebeschicht des Spatium urethrovesicorectalium (RICHTER) bei der Aplasia vaginae ist wesentlich weniger ausgeprägt (s. 3.3).

3.2.2.4 Pseudolabienhypertrophie

Das Wesen dieser „Anomalie" beruht fast immer auf einer passageren Dysproportion zwischen kleinen und großen Labien und nicht auf einer Hypertrophie und Hyperplasie der kleinen Labien. Die Vergrößerung der Labia minora beginnt mit der Reifezeit und ist häufig im dorsalen Anteil ausgedehnter. Das junge Mädchen – meist jedoch die Eltern – sind verunsichert und vermuten eine Fehlbildung. Infolge der körpereigenen Hormone kommt es in der Reifezeit zu einem Wachstumsschub der kleinen Labien, die aus den noch nicht entwickelten Labia majora herausragen und beim Tragen enger Jeans, beim Fahrradfahren oder beim Reiten Anlaß zu Irritationen geben. Man sollte sich nicht gleich zu operativen Maßnahmen verleiten lassen (Abb. 3.24). Die Fetteinlagerung in den großen Labien in der Pubertät ist abzuwarten. Das pubertäre Mädchen, das sich in erster Linie Sorgen über das Anderssein im Vergleich zu ihren Altersgenossinnen macht, kann über das in Entwicklung begriffene äußere Genitale aufgeklärt und beruhigt werden. Der in man-

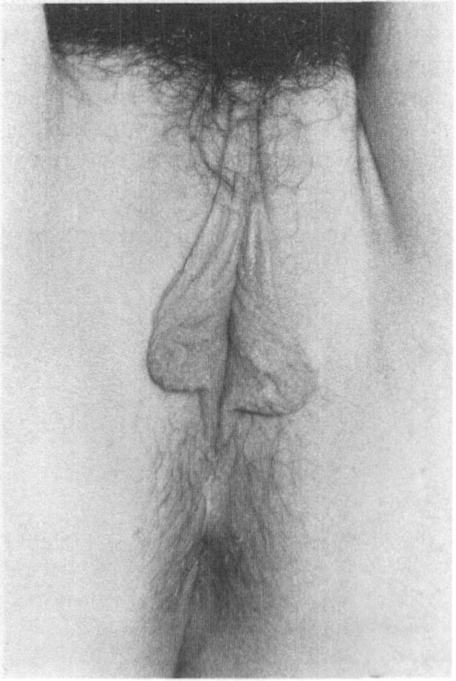

Abb. 3.24 Pseudohypertrophie der Labia minora in der Pubertät. 13 Jahre, Menarche vor 3 Monaten. Die Fetteinlagerung in den Labia majora steht noch aus

chen älteren Lehrbüchern noch vertretenen Meinung, daß die Labienhypertrophie eine masturbatorische Ausziehung sei, muß entschieden widersprochen werden.

Erst wenn nach Abschluß der Entwicklung noch ein störendes Mißverhältnis zwischen den großen und kleinen Labien bestehen sollte, die kleinen Schamlippen sich 5–6 cm weit ausziehen lassen und weit über die Rima pudendi herausragen oder bei der Kohabitation hinderlich sind, ist eine plastisch-reduzierende Maßnahme angezeigt. Die Operation ist einfach.

Bei der Beurteilung eines Harnwegsinfektes – zumal, wenn der Diagnose ein Mittelstrahlurin zugrundeliegt – ist die anatomische Besonderheit dieser Patientinnen in der Pubertät zu berücksichtigen. Manche jungen Mädchen sind offensichtlich überfordert, das Genitale vor der Miktion zu säubern und die Labien für die Harngewinnung zu entfalten. Die Kontamination des Urinstrahles mit der Umgebung der Vulva ergibt ein falsch-positives Ergebnis der mikrobiologischen Untersuchung, und die unnötige Antibiotikatherapie kann die Folge sein.

3.2.2.5 Pseudoklitorishypertrophie

Das Präputium clitoridis liegt wie ein heruntergerutschter Strumpf auf dem Klitoriskörper und kann den Scheideneingang verdecken. Die Glans clitoridis ist erst sichtbar, wenn das überschüssige Präputialgewebe nach ventral geschoben wird (Abb. 3.25). Eine vermutete Klitorishypertrophie läßt sich nun leicht ausschließen und hormonelle Untersuchungen sowie eine operative Therapie erübrigen sich. Als

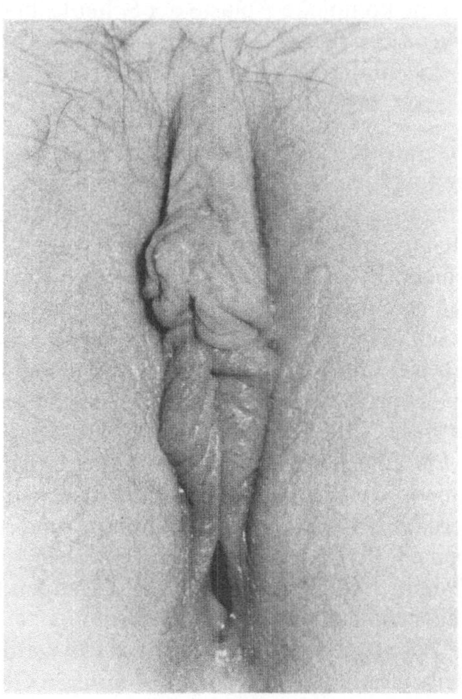

Abb. 3.25 Pseudoklitorishypertrophie.
(9 Jahre)

idealer Parameter für eine Androgenwirkung darf die Klitoris in keinem kinder-
und jugendgynäkologischen Alter größer als 1 cm sein. Ihr normaler Durchmesser
liegt im Alter von 1 Monat bis 7 Jahren bei 4 mm, von 7–11 Jahren bei 5 mm und
nach dem 14. Lebensjahr bei 7 mm [10].

3.2.2.6 Pseudopubarche

In der hormonalen Ruheperiode tragen die großen Labien gelegentlich einige
Schamhaare – nicht mehr als 10 – die wieder ausfallen. Die Bestimmung des Knochenalters und hormonelle Untersuchungen ergeben Normwerte, so daß man hierauf verzichten kann. Sicherheitshalber überzeugt man sich in Kontrolluntersuchungen über den harmlosen Befund.

3.2.3 Fehlbildungen mit äußerlich weitgehend unauffälligem Genitale

Hierzu zählen die Fehlbildungen des Uterovaginalkanales, die *mit* und *ohne*
Abflußbehinderung des Uterussekretes einhergehen können, je nachdem, wie sehr
die Vereinigung der Müller-Gänge gestört wurde oder in welchem Ausmaß die
Kanalisierung des Genitalstranges unterblieben ist.

In der Kinder- und Jugendgynäkologie gibt es demnach 2 prinzipiell verschiedene Arten des fehlgebildeten Uterovaginalkanales:

- Eine komplette Aplasie der Scheide, bei der wohl auch immer ein funktionsfähiges Corpus uteri fehlt, und
- ein Hindernis im Verlauf der ableitenden Geschlechtswege bei funktionstüchtigem Corpus uteri.

Diagnostisch heimtückisch sind jene Doppelbildungen des Uterovaginalkanales,
die folgende Möglichkeiten in sich vereinigen: Nebeneinander befinden sich Öffnung und Verschluß zum Sinus urogenitalis (Hämatokolpos unilateralis). Die Mädchen menstruieren auf einer Seite, während sich auf der anderen Seite durch Kryptomenorrhö des verborgenen Uterus tumoröse Veränderungen in der zugehörigen
Vagina entwickeln und sich zunehmende Beschwerden einstellen (s. Abb. 3.31).

Schließlich führen Störungen der Geschlechtsdeterminierung (XY-Gonadendysgenesie) und Störungen der Geschlechtsdifferenzierung (testikuläre Feminisierung)
zu einem weiblichen Genitale, das äußerlich weitgehend unauffällig ist. Beide
Gruppen sind Träger eines Y-Chromosoms und somit chromosomal männlich.

Bis auf den Hemihämatokolpos haben alle diese Fehlbildungen die primäre
Amenorrhö gemeinsam. Zudem zeigen alle diese Fehlbildungen in der Pubertät
periphere Reifezeichen (Mammae- und Pubesentwicklung), wenn man von der
mangelnden oder spärlichen Pubesbehaarung bei der testikulären Feminisierung
absieht. Lediglich bei der XY-Gonadendysgenesie (*Swyer*-Syndrom) fehlen die
Reifezeichen komplett.

Diese erst in der Pubertät manifest werdenden Signen (primäre Amenorrhö, ausbleibende Entwicklung der sekundären Geschlechtsmerkmale) erklären, warum die

Fehlbildung bei unauffälligem äußerem Genitale in der Regel nicht in der Neugeborenenperiode oder in der hormonalen Ruhezeit des jungen Mädchen erkannt wird.

3.2.3.1 Fehlbildungen mit Abflußbehinderung

Atresia hymenalis bei Mukokolpos

Die Ursache dieser Fehlbildung wird in der Persistenz der Membran am Müller-Hügel vermutet. Die Meinungen über die Entwicklungsgeschichte des Hymen sind nicht einheitlich. Der Durchbruch der Membran soll während der Neonatalperiode stattfinden [4]. Dies ist jedoch kaum vorstellbar, da bereits in der 12. Fetalwoche eine Durchgängigkeit der Uterovaginalanlage mit Nachweis des Hymen durch dreidimensionale Ausgußmethode nachgewiesen werden konnte [14, 15].

Die Präsenz des Müller-Hemmfaktors bei der testikulären Feminisierung spricht für die Herkunft des Hymenalsaumes aus dem Sinus urogenitalis. Der okklusive Hymen zeigt nicht selten an seiner Innenseite wie auch die Vagina Zylinderepithel. Diese Tatsache spricht für die klassische Theorie der Genese des gesamten Uterovaginalkanales aus den Ductus paramesonephrici. Das Müller-Zylinderepithel trifft mit dem Vaginalepithel des Sinus urogenitalis am Hymenalsaum zusammen. Bei jeder Abflußbehinderung ist in der Scheide diffus versprengtes Zylinderepithel nachweisbar, das sich nach der Öffnung in Plattenepithel umwandelt [9, 16].

Daß der abnorme Scheidenverschluß so gut wie nie in der Kindheit erkannt wird, stellt eine gewisse Anklage an den Geburtshelfer und Kinderarzt dar. Das Fehlen des physiologischen neonatalen Fluors ist ein wenig beachtetes, aber eindeutiges Symptom, das die diagnostischen Überlegungen in Richtung einer Atresie lenken muß. Die erste gynäkologische Untersuchung sollte unmittelbar nach der Geburt auf dem Wickeltisch stattfinden. Es ist besonders auf die Schleimstraße an der hinteren Kommissur zu achten, die für das Vorhandensein von Vagina und Uterus spricht. Ist der Hymen geöffnet und fehlt dennoch der Mukus, muß sondiert oder vaginoskopiert werden, um ein höhergelegenes Hindernis auszuschließen. Offensichtlich abhängig von der Größe des zervikalen Drüsenfeldes der Portio und des damit produzierten Sekretes verwandelt sich die Vagina Neugeborener manchmal infolge einer Hymenalatresie zu einer Zyste, die bis zum Nabel reichen kann. Dieser unmittelbar nach der Geburt bestehende Mukokolpos kann zu Hydronephrosen führen. Neben Stauungen des oberen Harntraktes sind Blasen- und Darmentleerungsstörungen möglich.

Mehr als die Hälfte der beschriebenen Fälle wurde erst bei einer Laparotomie erkannt, die unter der fälschlichen Annahme eines Tumors durchgeführt wurde und eine Letalität von 35–40% aufwies. Nicht selten wurde der Befund auch noch während der Operation falsch gedeutet und der Tumor unter Mitnahme des Uterus exstirpiert. Damit war das Schicksal der jungen Patientin hinsichtlich einer späteren Fertilität besiegelt. Dabei hätte ein einziger Blick auf die grau-bläuliche Vorwölbung des Hymen genügt, um die diagnostischen Überlegungen in Richtung eines Hymenalverschlusses und eines Mukokolpos zu lenken (Abb. 3.26). Bei rektaler Untersuchung läßt sich die ballonartige Auftreibung der sekretgefüllten Scheide tasten.

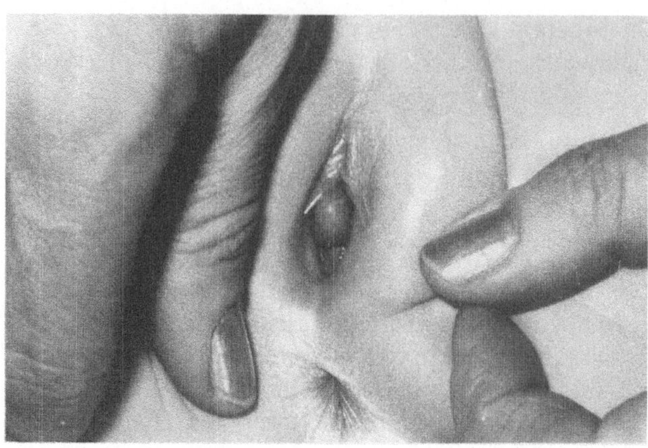

Abb. 3.26 Atresia hymenalis
mit Mukokolpos. (4 Monate)

Differentialdiagnostisch kommen eine den Introitus ausfüllende Vaginalzyste, eine Paraurethral- oder eine Hymenalzyste in Frage. Diese Zysten können sicher als solche identifiziert werden, wenn man mit einem weichen Kinderkatheter die Vagina sondiert. Vaginalzysten, die mesonephrogenen oder auch paramesonephrogenen Ursprungs sind, liegen lateral der Vaginalwand und verdrängen die Vagina aus der Medianen. Bei der rektalen Untersuchung ist ein einseitig gelegener Unterbauchtumor zu tasten, der auch sonographisch nachgewiesen werden kann.

Hymenalzysten können einen Durchmesser bis zu 3 cm aufweisen und werden mit einem noch selteneren Urethraldivertikel oder einer Ureterozele verwechselt. Dorsal der Zyste gelangt man mit dem Katheter in die Vagina. Manche, als Hymenalzysten beschriebene Veränderungen, dürften in Wirklichkeit eine zystische Ausweitung der paraurethralen Gänge sein. Auch Verwachsungen der Labia minora werden nicht selten für eine Hymenalatresie gehalten.

Unter Hinweis auf die Schutzfunktion eines imperforierten Hymen wird gelegentlich für Belassung dieses Scheidenverschlusses bis zur Pubertät plädiert. Das auf Prävention ausgerichtete Denken in der Kindergynäkologie läßt es nicht zu, die Behandlung der Hymenalatresie auf später zu verschieben. Es besteht die Gefahr einer unerwartet frühen Menarche, die unversehens zur Kryptomenorrhö mit Rückstau des Menstrualblutes in die Vagina, den Uterus, die Tuben und schließlich in die Bauchhöhle führt, was bekanntlich einer Endometriosis externa, einer Sterilität oder einem Ileus den Weg bereiten kann. Einmal festgestellt, muß eine Hymenalatresie unverzüglich behoben werden.

Die Therapie dieser Fehlbildung ist einfach. Die Membran wird kreuzförmig inzidiert und dann die Winkel exzidiert, so daß ein Hymen anulare entsteht (Abb. 3.27). Eine einfache Inzision reicht nicht aus, da die Wunde wieder zu einer geschlossenen Membran verklebt.

Atresia hymenalis bei Hämatokolpos

Wird der Verschluß des Hymenalsaumes erst nach der Menarche erkannt, zeigt sich bei Inspektion des Introitus, daß der nicht perforierte Hymen stark vorgewölbt und verdünnt ist. Das retinierte Blut des Hämatokolpos schimmert bläulich durch.

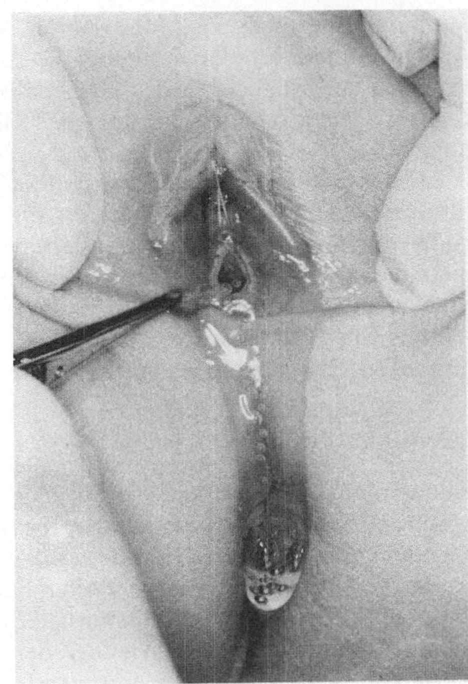

Abb. 3.27 Nach Resektion der zentralen Partie des imperforierten Hymen entleert sich das retinierte Uterussekret (Mukokolpos)

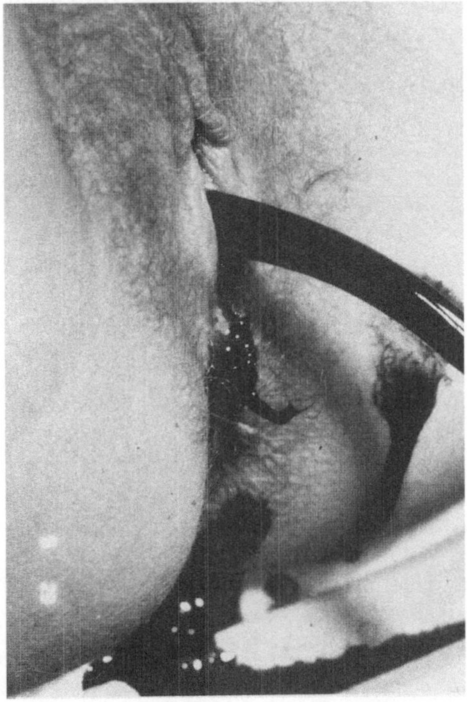

Abb. 3.28 Atresia hymenalis mit Hämatokolpos. Nach Eröffnung entleert sich das retinierte Menstrualblut im Schwall. (15 Jahre)

Molimina, die nicht als Menstruation erkannt wurden, führen nicht selten zur Appendektomie. Fand man hierbei die Tuben in Blutsäcke umgewandelt, erinnerte man sich der Möglichkeit des Hymenalverschlusses und inspizierte den Introitus vaginae. Genauso häufig erfolgte eine Klinikeinweisung wegen einer Harnverhaltung.

Bei der Retention von Menstrualblut besteht die Gefahr der aszendierenden Infektion mit nachfolgender Sterilität und Pelveoperitonitis. Blut ist ein guter Nährboden für Keime. Wird der atretische Hymen gespalten, ist dabei die Asepsis besonders sorgfältig zu beachten. Der Eingriff erfolgt unter Antibiotikaschutz und sollte nicht ambulant durchgeführt werden (Abb. 3.28). Eine Laparotomie mit Entfernung einer Hämatosalpinx ist unnötig. Die rechtzeitige Behebung der Hymenalatresie bei Hämatokolpos kann der Patientin die volle Fertilität erhalten.

Quersepten der Vagina

Dünne vaginale Quersepten werden als Folge einer partiell unterbliebenen Kanalisation der Scheide, d.h. als Atresie, massive Verschlüsse hingegen eher als Folge einer mangelhaften oder fehlenden Anlage, somit als Aplasie oder Agenesie gedeutet. Bei vorhandenem Uterus bedürfen beide *vor* der Menarche einer Behandlung, die jedoch nicht einfach ist. Ein normaler Hymen schließt einen Muko- oder Hämatokolpos keineswegs aus. Wie bei der Hymenalatresie sind die ausbleibende Menarche, die in Intervallen auftretenden Schmerzen (Molimina menstrualia sine menstruatione) und eine tastbare Resistenz im Unterbauch deutliche Hinweise. Hinzu kommt eine kurze Vagina mit fehlender Portio; sonographisch ergibt sich ein flüssigkeitsgefüllter Tumor im Unterbauch. Die Prädelektionsstellen der transversa-

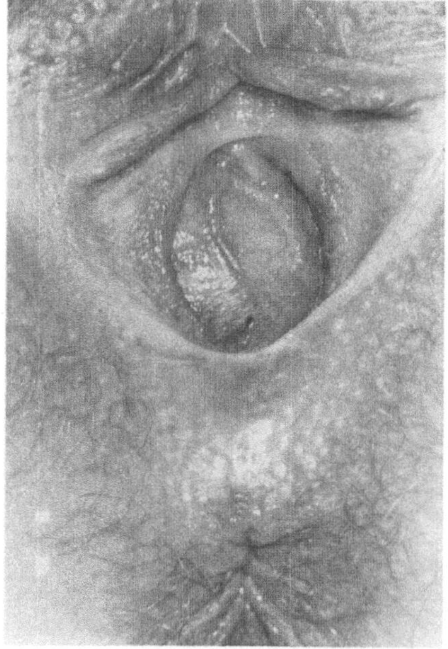

Abb. 3.29 Tiefes queres komplettes Vaginalseptum unmittelbar hinter dem Hymenalsaum mit Hämatokolpos. (13 Jahre)

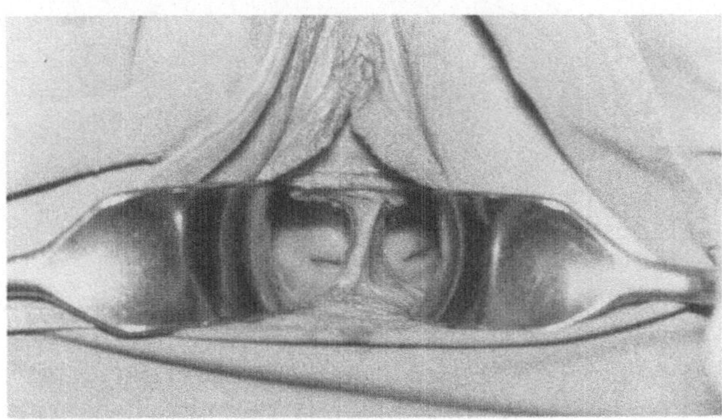

Abb. 3.30 Septum longitudinale vaginae mit Uterus duplex. (14 Jahre)

len Scheidensepten liegen präzervikal, am Übergang vom mittleren zum oberen Scheidendrittel und am häufigsten wenig oberhalb des Hymen, offensichtlich an der Fusionsstelle zwischen den Müller-Gängen und dem Sinus urogenitalis. Diese tiefste Form vaginaler Quersepten wird häufig mit einer Hymenalatresie verwechselt. Der diaphragmaartige Scheidenverschluß läßt sich auch bei exakter Inspektion vom Hymenalsaum meist nicht trennen. Gelegentlich ist er mit ihm verklebt. Die derb-fleischige Membran zeigt dann je nach Hymenalform fimbrienartige Auflagerungen. Die Gewebsplatte ist so derb, daß sie auch bei einem mächtigen Hämatokolpos ausreichend Widerstand bietet und das retinierte Menstrualblut im Gegensatz zur Hymenalatresie *nicht* bläulich durchscheint (Abb. 3.29).

Für die Beseitigung der Quersepten werden eigene, der plastischen Chirurgie entlehnte Operationsverfahren angegeben. Mit der Z-Plastik erzielt man eine genügende Ausweitung ohne Verkürzung oder erneute narbige Stenosierung der Vagina. Gelingt das Austapezieren mit dem erhaltenen Epithel bei breiteren Quersepten nicht ganz, so ist für längere Zeit eine Prothese zu tragen.

Längssepten der Vagina

Die Vagina kann teilweise oder vollständig durch ein longitudinales Septum geteilt sein, was meist keine Beschwerden bereitet (Abb. 3.30). Der Befund wird oft erst bei einer gynäkologischen Untersuchung diagnostiziert oder dann erkannt, wenn Schwierigkeiten bei der Menstruationshygiene oder der Kohabitation auftreten. Übersieht man die Längssepten, so kann die Anwendung intravaginaler und – bei doppelter Uterusbildung – auch intrauteriner Verhütungsmittel zu Problemen führen. Die Beseitigung des Längsseptums ist technisch einfach. Es wird mit 2 Klemmen gefaßt und im Scheidenniveau reseziert.

Hemihämatokolpos oder Hämatokolpos unilateralis (Abb. 3.31)

Der Hämatokolpos unilateralis bereitet erhebliche diagnostische und therapeutische Schwierigkeiten, wie die Krankengeschichten unglücklicher junger Mädchen zeigen, die wegen einer schweren Dysmenorrhö infolge ihrer Kryptomenorrhö jah-

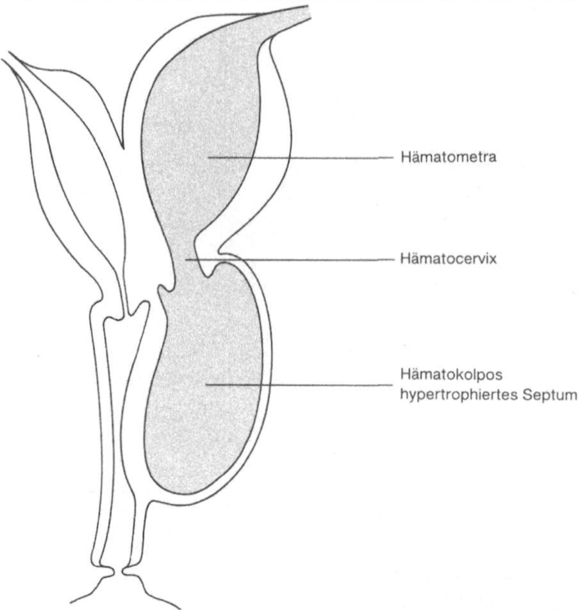

Abb. 3.31 Hemihämatokolpos links (Hämatokolpos unilateralis) durch partielle Atresie der linken Vagina. Es fehlt die linke Nierenanlage

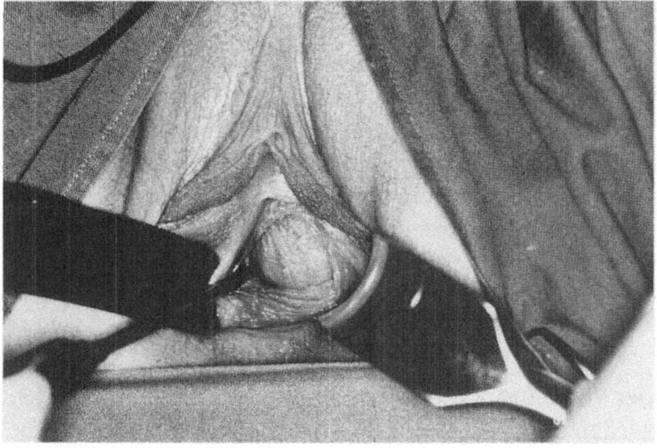

Abb. 3.32 Hemihämatokolpos links (Hämatokolpos unilateralis). Der rechte, zum Sinus urogenitalis geöffnete Uterovaginalkanal wird durch die tumoröse Auftreibung der linken Uterovaginalanlage weit nach rechts und nach kranial gedrängt. (16 Jahre)

relang vergeblich verschiedene Ärzte aufsuchten, bis ihr Leiden endlich erkannt und nach individueller Behandlung behoben wurde. In einigen wenigen Fällen können diese vaginalen Zysten, die als Doppelbildung der Müller-Gänge anzusehen sind, in die Vagina durchbrechen, vereitern und den Arzt wegen des therapieresistenten Fluor vaginalis in Unkenntnis der Anomalie zur Verzweiflung bringen.

Es bestehen 2 Hemiuterovaginalanlagen. Eine ist zum Introitus vaginae geöffnet, und die Patientinnen menstruieren regelrecht, werden also solange nicht auffällig, bis die kontralaterale, nach kaudal verschlossene Hemiuterivaginalanlage infolge des retinierten Menstrualblutes tumoröse Ausmaße annimmt und entsprechende Beschwerden bereitet (Abb. 3.32).

Es ist zweckmäßig, bei der Operation den vaginalen Weg zu wählen und eine breite Kommunikation zwischen beiden Vaginen durch Exstirpation des persistierenden Septums herzustellen. Durch Hypertrophie ist das Septum enorm fleischig. Das eingedickte schokoladenfarbene Blut kann sich dann auf natürlichem Weg nach außen entleeren. Es wird abgesaugt. Die zweite Portio des gedoppelten Uterus wird sichtbar. Nicht selten liegt eine Hämatozervix vor: der innere Muttermund wird für den äußeren gehalten. Hinsichtlich der Fertilität können später beide Uteri ihre Funktion übernehmen.

Die operative Entfernung einer fehlgebildeten, mit Blut oder Eiter gefüllten einseitigen Uterovaginalanlage per laparotomiam, die trotz fehlendem Ureter technisch überdies nicht einfach ist, sollte nur bei einer lebensbedrohlichen Situation erfolgen. Die gesunde Seite wird, im Falle einer Infektion, durch die unvermeidliche eitrige Kontamination unnötig gefährdet. Es empfiehlt sich, die infizierte Vaginalzyste per vaginam weit zu eröffnen, so daß ein ausreichender Abfluß gewährleistet ist. Liegen keine Entzündungsparameter mehr vor, kann in einer zweiten Sitzung das Scheidenseptum im Niveau der kontralateralen Vagina reseziert werden.

Typische Kombinationen mit weiteren Anomalien

Es ist wesentlich, daß bei allen Genitalfehlbildungen nach weiteren Anomalien, besonders im uropoetischen und ossären System zu suchen ist. Bei einem Hemihämatokolpos fehlen in 100% der ipsilaterale Ureter und die Nierenanlage. Ein unauffälliges Urogramm fanden wir dagegen immer bei einem Hämatokolpos infolge Hymenalatresie. Der Prozentsatz urologischer Anomalien beim MAYER-ROKITANSKY-KÜSTER-HAUSER-Syndrom (Scheidenaplasie mit rudimentärem Uterus) liegt bei 30%.

Bei den Fehlbildungen, die durch eine Abflußbehinderung des Uterussekretes charakterisiert sind, müssen als Nebenbefunde die externe Endometriose und die diffuse Vaginaladenose genannt werden.

Endometriose. Es hat den Anschein, daß das Schicksal dieser durch die Gynatresie mechanisch bedingten Endometriose anders verläuft als die Endometriose, die offenbar metaplastischen Ursprungs ist. Nach Beseitigung der Abflußbehinderung waren nach unseren Erfahrungen in späteren Kontrollaparoskopien die zuvor histologisch gesicherten endometriotischen Herde nicht mehr nachweisbar.

Adenose (Abb. 3.33). Die Zylinderepithelinseln in der ehemals verschlossenen Vagina verursachen nach Beseitigung des Verschlusses einen stärkeren Fluor vaginalis. Im Laufe der Zeit kommt es zur metaplastischen Umwandlung des vaginalen Zylinderepithels in Plattenepithel. Engmaschige Smear-Kontrollen sind erforderlich, da wie beim Diäthylstilböstrolproblem Dysplasien und Entartungen möglich sind [9, 16]. Deshalb sollte durch Langzeitbeobachtungen diese Gefahr frühzeitig erkannt werden.

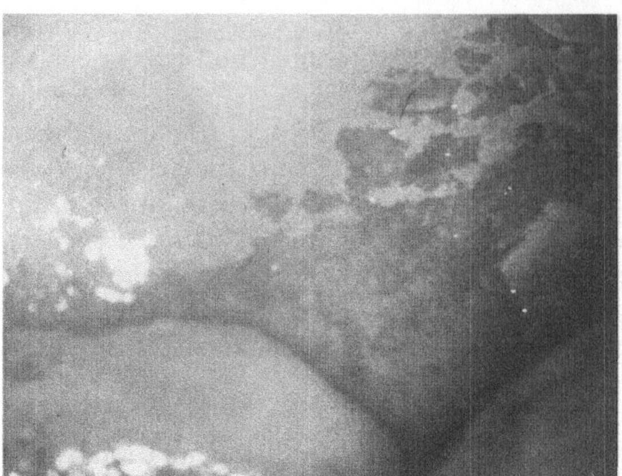

Abb. 3.33 Adenosis diffusa vaginae bei Atresia hymenalis. Inmitten von Plattenepithel erkennt man tigerfellartige Zylinderepithelinseln, die sich samtig anfühlen. (14 Jahre)

Fehlbildungen des Uterus

Lageanomalien des Uterus sind im Kindesalter ohne Bedeutung. Ebenso betreffen die verschiedenen Formen der Uterushemmungsmißbildung wie Uterus didelphys, duplex, bicornis (unicollis und bicollis), arcuatus und die Uterussepten das jugendliche Alter kaum. Klinisch werden Uterusfehlbildungen meist erst im Rahmen der Diagnostik einer unerwünschten Kinderlosigkeit oder bei Störung des Schwangerschaftsverlaufes evident.

Liegt gleichzeitig eine Fehlbildung (Doppelbildung, Atresie oder Aplasie) der Vagina vor und stellen sich zum Zeitpunkt der Pubertät Dysmenorrhö, Hämatometra oder Kohabitationsbeschwerden ein, muß auch den uterinen Fehlbildungen in der pädiatrischen Gynäkologie Beachtung geschenkt werden. Wenn eine komplette oder partielle Septierung der Vagina besteht, bei der Inspektion 2 Portiones oder 2 Öffnungen des Zervikalkanales sichtbar sind, bei der bimanuellen Untersuchung der Uterus queroval getastet wird oder Fehlbildungen im uropoetischen System gefunden werden, so ist immer an eine gleichzeitige Uterusfehlbildung zu denken.

Aplasie der Vagina bei funktionstüchtigem Uterus (Abb. 3.34)
Totale oder partielle Atresien der Gebärmutter treten fast immer in Kombination mit Scheidenatresien auf. Eine Atresie des Zervixkanales, die selten als solitäre Fehlbildung der ableitenden Geschlechtswege gefunden wird, ist auf dieselbe Ursache zurückzuführen wie die Vaginalatresie.

Die Indikation zur operativen Behandlung stellt sich zwingend, wenn Blutretentionen im Corpus uteri oder in den Tuben entstanden sind. Bei einem jungen Mädchen ist die Bildung einer Scheide zum Zeitpunkt der Menarche immer dann erforderlich, wenn Grund zu der Annahme besteht, daß ein funktionsfähiger Uteruskörper vorhanden ist. Die Überprüfung der Funktionstüchtigkeit des Uterus bereitet jedoch Probleme. Die Laparoskopie sagt lediglich etwas über Größe und äußere Form der Gebärmutter aus; die Präsenz eines Cavum und die Ausdehnung der

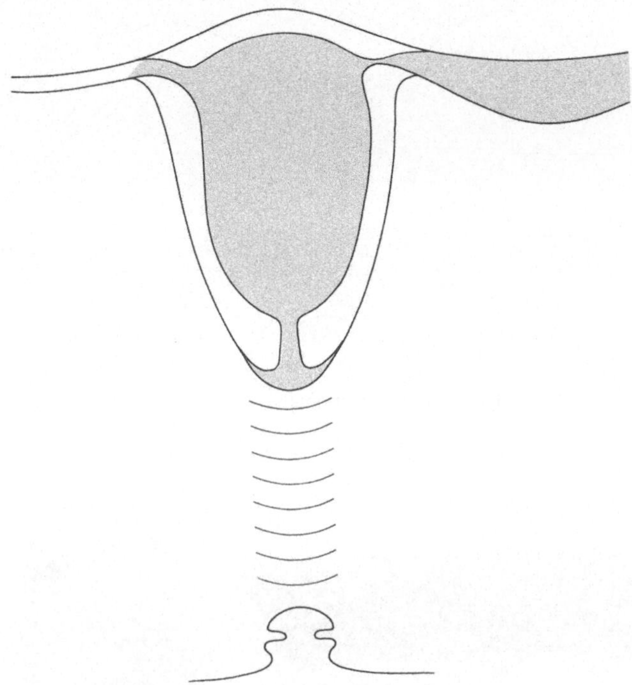

Abb. 3.34 Funktionstüchtiger Uterus mit Hämatometra und Hämatosalpinx links. Aplasie der Vagina

Gebärmutterhöhle kann durch Sonographie und Computertomographie mit Kontrastmitteldarstellung ermittelt werden.

Erst wenn diagnostische Klarheit besteht, wird der Therapieplan festgelegt. Die Überbrückung von Scheidendefekten bei vorhandenem Uterus läßt sich plastisch leichter bewerkstelligen, wenn man nur einen schmalen soliden Scheidenanteil vermutet. Fehlt das Vaginallumen jedoch völlig, stellt sich das Problem, *wie* man den im Spatium urethrovesicorectalium geschaffenen Kanal mit Epithel austapezieren kann und *wann* der Uterus an die Neovagina angeschlossen werden soll. Spätere Schwangerschaften sind äußerst selten, da der Operationserfolg durch aszendierende Infektionen häufig zunichte gemacht wird. Die Gründe hierfür sind das große neovaginale Wundbett, das mangels Epithel in kürzester Zeit mit Keimen besiedelt ist, und die Hämatometra und Hämatosalpinx, deren Blut einen idealen Nährboden darstellt. Hinzu kommen Verklebungen und Stenosen, so daß letztlich der funktionstüchtige Uterus – manchmal sogar mit beiden Adnexen – doch entfernt werden muß.

Zunächst sollte die vollständige Epithelisation der Neovagina abgewartet werden, bevor sie an den Uterus angeschlossen wird. Mit kontinuierlicher Gestageneinnahme lassen sich in der Zwischenzeit die Molimina menstrualia ausreichend beherrschen.

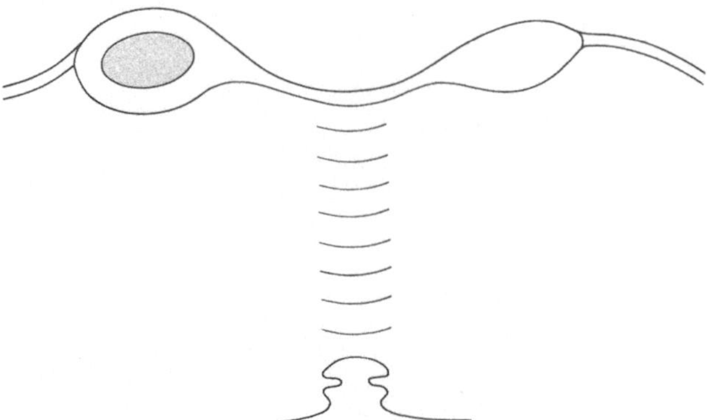

Abb. 3.35 Uterus bicornis rudimentarius solidus partim excavatus. Aplasia vaginae

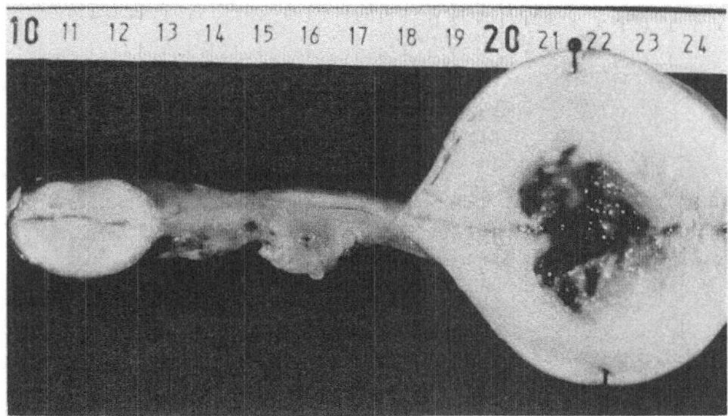

Abb. 3.36 Uterus bicornis rudimentarius partim excavatus (MAYER-ROKITANSKY-KÜSTER-HAU-SER-Syndrom). Beide Hemicorpora sind verbunden durch eine solide Zervixleiste. Hemikorpus links solide, Hemikorpus rechts exkaviert. Symptome: Molimina menstrualia infolge Kryptomenorrhö. (16 Jahre)

Uterus bicornis rudimentarius partim excavatus (Abb. 3.35)
Ist bei einer Patientin mit Scheidenaplasie das Thelarchealter um 3 Jahre *ohne* Molimina überschritten, kann man mit an Sicherheit grenzender Wahrscheinlichkeit annehmen, daß ein funktionsfähiges Corpus uteri fehlt. Deshalb müssen bei jungen Mädchen zyklisch auftretende Schmerzen, die einer Menstruation entsprechen könnten, registriert werden. Es kommt vor, daß rudimentäre Hemikorpora zum Teil exkaviert sind und Endometrium enthalten. Kryptomenorrhö und schmerzhafte Auftreibung des umgebenden Myometriums sind die Folge (Abb. 3.36). Das junge Mädchen ist nach Entfernung der mangelhaften Uterusanlage sofort beschwerdefrei. Obwohl es sich anbietet, in der gleichen Sitzung eine Neovagina zu formieren, sollte man diesen Eingriff solange hinausschieben, bis der Wunsch zur Kohabitation besteht. Erst dann ist die für die Nachbehandlung notwendige Kooperation gewährleistet und es werden bessere Ergebnisse erzielt.

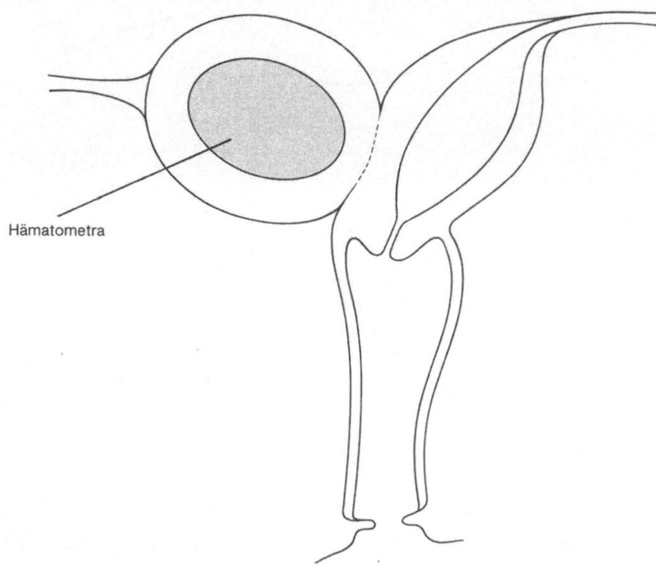

Abb. 3.37 Uterus unicornis cum cornu rudimentario

Uterus unicornis cum cornu rudimentario (Abb. 3.37)
Zunehmende Dysmenorrhöen bei einem neben dem Uterus tastbaren Tumor sind pathognomisch für einen Uterus unicornis mit einem rudimentären exkavierten Horn. Dieses fehlgebildete Hemikorpus enthält Endometrium. Nach der Menarche entwickelt sich eine Hämatometra, da der Abfluß sowohl nach kranial als auch nach kaudal behindert ist. Nicht selten werden die Mädchen wegen rezidivierender Unterbauchschmerzen unnötig appendektomiert. Bei der Laparotomie imponiert die Gebärmutter wie ein Uterus arcuatus. Denkt man an ein rudimentäres Horn, können Sonographie und Computertomographie diagnostisch durch Nachweis der blutgefüllten Endometriumhöhle weiterhelfen. Das rudimentäre Horn muß entfernt werden.

3.2.3.2 Fehlbildungen ohne Abflußbehinderung

Hier sind zu nennen das MAYER-ROKITANSKY-KÜSTER-HAUSER-Syndrom und inkomplette quere Scheidensepten.

Komplette Vaginalaplasie mit Uterus bicornis rudimentarius solidus (MAYER-ROKITANSKY-KÜSTER-HAUSER-Syndrom) (Abb. 3.38)

Fehlt die Scheide und ist der Uterus rudimentär, so suchen die Mädchen den Frauenarzt wegen einer primären Amenorrhö auf und müssen nun von ihm die schwerwiegenden Folgen ihres Krankheitsbildes erfahren. Sie werden nie ihre Regelblutung bekommen und vor allem auch keine eigenen Kinder, da ihre Gebärmutter fehlgebildet und funktionslos ist. Außerdem ist die Aufnahme von Kohabitationen zunächst nicht möglich.

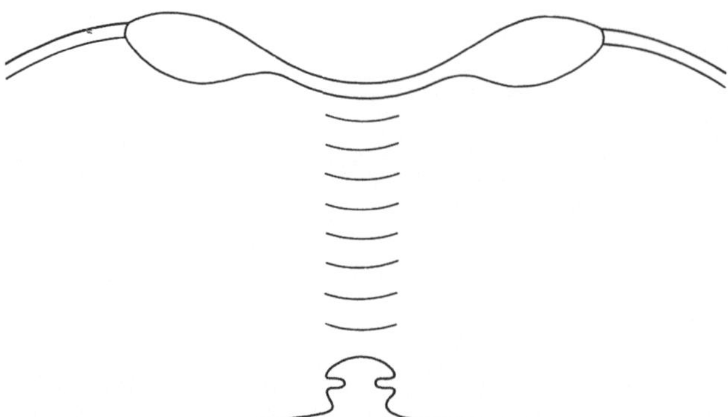

Abb. 3.38 Uterus bicornis rudimentarius solidus. Aplasia vaginae. Keine endometriale Höhle in den Hemicorpora

In der Kindheit wird diese Genitalaplasie leider selten erkannt. Der fehlende physiologische Fluor (neonatal, präpubertal, pubertal) hätte ein Hinweis sein können; er wird aber meist nicht registriert. Damit wird die Chance vertan, das junge Mädchen durch altersentsprechende psychologische Führung und Aufklärung vor dem brüsken Bewußtwerden dieses Mangels und tiefer Verzweiflung zu schützen.

Die Akzeleration bringt es mit sich, daß der Wunsch nach Bildung einer Scheide häufig schon an den Kindergynäkologen herangetragen wird. Oft sind es die Eltern des Kindes, die das Gefühl der Minderwertigkeit vehementer erleben und zur operativen Korrektur drängen. Obwohl dies verständlich ist, sollte man sich jedoch davon nicht beeinflussen lassen. Unbefriedigende Langzeitergebnisse nach Bildung einer Neovagina sind meist die Folge eines zu früh gewählten Zeitpunktes, einer falsch gewählten Operationsmethode und/oder einer unzulänglichen Nachbehandlung. Auf die verschiedenen Möglichkeiten der Bildung einer Scheide bei Vaginalaplasie wird an anderer Stelle berichtet (s. 3.3). Wir haben die Erfahrung gemacht, daß unabhängig von der Operationsmethode die Patienten mit einer festen Partnerbeziehung und entsprechender präoperativer sexueller Erfahrung die besten Ergebnisse aufwiesen.

Inkomplette quere Scheidensepten

Anuläre, falziforme oder inkomplette diaphragmaartige transversale Scheidensepten verursachen gelegentlich Kohabitationsbeschwerden und Fluor (Abb. 3.39). Das operative Vorgehen bei diesen Barrieren ist so wie bei den kompletten Quersepten. In manchen Fällen reicht die Resektion des Septums mit Anastomose der proximalen und distalen Scheidenhaut aus.

3.2.3.3 Fehlbildungen bei chromosomal männlichem Individuum

XY-Gonadendysgenesie: *Swyer*-Syndrom

Die XY-Gonadendysgenesie bei phänotypisch weiblichen Kindern mit fehlenden sekundären Geschlechtsmerkmalen, relativem Hochwuchs und ohne Dysmorphie-

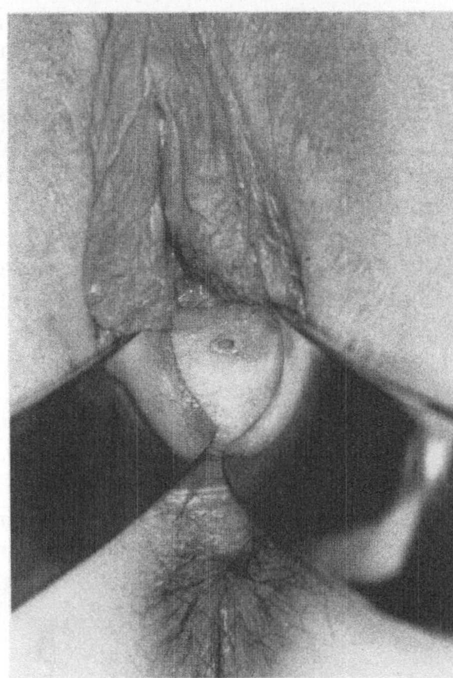

Abb. 3.39 Inkomplettes queres Vaginalseptum am Übergang vom unteren zum mittleren Scheidendrittel. Kohabitationsbeschwerden. Fluor vaginalis. (17 Jahre)

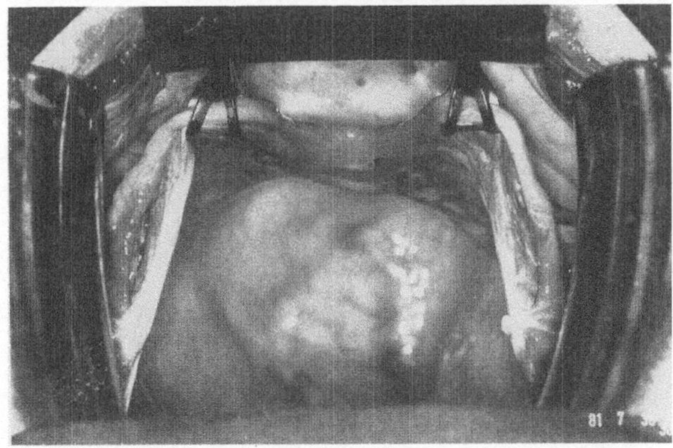

Abb. 3.40 Reine Gonadendysgenesie XY-Swyer-Syndrom. Situs bei der Laparatomie. Die Müller-Gänge sind erhalten. Die beiden Klemmen fassen die Tuben am Abgang des infantilen Uterus. Die Gonaden sind weißliche Stränge. Rechts eine erbsgroße, tumoröse Auflagerung (Gonadoblastom). (16 Jahre). Die 12-jährige Schwester wurde untersucht und auch hier ein Swyer-Syndrom festgestellt

zeichen des *Ullrich-Turner*-Syndromes wurde 1955 von SWYER beschrieben [11, 12].
Trotz des Y-Chromosoms werden testikuläre Strukturen nicht ausgebildet. Bei H-
Y-positiven Fällen ist offenbar die Expression des H-Y-Antigenrezeptors gehemmt
und bei H-Y negativen Fällen die Expression des H-Y-Antigens selbst unterdrückt
[17]. Aufgrund fehlender männlicher Hormone entwickelt sich ein äußerlich und
innerlich vollständig weibliches Genitale: Die Müller-Gänge bleiben infolge des
Fehlens des Müller-Hemmfaktors bestehen, während die Gonadenstränge undiffe-
renziert liegen bleiben, fibrosieren und hormonell inaktiv sind (Abb. 3.40). Man
spricht von einer reinen Gonadendysgenesie, da begleitende Organfehlbildungen
nicht vorhanden sind. Richtungsweisend sind das Ausbleiben peripherer Reifezeichen und die primäre Amenorrhö.

Die XY-Gonadendysgenesie trägt mit 30% das höchste gonadale Risiko [2].
Gonadoblastome treten schon im Kindesalter auf [13]; ihre Häufigkeit nimmt nach
der Pubertät zu. Besteht über das Krankheitsbild nach Vorliegen des XY-Karyo-
grammes Klarheit, müssen deshalb die Gonaden entfernt werden. Unter der
anschließenden hormonellen Substitutionstherapie mit Östrogen-/Gestagenpräpa-
raten kommt es rasch zur Ausbildung der peripheren Reifezeichen. Das chromosomale Geschlecht sollte, wie bei der testikulären Feminisierung, nicht mitgeteilt werden, da dies nur zu Verunsicherung führt.

Testikuläre Feminisierung

Auch bei der testikulären Feminisierung ist das äußere Genitale unauffällig
(Abb. 3.41). Die Pubesbehaarung fehlt bei der reinen Form oder ist nur angedeutet.
Der weibliche Phänotypus steht im Gegensatz zu den männlichen Gonaden und
dem Karyogramm 46-XY. Ursache ist ein kompletter oder partieller androgener
Rezeptorendefekt auf dem Boden einer X-chromosomal gebundenen rezessiven
Genmutante, die nur im hemizygoten Zustand des XY-Status wirksam wird. Der
Sinus urogenitalis reagiert nicht auf Androgene und läßt so ein weibliches äußeres

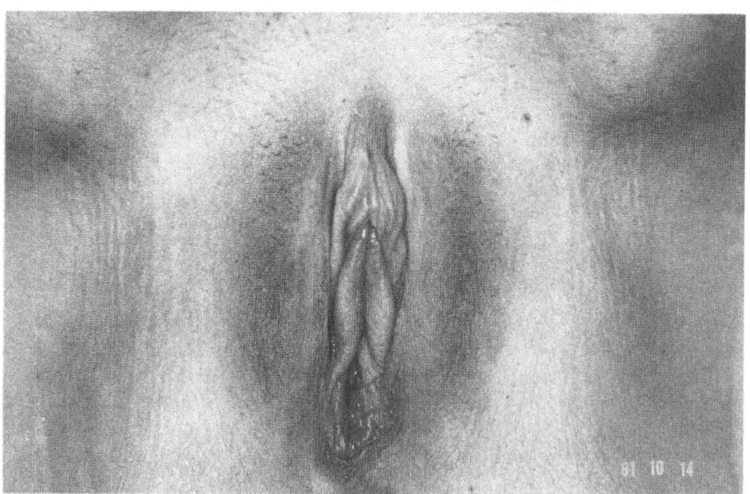

Abb. 3.41 Unauffälliges äußeres Genitale bei testikulärer Feminisierung. (16 Jahre)

Genitale mit einem blind endenden unteren Scheidenanteil hinter dem normalen Hymen entstehen. Da der Müller-Hemmfaktor vorhanden ist, fehlen Uterus und Tuben. In seltenen Fällen haben wir Rudimente gefunden. In der Pubertät setzt eine normale Brustentwicklung ein. Die Hoden liegen gewöhnlich innerhalb der Bauchhöhle, im Leistenkanal oder können in die Labia majora deszendiert sein.

Bei den testikulär differenzierten Gonaden besteht wie bei den dysgenetischen ein erhöhtes Tumorrisiko. Die hohe Tumorprädisposition ist, gleich den Fällen kryptorcher Hoden beim männlichen Geschlecht, abhängig von ihrer Lage. Für die Entwicklung eines Keimzelltumors (Seminom oder Dysgerminom) werden die intraabdominal gelegenen Testes verantwortlich gemacht, während ihre labiale oder inguinale Lage keinen wesentlichen Risikofaktor darstellt [6]. Keimzelltumoren treten bei der testikulären Feminisierung in der Regel nicht vor der Pubertät auf und weisen einen Häufigkeitsanstieg mit einer Tumorrate von 22% erst nach dem 30. Lebensjahr auf [5]. Nach HAUSER [3] beträgt das durchschnittliche Tumorrisiko bei der testikulären Feminisierung 8%. Auch diese Anomalie wird meist erst entdeckt, wenn die Aufnahme sexueller Beziehungen aufgrund einer fehlenden oder zu kurzen Scheide auf Schwierigkeiten stößt, eine primäre Amenorrhö oder ein Leistenbruch vorliegen. Wurde bereits bei Verwandten die gleiche Störung der Geschlechtsentwicklung diagnostiziert, so ist ein frühzeitiges Erkennen der testikulären Feminisierung durch eine präventive Untersuchung möglich: Vaginoskopisch läßt sich das Fehlen der Portio feststellen. Hierauf wird eine Chromosomenanalyse veranlaßt, die die Vermutungsdiagnose bestätigt. Der in der hormonalen Ruhezeit kurze Recessus kann nach unseren Verlaufsuntersuchungen im Laufe der weiteren Entwicklung durchaus länger und schließlich durch Kohabitationen so gedehnt werden, daß eine funktionell optimale Vagina entsteht. Ist das nicht der Fall, wird – bei vorhandenem Partner – eine Neovagina formiert. Hierzu eignet sich die Methode VECCHIETTI, da diese Operationsmethode eine Eröffnung des Abdomens durch Pfannenstiel-Querschnitt erforderlich macht. Es bietet sich an, gleichzeitig beide Hoden zu exstirpieren, da in Anbetracht des nicht abschätzbaren Keimzelltumorrisikos (8–22%) [8] die Entfernung vor dem 20. Lebensjahr erfolgen sollte. Bei anschließender hormoneller Substitutionstherapie mit einem Gestagen-Östrogen-Präparat wurden nie unkontrollierte Ausfallserscheinungen beobachtet.

3.2.4 Fehlbildungen mit auffälligem äußeren Genitale

Während ein Androgendefizit im männlichen Fetus einen Pseudohermaphroditismus masculinus verursacht, führt ein Überangebot an Androgenen – endogen oder exogen – im weiblichen Fetus zu einem Pseudohermaphroditismus femininus. Das Ausmaß der Virilisierung folgt streng den embryologischen Gesetzen des Zeitplanes und hängt auch von der Dauer und der Dosis der Androgeneinwirkung ab. Der unterschiedliche Grad der hormonellen Störungen ist bei beiden Geschlechtern für die verschieden ausgeprägten Formen des Pseudohermaphroditismus verantwortlich. Zwischen der 10. und 14. Schwangerschaftswoche führen Androgene zur Persistenz des Sinus urogenitalis und zur Maskulinisierung des äußeren Genitale. Nach der 14. SSW bewirken die Androgene nur noch eine Klitorishypertrophie.

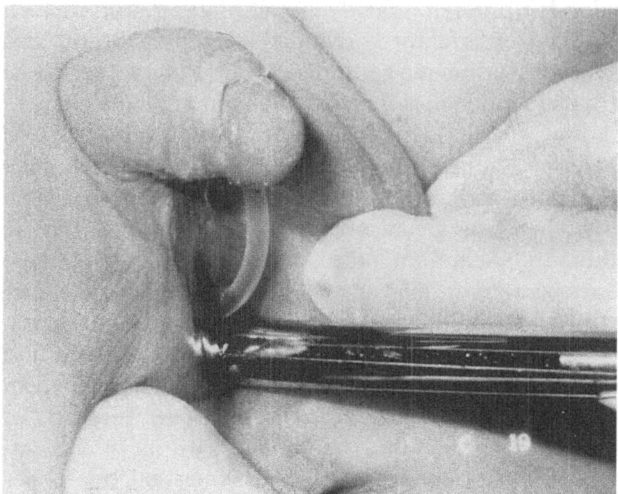

Abb. 3.42 Maskulinisiertes äußeres Genitale einer 2jährigen. Durch die Vaginoskopie läßt sich mühelos feststellen, ob eine Portio vaginalis uteri vorhanden ist oder nicht

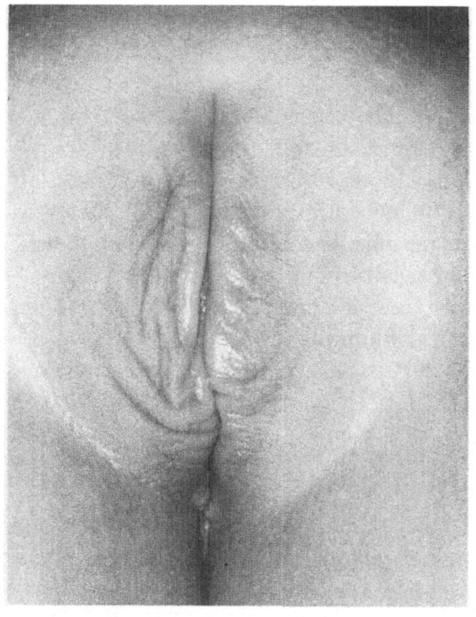

Abb. 3.43 Der Situs nach sensibilitätserhaltender Klitorisplastik

3.2.4.1 Adrenogenitales Syndrom

Plastische sensibilitätserhaltende Korrekturen am virilisierten weiblichen äußeren Genitale sollten möglichst frühzeitig, noch vor Eintreten des Geschlechtsbewußtseins, also vor dem 3. Lebensjahr vorgenommen werden (Abb. 3.42 und 3.43). Bei der Klitorisplastik wird unter bestmöglicher Ausnutzung des vorhandenen Gewebes die hypertrophierte Klitoris verkleinert, orthotop plaziert und ihre Nerven- und Gefäßscheide geschont [7]. Eine Eröffnung des persistierenden Sinus urogenitalis (Scheideneingangsplastik) halten wir nur dann für sinnvoll, wenn es in Anbetracht des Refluxes von Harn bei höheren Graden von Zwitterbildung zu rezidivierenden Harnwegsinfekten gekommen ist. Die Korrektur des Introitus vaginae sollte nach Möglichkeit erst später zum Zeitpunkt der Kohabitarche durchgeführt werden (s. auch S. 203).

3.2.4.2 Gemischte Gonadendysgenesie (XY-Mosaik)

Bei XY-XO-Mosaiken mit einseitiger Gonadendysgenesie findet man ein Genitale in allen Übergangsstadien von weiblich bis männlich. Der Y-Zellinie dürfte eine entscheidende Rolle bei dem mit 23% erhöhten Keimzelltumorrisiko zukommen [1, 8]. Die Exstirpation der Gonaden ist daher indiziert.

Eine fehlerhafte Geschlechtsdifferenzierung infolge von kompletter oder partieller Persistenz der Müller-Gänge im männlichen oder durch komplette oder partielle Rückbildung der Müller-Gänge im weiblichen Geschlecht kann als isolierte Anomalie vorkommen.

Die Wahl des sozialen Geschlechtes erfolgt nach der günstigsten Korrekturmöglichkeit.

3.2.4.3 Einfluß von Androgenen: Mütterliche Tumoren und Medikamente

Zur Maskulinisierung des äußeren Genitale kann eine Androgenzufuhr durch androgenproduzierende mütterliche Tumoren führen, jedoch auch die versehentlich langzeitige Einnahme von hochdosierten Androgenen, Anabolika oder Gestagenen mit androgener Nebenwirkung (Nortestosteron-Reihe) während der Schwangerschaft. Hilfreich für die Diagnostik ist eine sorgfältige Anamnese. Ein

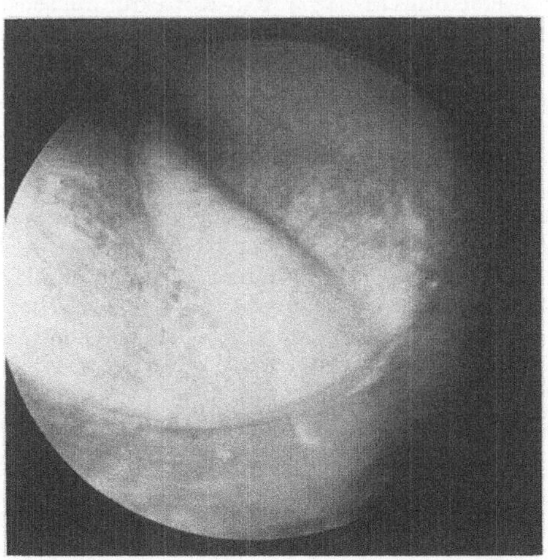

Abb. 3.44 Vaginoskopischer Befund: Persistenz des Gartner-Ganges auf der linken Seite infolge intrauterinen Androgeneinflusses. (12 Jahre)

Karyogramm (XX) bestätigt das weibliche Geschlecht. Normalwerte von Pregnantriol/-triolon im Urin, von 17α-OH-Progesteron, 11-desoxy-Cortisol, Testosteron, Androstendion und DHEA-S im Blut sichern die Abgrenzung gegenüber dem adrenogenitalen Syndrom.

Wie beim AGS findet man alle Übergänge von einer Hypertrophie der Klitoris bis zur Phallusbildung, von der urethralen Hypospadie bis zur normalen weiblichen Urethra mit skrotaler Umwandlung der Labien sowie einen unterschiedlichen Verschluß der Vagina oder des Sinus urogenitalis durch eine Raphe. Mit einer einfachen vaginoskopischen Untersuchung läßt sich feststellen, ob eine Portio vaginalis uteri vorhanden ist. Gelegentlich zeigt hierbei die Scheide Residuen der Gartner-Gänge in Form von lateralen Leisten (Abb. 3.44). Ihre Persistenz weist auf einen Androgeneinfluß im Fetalalter hin.

Der Gedanke der präventiven kinder- und jugendgynäkologischen Untersuchung ist heute keine Utopie mehr. Es ist nicht ungewöhnlich, daß Mütter schon ihre kleinen Töchter vorstellen, nur um sicherzugehen, daß die Genitalorgane normal angelegt sind. Gerade im Hinblick auf die genitalen Fehlbildungen ist diese Entwicklung als sehr positiv anzusehen, da hier eine Früherkennung besonders wichtig sein kann.

Literatur

1 van Campenhout J, Lord J, Vauclair R, Lanthier A, Berard M (1969) The phenotype and gonadal histology in XO/XY mosaic individuals. Report of two personal cases. J Obstet Gynaecol Br Cwth 76: 631–639

2 Gallager HSt, Lewis RP (1980) Sequental gonadoblastoma and choriocarcinoma. Obstet Gynaecol 55: 66–69

3 Hauser GA (1961) Testikuläre Feminisierung. In: Overzier C (Hrsg) Die Intersexualität. Thieme, Stuttgart, S 216–282

4 Moore K (1980) Embryologie. Schattauer, Stuttgart

5 Morris JM, Mahesh VB (1963) Further observations on the syndrome „testicular feminization". Am J Obstet Gynaecol 87: 731–748

6 Polani PE (1970) Hormonal and clinical aspects of hermaphroditism and the testicular feminization syndrome in man. Phil Trans B 259: 187

7 Praetorius M (1982) AGS-Korrektur mit sensibilitätserhaltender Klitorisplastik. Wissenschaftliche Information 8, Heft 1. Milupa, Friedrichsdorf

8 Rehder H (1982) Morphologie der gestörten Geschlechtsdifferenzierung beim weiblichen Kind. Wissenschaftliche Information 8, Heft 1. Milupa, Friedrichsdorf

9 Ruffolo EH, Foxworthy D, Fletcher JC (1971) Vaginal adenocarcinoma arising in vaginal adenosis. Am J Obstet Gynaecol 111: 167

10 Sersiron D (1984) Gynécologie pédiatrique. Masson, Paris

11 Swyer GJM (1955) Male pseudohermaphroditism: a hetero undescribed form. Br Med J II: 709

12 Swyer GJM (1957) Gonadal dysgenesis. Br Med J I: 1421

13 Talerman A (1971) Gonadoblastoma and dysgenesis in two siblings with dysgenetic gonads. Obstet Gynaecol 38: 416–426

14 Terruhn V (1980) A study of impression moulds of the genital tract of female fetuses. Arch Gynaecol 229: 207

15 Terruhn V (1982) Räumliche Darstellung der embryonalen Entwicklung der weiblichen Geschlechtswege. Wissenschaftliche Information 8, Heft 1. Milupa, Friedrichsdorf

16 Terruhn V, Pitzl Chr (1982) Adenosis diffusa vaginae bei Gynatresien. Wissenschaftliche Information 8, Heft 1. Milupa, Friedrichsdorf

17 Wolf U (1979) XY gonadal dysgenesis and the H-Y antigen. Report on 12 cases. Hum Genet 47: 269–277

3.3 Die Behandlung der Aplasia vaginae (K. Richter)

3.3.1 Einleitung

Das Fehlen der Vaginalanlage betrifft häufig nicht die ganze Scheide. An Stelle ihrer normalen Mündung kann sich eine Vertiefung, eine Nische oder ein mehr oder minder langer Blindsack finden. Berichte, nach denen Aplasien der Scheide womöglich kurz nach der Geburt behoben worden sein sollen, lassen auf eine Verwechslung mit einem beengten Zugang bei persistierendem Sinus urogenitalis oder mit einer anderen Fehlbildung schließen. Aplasie darf auch nicht mit Atresie, also einem mehr oder weniger ausgedehnten Verschluß der Scheide gleichgesetzt werden, der beim Kind ebenso belanglos wie im Falle eines Hydromukokolpos Anlaß zum sofortigen Eingreifen sein kann.

Eine Aplasie der Vagina tritt am häufigsten im Rahmen des Rokitansky-Mayer-Küster-Syndroms auf, dessen morphologisches Substrat seinerzeit als Uterus bipartitus solidus rudimentarius cum vagina solida [33] beschrieben wurde. Obwohl die Uterusrudimente öfters Hohlräume aufweisen und die Scheide nicht solide, sondern überhaupt nicht vorhanden ist, konnte sich diese Bezeichnung bis heute erhalten. Seltener wird bei der sog. testikulären Feminisierung von kerngeschlechtlich männlichen, mit weiblichen Reizen meist besonders bedachten, sich ganz und gar als Frauen fühlenden Geschöpfen die mangelhafte oder fehlende Ausbildung der Scheide beklagt. Schließlich könnte einmal der traumatisch oder entzündliche bedingte Verlust der Scheide eine Aplasie vortäuschen. Die Angaben über die Häufigkeit des Vorkommens der Scheidenaplasie schwanken zwischen 1:4000 bis 1:21000 und mehr.

Obwohl der Mangel einer Scheide gleich nach der Geburt leicht zu erkennen wäre, wird er meist erst nach Ausbleiben der Regel diagnostiziert. Die gänzlich unerwartete Konfrontation mit einem Defekt, der ihr die Erfüllung ihrer erträumten und anerzogenen Rolle als Frau und Mutter unmöglich macht, stürzt die Betroffene nicht selten in einen Abgrund der Verzweiflung. Er belastet sie mit dem Gefühl einer Unzulänglichkeit und Minderwertigkeit, die bis zum Lebensüberdruß und wie wir es wiederholt erlebten, bis zum Versuch der Selbsttötung führen kann. Während früher die Bildung einer künstlichen Scheide wegen Unfähigkeit zur Fortpflanzung aus moralischen Gründen vielfach strikt abgelehnt wurde [17, 40, 42], besteht gegenwärtig an der Berechtigung, ja Notwendigkeit, der Formation eines Kopulationsorganes kein Zweifel mehr.

Die Formation einer Scheide kann auf blutigem oder unblutigem Wege versucht werden.

3.3.2 Mechanische Methode

Die mechanische Methode beruht auf der Erfahrung, daß sich nach Aufnahme heterosexueller Beziehungen gelegentlich ein funktionsfähiger Scheidenblindsack bildet. Frank [15] strebte die Ausbildung einer Scheide durch den systematischen

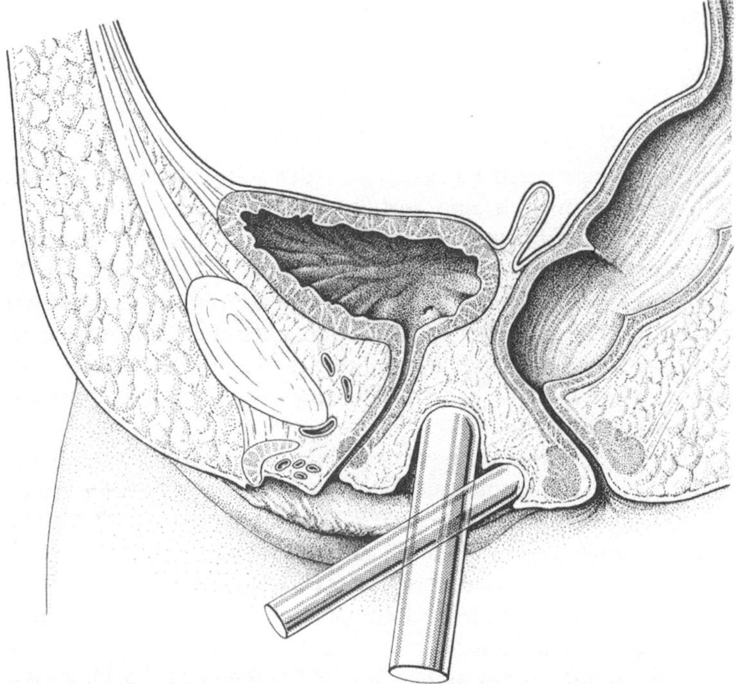

Abb. 3.45. Unblutige Scheidenbildung, Methode Frank (nach Richter K, Terruhn V (1982) Zur klinischen und chirurgischen Anatomie der Aplasia vaginae. Morphol. Med. 2: 81. Mit freundlicher Genehmigung des Verlags Chemie)

Einsatz eines Bougies an. Dazu ließ er ein 0,8 cm dickes Röhrchen 3mal täglich 30 min lang mit sanfter Gewalt zunächst nach rückwärts am Urethraleingang vorbei, ab der 2. Woche 2mal 30 min in Richtung Scheide drücken, wobei er allmählich zu einem 1,5 cm, schließlich zu einem 2 cm dicken Röhrchen überging (Abb. 3.45). Sobald der Scheidenblindsack das Röhrchen aufnehmen kann, wird es mit einer T-Binde fixiert und über Nacht bis zur Hochzeit ständig getragen. Nach FRANK stellt sich die volle Scheidenlänge von 7 cm innerhalb von 6–8 Wochen ein. Ein Ergebnis, das niemals zu erzielen wäre, wenn beim Rokitansky-Mayer-Küster-Syndrom wirklich eine Vagina solida vorläge. Mitteleuropäische Patientinnen lehnen das Verfahren als zu aufwendig, vielleicht auch, weil es ihnen anstößig erscheint zumeist von vornherein ab. Lassen sie sich dazu überreden, hören sie im allgemeinen vorzeitig auf. Es handelt sich somit um eine theoretisch zwar interessante, in unserer Gegend jedoch nur ungern praktizierte, im übrigen nicht allzu erfolgreiche Methode.

3.3.3 Operative Methoden

3.3.3.1 Übersicht

Die operativen Methoden der Scheidenbildung beginnen alle mit der Formation eines Kanales zwischen dem Harn- und Darmtrakt, der entweder zur Aufnahme eines Transplantates bestimmt ist oder sich spontan epithelialisieren soll.

Von allen mehr oder minder tauglichen Versuchen, das Scheidenrohr durch ein ähnlich geformtes Hohlorgan, etwa durch Blase [39], Dünndarm [1, 43] oder Rektum [55, 56] zu ersetzen, behielt lediglich die sog. Sigmascheide [53, 74, 77] praktische Bedeutung. Die Problematik der anderen heute geübten Verfahren besteht darin, den Wundkanal bis zur Epithelisierung offen und seine narbige Stenosierung hintanzuhalten. Dies wird im allgemeinen durch freie Verpflanzung von Epidermislappen [30, 41], von Maschentransplantaten [38] sowie von Dermislappen [3, 4] zu erreichen versucht.

Die Anwendung von Eihäuten [5, 6], lyophilisierter Dura mater [27, 68] oder anderen Deckmaterialien, die nicht erst durch einen zusätzlichen Eingriff gewonnen werden müssen, hat sich ebenso überlebt wie die Behandlung des Wundkanales mit Vernix caseosa [31, 54]. Während der letzten Jahre erlebten ältere und alte Verfahren wie die Auskleidung mit Peritoneum [2, 9, 10, 18, 20], die Verwendung von gestielten Lappen aus den kleinen Labien [24, 34] oder der Vulva [8, 12, 14, 21, 22, 36] u. v. a. eine Renaissance. Hand in Hand mit mißglückten Auskleidungsversuchen, die dennoch zu einem guten Ergebnis führten, lebte das Interesse an der ältesten und primitivsten Form der Bildung eines Vaginoids durch einfache Entfaltung eines Wundkanales [34, 58, 70] wieder auf. In der von SHEARES (1960) [57] propagierten Form halten sie manche für die Methode der Wahl [49]. VECCHIETTI beschritt einen völlig neuen Weg, auf dem die Hymenalplatte nicht durch langfristige Anwendung eines Druckes von unten, sondern durch kurzzeitigen Aufwärtszug zu einer Vagina umgeformt wird, die sich in dem operativ aufbereiteten Raum zwischen Uterusrudiment und Blase entfalten kann. Obwohl das Vorgehen von VECCHIETTI einen Eingriff erfordert, ist es eine Fortentwicklung der Methode nach Frank, und nimmt somit von ihrem Konzept her zwischen blutigen und unblutigen Verfahren eine Zwischenstellung ein.

3.3.3.2 Die Formation des Scheidenkanals

Allen blutigen Methoden ist die Formation eines Scheidenkanales gemeinsam. Nach Umschneidung der Gegend des Introitus vaginae stößt die Bahnung des Scheidenkanales beidseits der Medianen auf keine Hindernisse. Sofern der Scheidenkanal sich in der richtigen Schicht bewegt, weicht das dort befindliche lockere Bindegewebe vor dem ohne Gewalt vordringenden Zeigefinger widerstandslos zurück – ein untrügliches Zeichen, daß man sich in einem präformierten Spatium befindet („Spatium urethrovesicoanorectale"). In der Mitte bleibt zwischen Urethral- und Analöffnung eine resistente Gewebspartie bestehen, die scharf durchtrennt werden muß. Sie präsentiert sich dem Operateur als „Septum", hat jedoch

die Form eines mit der Spitze nach oben weisenden Keiles und stellt nichts anderes
als das Centrum tendineum perinei dar. Wie bei der Kolpoperineoplastik gelangt
man auch nach präparatorischer Überwindung der Spitze des Perinealkeiles in das
mit lockerem Füllgewebe ausgestattete „Spatium urethrovesicorectale". Nach
2–3 cm ihres Verlaufes passiert die Scheide das Tor des flach muldenförmigen
Levators, dessen kulissenartig vorspringende Schenkel immerhin so weit voneinan-
der entfernt sind, daß sie bei der digitalen Untersuchung meist gar nicht beachtet
werden. Wenn vielleicht empfohlen wurde, das Ende des fingerlangen Wundkanales durch Einkerbung der Levatoren zu erweitern, stößt dies auf anatomische
Schwierigkeiten, weil im Bereich der Beckenweite kein beengender Levatormuskel
vorhanden ist. Es finden sich dort lediglich den Blasen- oder Rektumpfeilern entsprechende Züge der verdichteten Fascia pelvis visceralis, die als „Ligg. vesicorecta-
lia" bezeichnet werden könnten.

3.3.3.3 Die Epidermisscheide

1930 wurde von KIRSCHNER und WAGNER eine Methode beschrieben, bei der dem
Oberschenkel ein Epidermisspaltlappen entnommen, auf eine mit einem Schwamm
umzwickelte Prothese genäht und dann in den Wundkanal eingebracht wurde. Acht
Jahre später beschrieben MCINDOE und BANISTER [43] ein Vorgehen, das sich von
der Kirschner-Wagner-Methode durch nichts als durch Fehlen einer Schwamm-
gummiunterlage unterschied, die nach weiteren 27 Jahren in Form eines Polyäthy-
lenschaumschwammes als eine Verbesserung der Methode empfohlen wurde [28].
Dessenungeachtet wird die Epidermisscheide selbst heute noch in der Bundesrepublik gewöhnlich nach MCINDOE und BANISTER auch dann noch benannt, wenn
Maschenhauttransplantate oder Dermislappen die Stelle der Epidermisspalthaut
einnehmen. Die desepithelialisierten Dermislappen [4], die sich in der plastischen
Chirurgie zur Deckung belasteter oder bewegter Wunden bewährten, boten sich
wegen ihrer geringen Schrumpfungsneigung und guten Anheilung an. An der
Innenseite der Oberschenkel werden größere, längliche, parallelogrammförmige
Felder desepithelisiert und mitsamt der Subkutis bis auf die Faszie ausgeschnitten,
von ihrem Fett befreit und so auf die Prothese aufgebracht, daß sie mit ihrer desepi-
thelisierten Fläche auf der Unterlage anwachsen („umgedrehter Dermislappen").
Die Ränder der Oberschenkelwunden werden unterminiert und im Sinne eines
Rotation advancement vernäht. Zurück bleiben S-förmige Narben an der Innenseite der Oberschenkel, die beim Spreizen der Beine besonders in die Augen sprin-
gen. Als weitere Errungenschaft der plastischen Chirurgie fand schließlich das
Maschentransplantat Anwendung [37], das mit Hilfe eines speziellen Dermatoms
aus dem Thirsch-Lappen ausgestanzt wird. Da das Wundsekret durch das weite
Maschennetz ungehindert abfließen kann, verbessern sich die Aussichten auf eine
primäre Anheilung. Die Unterbrechung der kollagenen Fasern soll die Schrumpfungsneigung verringern. Nicht zuletzt wird seine Dehnbarkeit hervorgehoben, die
eine sparsamere Verwendung von Hautlappen ermöglicht. Die Entnahme des
Transplantates aus der Gegend der Hüfte oder des Gesäßes hinterläßt an heute
nicht immer verborgenen Stellen zwar geringere, doch unverkennbare Spuren. Für
den Erfolg dieser Methoden ist die nachhaltige Mitwirkung der Patientin, die über

lange Zeit durch regelmäßige ärztliche Kontrollen immer wieder bestärkt werden muß, von entscheidender Bedeutung. Je besser die Mithilfe des Partners, um so günstiger ist in der Regel das Resultat. Die Prothese muß bis zur Überwindung der Schrumpfungsphase und Konsolidierung der Vagina ständig getragen, bei fehlendem sexuellen Kontakt auch später noch immer wieder über Nacht eingelegt werden. Der Vorwurf, daß es sich hierbei um masturbatorische Akte handle, entspringt einer mit der Wirklichkeit nicht vertrauten Phantasie. KIRSCHNER-WAGNER entfernten die Prothese nach 3–4 Tagen. Dann wurde nur mehr 2- bis 3mal täglich bouchiert. MCINDOE und BANISTER ließen sie 3,5 Monate liegen und dann noch für 6 Wochen anwenden. BRUCK, GITSCH und HUSSLEIN verordnen über 2–3 Monate ein ständiges und in den folgenden 1–2 Monaten ein nächtliches Tragen. LANG, NEEF und BLÖMER [37] begnügten sich mit einer Tragdauer bis zur völligen Abheilung der Scheidenwunde und einer häuslichen Anwendung des Phantoms über Nacht auf die Dauer von 4–6 Wochen. Man fragt sich angesichts dieser Angaben, ob der Nachbehandlung immer jene Konsequenz und Bedeutung zugemessen wurde, deren sie bedarf.

3.3.3.4 Die Peritonealscheide

Russische Berichte am Moskauer Weltkongreß für Geburtshilfe und Gynäkologie (1974) über beste Erfolge der Auskleidung des Scheidenwundkanales mit Peritoneum in einer ungewöhnlich großen Anzahl von Fällen (DAVYDOV) lenkte die Aufmerksamkeit neuerlich auf eine schon tot geglaubte Methode. Das Peritoneum wird im Sinne der „Einphasenoperation" [9, 10, 36] einzeitig per vaginam oder im Sinne der „Zweiphasenoperation" [9, 18] auf vaginoabdominalem Wege in den Scheidenwundkanal herabgezogen und am Introitus vernäht. Nach FRIEDBERG [18] ist das Bauchfell Gleitschiene für das aus dem Vestibulum vorwachsende Epithel, das innerhalb von 4–6 Wochen die Scheide gänzlich auskleidet. Auch scheint ihm die Schrumpfungsneigung gering. Die Patienten verlassen am 14. Tag die Klinik. Kohabitationen ab 3., spätestens 4. Woche erübrigen das Tragen einer Prothese. Nach P. MULLER [44] darf die Prothese erst nach 1,5 Jahren dann weggelassen werden, wenn die Patientin regelmäßigen Verkehr hat.

3.3.3.5 Die Prothesenscheide

Die Ausbildung anatomisch und funktionell befriedigender Scheiden nach der häufigen Abstoßung von Transplantaten oder nach Auskleidungsmaßnahmen von zweifelhaftem Wert, ist ein gewichtiger Einwand gegen die Zweckmäßigkeit derartiger Maßnahmen, besonders wenn sie mit zusätzlichen Belastungen durch Eingriffe oder deren Folgen belastet sind. In letzter Zeit kam als positives Argument der nachhaltige Hinweis auf Hohlräume im Bereich des Scheidenkanales hinzu, deren mit Pflasterepithel bedeckte Wände als Ausgangspunkte einer kräftigen Epithelproliferation zu nutzen seien [57]. Das Epithel des Vestibulum kriecht monatlich etwa um 1 cm weiter in den Scheidenwundkanal hinein, wenn er nur mit einer Prothese, die Tag und Nacht zu tragen ist, offen gehalten und in regelmäßigen Abständen von hypertrophischem Granulationsgewebe befreit wird. Nach ausreichender Überhäutung des schmerzempfindlichen Introitus vaginae begünstigen regelmäßige Kohabitationen das Heilungsergebnis, das mit einer adäquaten Nachbehandlung steht oder fällt. Ohne die regelmäßige und gründliche Entfernung des Granulationsgewebes kommt es unweigerlich zur narbigen Kontraktur. Sobald die Scheide vollständig und einwandfrei überhäutet ist – frühestens nach 6 Monaten – in der Regel nach 1 Jahr – braucht die Prothese nur noch nachts getragen werden.

3.3.3.6 Lappenmethoden

Transponierte Epithellappen sind geeignet, den Scheidenwundkanal auszukleiden und die Epithelialisierung der freien Stellen zu fördern. Da es gleichgültig ist, ob das Epithel der Scheide einem Schwenklappen oder dem Vestibulum entstammt, besteht zwischen einer Prothesenscheide und der Lappenmethode höchstens ein gradueller, sicher kein prinzipieller Unterschied. Als Schwenklappen kommen nur unbehaarte Partien, etwa kleine Labien in Frage. Eine besonders empfehlenswerte Form der Plastik aus kleinen Labien wurde von ZOLTÁN zitiert in KUN [36] angegeben. Bei der von uns bevorzugten U-förmigen Umschneidung der Hymenalplatte entsteht ein nach vorn gestielter Lappen, der den empfindlichen Urethralwulst bedeckt und dem von SHEARES [57] bei der Prothesenvagina empfohlenen rückwärts gestielten Racketlappen entschieden vorzuziehen ist.

3.3.3.7 Sigmascheide

Die Bildung einer Scheide aus einem ausgeschalteten Sigmasegment ist ein großer, technisch anspruchsvoller Eingriff, bei dem es darauf ankommt, die Blutversorgung des Transplantates zu bewahren, das Peritoneum bruchsicher zu verschließen und das resezierte Sigma End zu End sicher zu anastomisieren. Seine Durchführung sollte daher im Interesse einer größtmöglichen Sicherheit sowohl für den Patienten als auch für den Arzt Zentren mit speziell erfahrenen gynäkologischen Operateuren und einem mit dem Problem besonders befaßten Abdominalchirurgen vorbehalten bleiben. Die Sigmascheide hat den Vorzug, daß mit Abschluß der postoperativen Phase, also schon nach denkbar kürzester Zeit ein bleibendes, praktisch nicht schrumpfendes Vaginoid vorhanden ist, das keiner weiteren Maßnahmen bedarf.

3.3.3.8 Die sog. Williams-Scheide [73]

Durch hufeisenförmige Umschneidung des Vestibulum vaginae und Vereinigung der Perinealmuskulatur entsteht eine prävulväre Tasche, die eine Scheide voll ersetzen soll [25]. Wenn eine einfache Hauttasche offenbar bescheidenen Ansprüchen genügt, wirft dies ein bezeichnendes Licht auf die subjektive Beurteilung des Ergebnisses scheidenbildender Operationen, das trotz eines anatomischen Mißlingens nicht selten als hervorragend gewertet wird [7 u. a.]. Eine Lösung des Problems der chirurgischen *Scheiden*bildung stellt sie keineswegs dar. Daher haben wir uns nach einer anderen, evtl. besseren Möglichkeit umgesehen und meinen, sie in der Methode von VECCHIETTI gefunden zu haben.

3.3.3.9 Die Scheidenbildung nach Vecchietti

Von einem kleinen Pfannenstiel-Querschnitt aus wird die Blase vom Uterusrudiment abpräpariert, dann zwischen Harnröhre und Rektum blind eine lange Sondennadel nach abwärts geführt. Vorschriftsmäßig kommt sie in der Mitte der Hymenalplatte zum Vorschein. Unter streng aseptischen Kautelen nimmt ihr Öhr 2 Fäden auf, an denen eine Kunststoffolive hängt. Die Nadel zieht sich zurück und leitet die Fäden in den vesikouterinen Wundraum, von dem sie subperitoneal – der eine links, der andere rechts – entlang der Ligg. teretia durch die Bauchdecken gestochen werden (Abb. 3.46). Dem Verschluß der vesikouterinen Peritonealwunde schließt sich die Naht der Bauchdecken an. Dann werden die Fäden mit einem auf die Bauchdecken aufgesetzten Federapparat unter elastischer Spannung gehalten, wodurch die Olive nach oben gezogen wird. Innerhalb von 8–10 Tagen bildet sich eine fingerlange Scheide. Die Olive wird entfernt, durch eine Prothese ersetzt, bis die Scheide, in der Regel nach 8 Wochen, ausgebildet ist. So einfach die Technik der

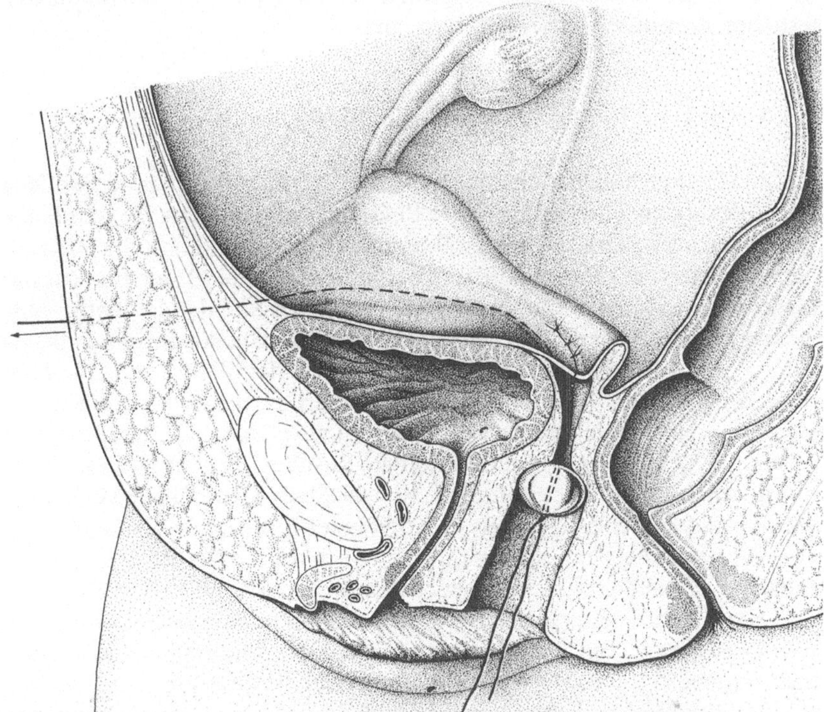

Abb. 3.46. Scheidenbildung nach Vecchietti (nach Richter K, Terruhn V (1982) Zur klinischen und chirurgischen Anatomie der Aplasia vaginae. Morphol. Med 2: 81. Mit freundlicher Genehmigung des Verlags Chemie)

Vecchietti-Operation auch erscheint, dürfen ihre Risiken nicht unterschätzt werden. Anstechen von Blase, Urethra oder Rektum ist in der Regel belanglos, sofern es rechtzeitig erkannt und durch Zurückziehen der Fadennadel korrigiert wird. Beim subperitonealen Durchleiten der Fäden durch die Bauchdecken droht den großen Gefäßen eine gewisse Gefahr, der durch besondere Behutsamkeit zu begegnen ist. Beim Einfädeln der Olive muß einer Kontamination der Fäden durch strengste Wahrung der Asepsis vorgebeugt werden. Beckenzellentzündungen treten dann erstaunlich selten auf. Ursprünglich meinten wir, daß die Haut der Hymenalplatte einfach in den präformierten und chirurgisch aufbereiteten Raum zwischen Blase und Uterusanlage hineingezogen würde. Die Olive durchwandert jedoch fast immer den Dom der Scheidennische, deren Epithel somit nicht in toto, sondern in mehr oder weniger ausgedehnten Fragmenten in den Wundraum verschleppt, also transplantiert wird. Mit Epithelplaques im Schlepptau passiert die Olive das Levatortor, worauf sich ihr dann kein ernstliches Hindernis mehr in den Weg stellt. Da sich die vorangegangene Präparation im lockeren Bindegewebe eines präformierten Spatium bewegt und die Levatorschenkel unversehrt bleiben, bilden sich auch keine schrumpfenden und stenosierenden Narben aus. Bei der Operation nach VECCHIETTI ist die operative und sonstige Belastung der Patientin relativ gering. Die idealen Dauerresultate werden mit einer unübertroffenen Schnelligkeit und Zuverlässigkeit erzielt. Die Operation nach VECCHIETTI nimmt daher unter den gegenwärtig zur Verfügung stehenden Methoden der chirurgischen Scheidenformation zweifelsohne einen hervorragenden Platz ein.

3.3.4 Kritische Wertung und Auswahl der Methoden

Alle Maßnahmen haben den Nachteil, daß es bei der Formation des Scheidenkanales zu Verletzungen von Blase oder Rektum kommen kann. Bei sämtlichen Formen der Epidermisscheide entstehen Narben und setzen dadurch die Patientinnen peinlichen Fragen aus. Heilt das Transplantat nicht an, läuft der Eingriff auf eine Prothesenscheide hinaus. Die Prothesenscheide erspart der Patientin einen zusätzlichen Eingriff. Sie erhält eine Scheide, die sich makroskopisch, kolposkopisch, zytologisch und histologisch von einem Scheidenblindsack nach Hysterektomie nicht unterscheidet, während bei den Epidermisscheiden, bei denen sogar Haarwachstum beobachtet wurde [13], der originäre Charakter des Transplantates stets erhalten bleibt [66]. Das gute funktionelle Resultat der Prothesenmethode ist jedoch nur durch ein sich über ein halbes Jahr und länger in 3- bis 6wöchentlichen Intervallen wiederholenden Entfernen von hypertrophischen Granulationen möglich, eine für die Patientin unangenehme und schmerzhafte, für den Arzt zeitraubende Prozedur. Ferner, daß sie eine Bereitschaft und Fähigkeit zur Kooperation erfordert, die nicht immer gegeben ist, was auch für die Lappenmethoden gilt. Das bestechende Resultat der Sigmascheide wird durch ihr relativ großes Risiko sowie dadurch getrübt, daß sie weiterhin Darmschleim produziert und einen störenden Ausfluß unterhalten kann. Mit Rücksicht auf die Unzulänglichkeiten jedes scheidenbildenden Verfahrens wird in England, Belgien, Holland und anderen Ländern das Vorgehen von WILLIAMS [73] favorisiert, das allen Schwierigkeiten durch Schaffung eines Surogates aus dem Wege geht.

Die Therapie der Aplasia vaginae krankt an der Ausschließlichkeit, mit der meist nur ein einziges Verfahren eingesetzt und vielfach ohne praktische Erfahrung mit anderen Methoden fast wie ein Glaubensbekenntnis verteidigt wird. Dabei liegt auf der Hand, daß beispielsweise Eingriffe, die eine aktive Mitarbeit erfordern – etwa die Epidermis- oder Prothesenscheide – bei Unfähigkeit oder mangelnder Bereitschaft zur Kooperation nicht in Frage kommen. Betrachtet man das Vorgehen nach VECCHIETTI als Methode der Wahl, dürfte es bei einer derben Narbe am Ende der Scheidennische, z. B. nach mißlungenem Versuch der Scheidenbildung oder bei einem operativen Defekt des Uterusrudimentes doch nicht empfehlenswert sein. Bei einer lediglich zu kurz geratenen spontan entstandenen künstlichen Scheide bietet sich hingegen die Prothesenscheide als einfacheres und weniger eingreifendes Verfahren an, während die Methode von VECCHIETTI einer Übertherapie gleichkäme. Vermag eine Patientin selbst das geringe Ausmaß an Mithilfe, das die VECCHIETTI-Operation erfordert, nicht aufzubringen, ist die Sigmascheide zu bevorzugen, sofern eine genügend lange Sigmaschlinge vorhanden und die Operation durchführbar ist. Nach komplizierten Beckenoperationen, etwa nach der Korrektur von Fehlbildungen der Blase oder des Rektum, kann die sog. Williams-Scheide ein Ausweg sein. Es zeigt sich also, daß sich ebensowenig eine Operation für alle Patienten, wie eine Patientin für jede Operation eignet. Optimale Ergebnisse lassen sich nur bei einem der Besonderheit des Falles angepaßten differenzierten Vorgehens und einer reifen Indikationsstellung erwarten. Die verschiedenen Arten der chirurgischen Scheidenbildung sollen einander sinnvoll ergänzen, nicht aber gegeneinander konkurrieren.

3.3.5 Eigene Ergebnisse

In der Zeit von März 1973 bis Ende 1983 wurde an der Zweiten Frauenklinik der Universität München, später Frauenklinik im Klinikum der Universität München-Großhadern, insgesamt 87 Patientinnen wegen einer Aplasia vaginae behandelt. 76 litten an einem Mayer-Rokitansky-Küster-Hauser-Syndrom, 11 an einer testikulären Feminisierung. In 10 Fällen (11%) erfolgte die Scheidenbildung nach FRANK, 27mal (31% der Fälle) wurde die Prothesenscheide angewandt. 5 Patientinnen (6%) erhielten eine Sigmascheide. In der Hälfte der Fälle (n = 44) kam das Vecchietti-Verfahren zur Anwendung. Mit wenigen Ausnahmen hielten die Patientinnen die vorgeschriebenen Kontrolltermine – im 1. Jahr nach Abschluß der Behandlung vierteljährige, im 2. Jahr halbjährige, dann jährliche Intervalle auch pünktlich ein. Bei einer nach der Prothesenmethode behandelten Patientin, die mit einem nur teilweise geglückten, nicht in unserer Klinik vorgenommenen Versuch der operativen Scheidenformation zu uns gekommen war, stellt sich trotz der günstigen Ausgangslage ein Mißerfolg ein, weil die Patientin die Prothese einfach wegließ und über ein Jahr nicht zur Kontrolle erschien. In einem anderen Fall dauerte die Epithelisierung bei einer Prothesenscheide infolge chronischer Verschmutzung der Urogenitalregion bei Stuhlinkontinenz ungewöhnlich lange, bis dann dennoch ein gutes Resultat erzielt werden konnte. Ansonsten waren die Ergebnisse der Prothesenvagina ausgezeichnet. Die Teilnekrose des distalen Drittels des transplantierten Sigmas hatte keine Auswirkung auf das auch in diesem Fall ausgezeichnete Resultat. Beim Vorgehen nach VECCHIETTI mußte die Olive einmal wegen ihres der Urethal- öffnung zu sehr angenäherten Sitzes am 2. Tage nach der Operation entfernt wer- den. Daß es sich um ein technisches Versagen handelte, bewies das hervorragende Ergebnis der wiederholten Operation. Einmal trat ein Douglas-Abszeß, einmal eine Beckenzellentzündung auf. Einmal kam es bei Aplasie der Niere und abnormem Verlauf sowie kongenitaler Einengung der gleichseitigen A. iliaca externa zu einer kleinen Verletzung des Gefäßes durch die Spitze des Dechamps, der den Faden ent- lang des Lig. teres subperitoneal nach außen leiten sollte. Diese Mißgeschicke leh- ren, daß plastische Eingriffe in der empfindlichen Urogenitalregion sorgfältig über- legt und mit einer besonderen Behutsamkeit vorgenommen werden müssen. Ihre Ergebnisse hängen von der kompetenten Wahl und der differenzierten Anwendung der Methode, der Art ihrer Durchführung und – last but not least – von der Konse- quenz und Qualität der Nachbehandlung ab.

3.3.6 Folgerungen für die Praxis

Die fast regelmäßige Verkennung der Aplasie oder Atresie der Scheide unterstreicht zunächst die Notwendigkeit einer genauen Inspektion des Genitale, zu der der Kin- derarzt bei der Untersuchung des Neugeborenen und Säuglings gehalten ist. Einer prophylaktischen kindergynäkologischen Untersuchung, die in kollektivistischen Gesellschaftssystemen von Staats wegen gefördert, in individualistischen vernach- lässigt wird, kann sie kaum entgehen. Die Feststellung der Anomalie ermöglicht es, die Eltern und die Heranwachsende entsprechend zu führen und auf die notwendi- gen Maßnahmen rechtzeitig vorzubereiten. Am I. Europäischen Symposium für Kinder- und Jugendgynäkologie, das im März 1981 in München stattfand, wurde die Frage des Zeitpunktes der Korrektur lebhaft diskutiert. Einige Teilnehmer am Rundtischgespräch legten sich auf ein bestimmtes Alter fest [20, 44, 45] u. a. Einig- keit bestand darin, daß das Mädchen „emotionally mature" [11, 27] und die baldige Aufnahme des Geschlechtsverkehrs absehbar sein sollte (VECCHIETTI). Die seelisch- körperliche Bereitschaft zur heterosexuellen Partnerschaft korreliert jedoch nicht immer mit dem kalendarischen Alter. Sie kann früher oder später in der Adoles- zenz, oft erst im Erwachsenenalter auftreten, gelegentlich ganz unterbleiben. Nähert sich jedoch der Zeitpunkt einer Korrektur, obliegt dem behandelnden Arzt die Auf- gabe, die Patientin einer adäquaten Therapie zuzuführen, die nicht überall gewähr- leistet ist. An Zentren, die über längere und größere Erfahrung mit *verschiedenen* Methoden der Scheidenbildung verfügen, werden Spezialisten am ehesten in der Lage sein, das geeignete Verfahren auszuwählen, zeitgemäß einzusetzen und kunst- gerecht durchzuführen.

Literatur

1 Baldwin JF (1907) Formation of an artificial vagina by intestinal transplantation. Am J Obstet Dis Wom 56: 636
2 Bloch P, Curchod A, Cordey R (1961) Confection d'un néovagin par dédoublement du ligament large dans un cas de Rokitansky-Küster-Hauser. Gynaecologia 151: 113

3 Bruck HG˙(1970) Erfahrungen mit der Dermato-Scheidenplastik. Wien Klin Wochenschr 82: 562

4 Bruck HG, Gitsch E, Husslein H (1971) Scheidenplastik bei Aplasia vaginae mittels umgedrehter Dermislappen. Geburtshilfe Frauenheilkd 31: 409

5 Burger K (1947) Weitere Erfahrungen über die künstliche Scheidenbildung mit Eihäuten. Zentralbl Gynäkol 69: 1153

6 Burger K (1937) Künstliche Scheidenbildung mittels Eihäuten. Zentralbl Gynäkol 61: 2437

7 Cali RW, Pratt JH (1968) Congenital absence of the vagina. Am J Obstet Gynecol 100: 752

8 Cornely M, Heidenreich W (1977) Ergebnisse der künstlichen Scheidenbildung nach Grossmann. Gynäkol Praxis 1: 671

9 Davydov SN (1969) Modifizierte Kolpopoese aus Peritoneum der Excavatio rectouterina. Akush Ginekol (Mosk) 12: 55

10 Davydov SN (1980) 12 Jahre Erfahrung mit der Kolpopoesie unter Verwendung von Peritoneum. Gynäkologe 13: 120

11 Dewhurst J (1982) Probleme bei der Behandlung der Aplasia vaginae. Round table. I. Europäisches Symposium für Kinder- und Jugendgynäkologie, München, 19.-21.3. 1981. Wissenschaftliche Information, Bd. 1. Milupa, Friedrichsdorf, S 275-295

12 El Tanir AD (1968) A new operation for the relief of vaginal agenesis. J Obstet Gynaecol Br Cwlth 75: 1069

13 Evans TN (1968) Diskussion zu CALI und PRATT sowie ULFELDER. Am J Obstet Gynecol 100: 760

14 Falls FH (1940) Simple method of making an artificial vagina. Am J Obstet Gynecol 40: 906

15 Frank RT (1938) The formation of an artificial vagina without operation. Am J Obstet Gynecol 35: 1053

16 Frank RT (1940) The formation of an artificial vagina without operation (intubation method). NY State J Med 40: 1669

17 Franz K (1925) Gynäkologische Operationen. Springer, Berlin

18 Friedberg V (1974) Die Bildung einer künstlichen Vagina mittels Peritoneum. Geburtshilfe Frauenheilkd 34: 719

19 Gitsch E (1982) Probleme bei der Behandlung der Aplasia vaginae. Round table. I. Europäisches Symposium für Kinder- und Jugendgynäkologie, München, 19.-21.3. 1981. Wissenschaftliche Information, Bd. 1. Milupa, Friedrichsdorf, S 275-295

20 Glowinski M (1937) Künstliche Scheide mit Hilfe des Peritoneums der „Excavatio vesicorectalis". Zentralbl Gynäkol 61: 2440

21 Graves WP (1921) Methods of constructing an artificial vagina. Surg Clin North Am 1: 611

22 Grossmann H (1939) Die Herstellung der künstlichen Scheide durch Bildung gestielter Hautlappen. Zentralbl Gynäkol 63: 181

23 Grossmann H (1947) Die Operation der Scheidenaplasie durch Brückenplastik. Zentralbl Gynäkol 69: 96

24 Häberlin (1907) Operation bei völligem Mangel der Scheide. Vorschlag einer neuen Operationsmethode. Zentralbl Gynäkol 31: 263

25 Haspels (1981) Probleme bei der Behandlung der Aplasia vaginae. Round table. I. Europäisches Symposium für Kinder- und Jugendgynäkologie, München, 19.-21.3. 1981. Diskussion.

26 Havlíček S (1974) Verbesserte Vaginalplastik durch lyophilisierte Dura. Med Tribune 4.X: 28

27 Hořešji J (1982) Probleme bei der Behandlung der Aplasia vaginae. Round table. I. Europäisches Symposium für Kinder- und Jugendgynäkologie, München, 19.-21.3. 1981. Wissenschaftliche Information, Bd 1. Milupa, Friedrichsdorf, S 275-295

28 Jackson I (1965) The artificial vagina. J Obstet Gynaecol Br Cwlth 72: 336

29 Kirchhoff H (1974) Vaginal-Aplasie. Fortschr Med 92: 495

30 Kirschner M, Wagner GA (1930) Ein neues Verfahren der künstlichen Scheidenbildung. Zentralbl Gynäkol 54: 2690

31 Kleitsmann R, Polka-Teiss L (1935) Über die Anwendung von Vernix caseosa bei der Bildung einer künstlichen Scheide. Zentralbl Gynäkol 59: 755

32 Kräubig H (1966) Künstliche Scheidenbildung. Med Klin 61: 1508

33 Küster H (1910) Uterus bipartitus solidus rudimentarius cum vagina solida. Z Geburtshilfe Gynäkol 67: 692

34 Küstner O (1893) Heilung der Stenosis vaginae durch Einnähen eines Hautlappens. Verh Dtsch Ges Gynäkol 8: 427

35 Kun M (1975) Colpopoesis from the colon. Aka dé Miaikiado, Budapest
36 Kurbanowa AC, Krawkowa EV (1972) Einetappige Methode einer Kolpopoese aus Beckenperitoneum. Akush, Ginekol (Mosk) 55
37 Lang N, Neef I, Blömer A (1973) Die operative Behandlung der Aplasia vaginae mit Hilfe des Maschentransplantates. Geburtshilfe Frauenheilkd 33: 560
38 Lang N (1980) Operationen zur Wiederherstellung der Funktion bei angeborenem oder erworbenem Verschluß oder Stenose der Vagina. Kommentar und eigene Erfahrungen. Gynäkologe 13: 123
39 Markoff N (1929) Formation artificielle du vagin avec la vessie. Gynécol Obstét 19: 182
40 Mayer A (1956) Sexualphysiologische Bedenken gegen die operative Korrektur von genitalen Bildungsstörungen. Zentralbl Gynäkol 78: 1889
41 McIndoe AH, Banister JB (1938) An operation for the cure of congenital absence of the vagina. J Obstet Gynaecol Br Cwlth 45: 490
42 Menge K, v Oettingen K (1930) Bildungsfehler der weiblichen Genitalien. Handbuch der Gynäkology Bd 1/1. Bergmann, München
43 Mori M (1909) Scheidenbildung unter Benutzung einer verlagerten Dünndarmschlinge bei Uterus rudimentarius cum vagina rudimentaria. Zbl 33: 172
44 Muller P (1962) L'absence congénitale du vagin. Problèmes étiologiques, diagnostiques et thérapeutiques. Gaz Méd France 69: 2277
45 Muller P (1982) Probleme bei der Behandlung der Aplasia vaginae. Round table. I. Europäisches Symposium für Kinder- und Jugendgynäkologie, München, 19.-21.3. 1981. Wissenschaftliche Information, Bd 1. Milupa, Friedrichsdorf, S 275-295
46 Narik C, Roschitz R (1954) Die künstliche Scheide und ihre Biologie. Z Geburtshilfe Gynäkol 142: 167
47 Page EW, Owsley JQ (1969) Surgical correction of vaginal agenesis. Am J Obstet Gynecol 105: 774
48 Pratt JH (1961) Sigmoid vaginostomy: a new method of obtaining satisfactory vaginal depth. Am J Obstet Gynecol 8: 535
49 Ratnam SS, Rauff M (1980) Funktionserhaltende Operationen bei Vaginalatresie. Gynäkologe 13: 116
50 Richter K, Huber A, Terruhn V (Hrsg) (1982) Probleme bei der Behandlung der Aplasia vaginae. Round table. I. Europäisches Symposium für Kinder- und Jugendgynäkologie, München, 19.-21.3. 1981. Wissenschaftliche Information, Bd 1. Milupa, Friedrichsdorf, S 275-295
51 Robert HG (1969) Nouveau traitè de technique chirurgical, XIV, Gynécologie. Masson, Paris
52 Schmid HH (1926) Die Scheidenbildung aus der Harnblase. Wochenschr Geburtshilfe Gynäkol 72: 330
53 Schmid HH (1956) Scheidenbildung aus dem S-förmigen Dickdarm. Fischer, Jena
54 Schmidt-Elmendorff HR (1937) Künstliche Scheidenbildung durch Vernix-caseosa-Tamponade und Follikelhormon. Zentralbl Gynäkol 61: 2602
55 Schubert G (1936) Die künstliche Scheidenbildung aus dem Mastdarm nach Schubert. Enke, Stuttgart
56 Schubert G (1912) Zwei weitere Fälle der Scheidenbildung bei angeborenem Vaginaldefekt. Zentralbl Gynäkol 36: 198
57 Sheares BH (1960) Congenital atresia of the vagina: a new technique for tumpelling the space between bladder and rectum and construction of the new vagina by a modified Wharton technique. J Obstet Gynaecol Br Cwlth, 67: 24
58 Sicard A, Bardou G (1954) Création d'un vagin arteficial par simple épithélisation sur moule. Presse Méd 62: 1625
59 Sicard A, Marsan C (1966) L'avenir anatomique et fonctionnel des néo-vagins creés par simple clivage recto-vésical. Presse Méd 74: 1989
60 Smahel J (1969) Hauttransplantationszeitpunkt entscheidet Revaskularisierung. Medical Tribune, 19.9. 1969
61 Smolka H (1962) Die Indikationsstellung zur Anlegung einer künstlichen Scheide bei Aplasia vaginae aus psychologischer und soziologischer Sicht. Geburtshilfe Frauenheilkd 22: 1187
62 Stabler F (1966) Vaginal agenesis: operative technique and the shape of the mould. J Obstet Gynaecol Br Cwlth 73: 463
63 Stoeckel W (1912) Über die Bildung einer künstlichen Vagina. Zentralbl Gynäkol 36: 7
64 Tanner JC, Vandeput J, Olley JF (1964) The mesh-skin graft. Plast Reconstr Surg 34: 287

65 Tannir ADE (1968) A new operation for the relief of vaginal agenesis. J Obstet Gynaecol Br
Cwlth 75: 106
66 Ulfelder H (1968) Agenesis of the vagina. A discussion of surgical management and functional
and morphologic comparison of endresults, with and without skin grafting. Am J Obstet Gynecol 100: 745
67 Vecchietti G, Ardillo L (1970) La sindrome de Rokitansky-Küster-Hauser. Societa editrice Uni-
verso, Roma
68 Wagner H (1981) Operative und postoperative Behandlung der Vaginalaplasie. IX. Akademische Tagung, Basel
69 Wharton FW (1935) A plastic operation for congenital absence of vagina. Am J Surg 29: 253
70 Wharton LR (1938) A simple method of construction a vagina. Report of four cases. Ann Surg
107: 842
71 Wharton LR (1946) Difficulties and accidents in construction of the vagina. Am J Obstet Gynecol 51: 866
72 Wharton LR (1950) An improvement in the technique of constructing the vagina. Am J Obstet
Gynecol 60: 871
73 Williams EA (1964) Congenital absence of the vagina. A simple operation for its relief. J Obstet
Gynaecol Br Cwlth 71: 511
74 Zängl A (1961) Sigmascheide bei Aplasia vaginae. III. Weltkongreß Wien, Fédération Interna-
tionale de Gynecologie et d'Obstetrique, Band III
75 Zängl A (1963) Chirurgische Prinzipien der Scheidenbildung aus dem Sigmoid. XXe Congrés de
la Soc. Intern. de Chirurgie, Comptes Rendus, S 1361
76 Zängl A (1965) Construction of an artificial vagina, utilizing the sigmoid flexure, in congenital
aplasia vaginae. Dis Colon Rectum 8: 62
77 Zängl A (1975) Konstruktion der Vagina durch Sigmatransposition. Arch Chir 339: 413

4 Pubertät. Physiologische, pathophysiologische und soziale Aspekte

4.1 Klinische und endokrinologische Merkmale der weiblichen Pubertät (H. STOLECKE)

4.1.1 Induktion der Pubertät

Die pubertäre Entwicklung wird durch eine Summation biologischer Abläufe bedingt, deren primärer Mechanismus in einer Veränderung zentralnervöser Regulationen besteht. *Die Gonadostattheorie* versuchte, diese Reifungsvorgänge im ZNS aufgrund experimenteller Daten zu systematisieren. Sie wird durch die Interpretation der LHRH-produzierenden hypothalamischen Strukturen als *„Pulsgenerator"* modifiziert und ergänzt; die Hypophyse gewinnt so durch die unmittelbare Einbindung in die Feedbackabläufe ihre besondere Rolle [4, 14, 21].

4.1.2 Feedbackverknüpfungen

Die zentralnervöse Aktivität auf der jeweiligen entwicklungsphysiologisch erreichten Ebene wird durch eine *Feedbackverknüpfung* mit den peripheren Erfolgsorganen, hier den Ovarien, zu einem Regelkreis ergänzt. Dieser ist grundsätzlich durch einen *negativen* Feedback charakterisiert; in einem fortgeschrittenen Stadium der pubertären Entwicklung entsteht zusätzlich ein östrogeninduzierter *positiver* Feedback für die LH-Ausschüttung. Er ist ein typisches Reifemerkmal und Voraussetzung für den Aufbau und die Funktion des monatlichen Zyklus (Abb. 4.1).

4.1.3 Klinik der normalen Pubertät

Die verschiedenen Ereignisse der Reifeentwicklung zeigen bei aller individuellen Variabilität ein typisches zeitliches und klinisches Muster.

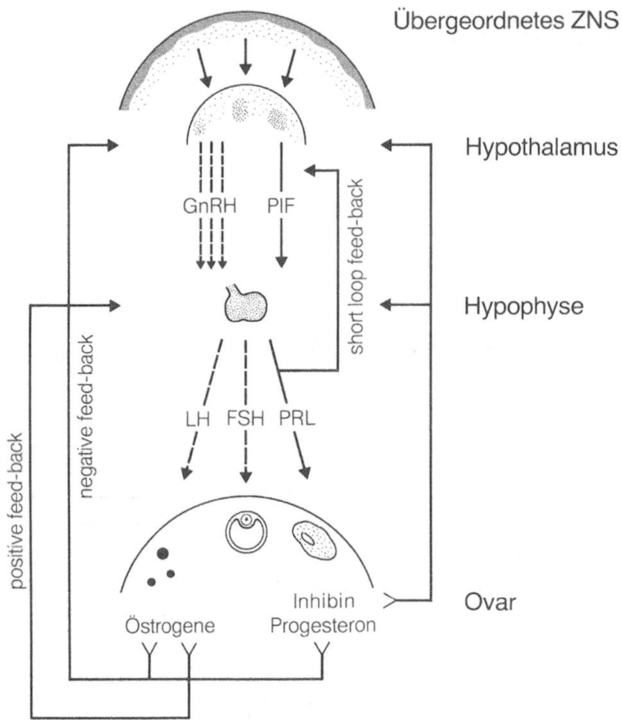

Abb. 4.1. Feedbackverknüpfungen zwischen Hypothalamus, Hypophyse und Ovar

4.1.3.1 Zeitliche Abfolge

In der Praxis erwartet man bei jungen Mädchen mit etwa 11 Jahren die ersten Zeichen einer beginnenden Reifeentwicklung. Dabei setzt man voraus, daß chronologisches und biologisches Alter kongruent sind (s. auch 4.1.4.1). Wenn diese Kongruenz auch in der Regel in engen Grenzen beobachtet wird, muß man es sich stets zur Regel machen, das *biologische Alter,* approximativ beurteilbar z. B. anhand des Skelettalters, als *Leitgröße* für die Beurteilung des individuellen Entwicklungsstandes anzusehen.

Die Abb. 4.2 zeigt, bezogen auf das *chronologische* Alter, die einzelnen Ereignisse der weiblichen Pubertätsentwicklung im Mittel [15, 18]. In Tabelle 4.1 sind die Ereignisse mit den durchschnittlichen Altersangaben und der jeweiligen Standardabweichung zusammengestellt. Die mittlere Streuung als Standardabweichung ausgedrückt liegt also etwa bei ± 1 Jahr und wird unter Bezug auf das Knochenalter nur mäßiggradig kleiner. Da jedoch im Einzelfall nicht vorausgesagt werden kann, ob Knochenalter und chronologisches Alter sich weitgehend entsprechen, ist die Altersangabe als Basis für die biologische Beurteilung insbesondere bei auffallenderen Abweichungen von der durchschnittlichen Entwicklungsmatrix ganz unzulänglich und häufiger Grund unbegründeter Verdachtsdiagnosen.

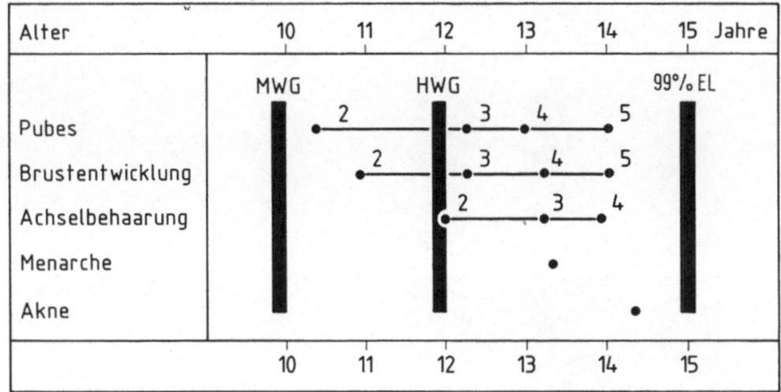

Abb. 4.2. Ereignisse der weiblichen Pubertätsentwicklung im Mittel bezogen auf das chronologische Alter. (*MWG* Minimale Wachstumsgeschwindigkeit, *HWG* Höchste Wachstumsgeschwindigkeit; *99% EL* 99% der Endlänge). (Prader et al. 1985 [18])

Tabelle 4.1. Alter bei Auftreten der sekundären Geschlechtsmerkmale (n = 110); Mittelwerte und Standardabweichungen in Jahren. (*P* Pubesentwicklung, *B* Brustdrüsenentwicklung, *Ax* Axillarhaarentwicklung, *M* Menarche). (Prader et al. 1985 [18])

P2	10,4	B2	10,9	Ax	12,0
	(1,2)		(1,2)		(1,1)
3	12,2	3	12,2	M	13,4
	(1,2)		(1,2)		(1,1)
4	13,0	4	13,2	Akne	14,4
	(1,1)		(0,9)		(2,1)
5	14,0	5	14,0		
	(1,3)		(1,2)		

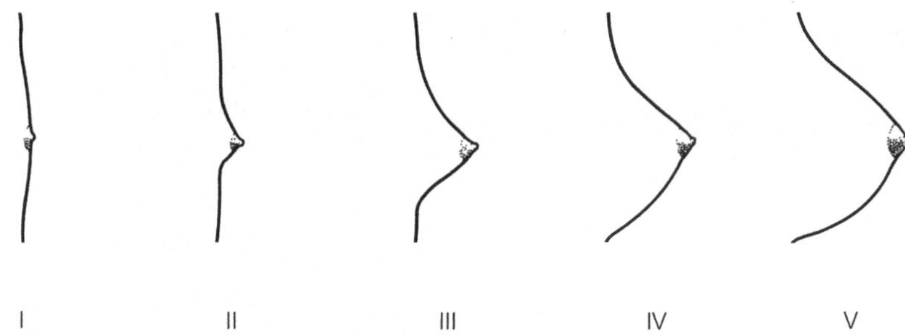

Abb. 4.3. Stadien der pubertären Brustdrüsenentwicklung

4.1.3.2 Brustdrüsenentwicklung

Erstes Zeichen der weiblichen Pubertät ist die *Thelarche,* die beginnende Brustdrüsenentwicklung. Trotz aller individuellen Unterschiede in Form, Konsistenz und Größe (s. auch 4.1.4.2) lassen sich klinisch 5 Reifestadien definieren (Stadium B 1 bis B 5 nach TANNER [24]). Sie sind schematisch in Abb. 4.3 dargestellt. Beispiele zur individuellen Zuordnung geben die Abb. 4.4.

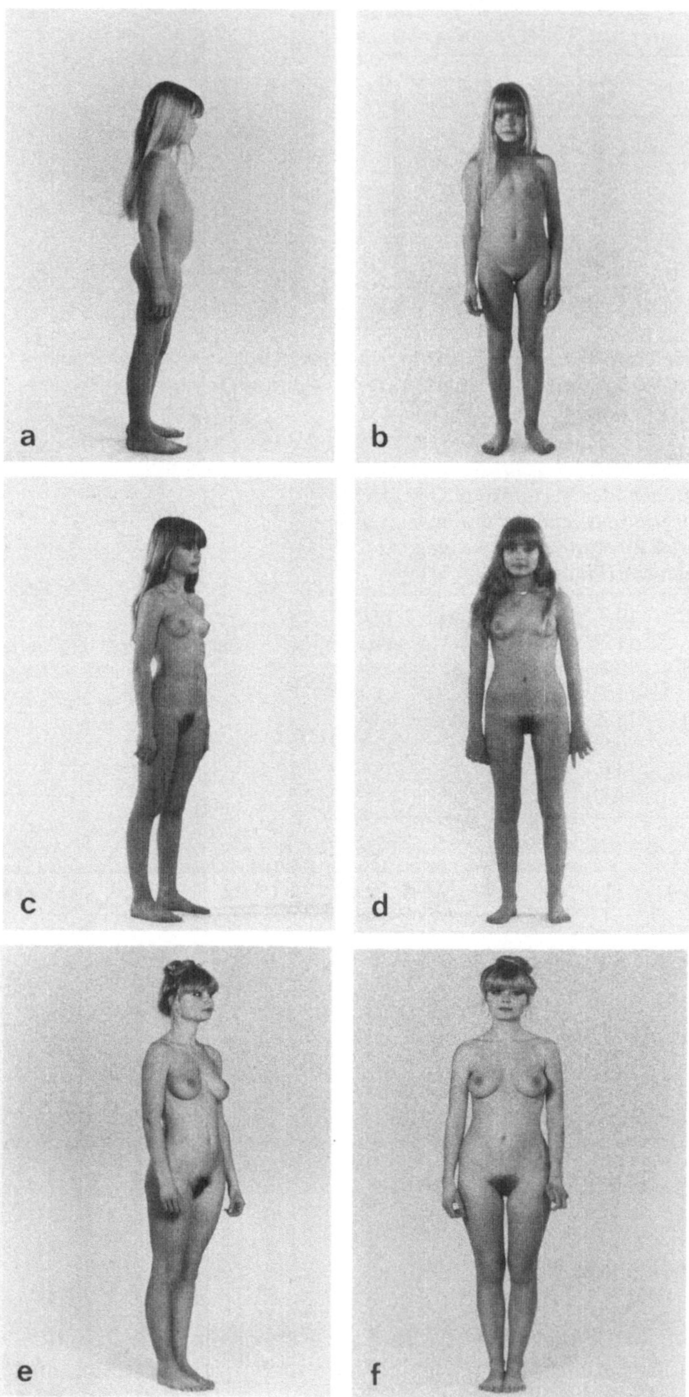

Abb. 4.4 a–f. Beispiele für die pubertären Entwicklungsstadien. **a, b** Alter 9 Jahre; Stadium I (prä-
pubertär), **c, d** Alter 12 Jahre; B III–IV, P IV, **e, f** Alter 17 Jahre; B V, P V
Längsschnittdokumentation Johnson & Johnson, wiss. Abtlg.

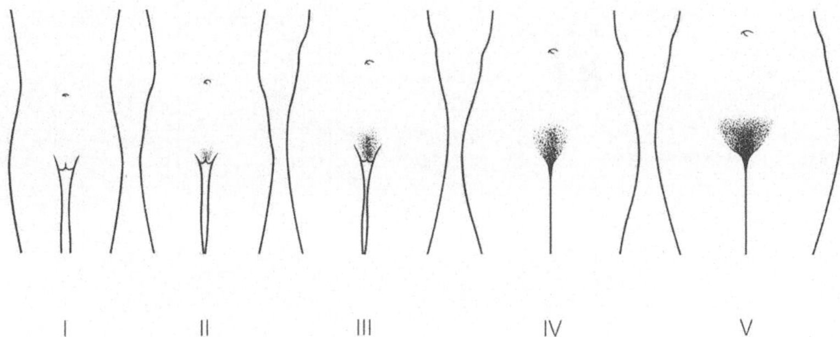

Abb. 4.5. Stadien der Pubesentwicklung

4.1.3.3 Pubesentwicklung

Praktisch zeitgleich mit Beginn der Brustentwicklung entsteht die Schambehaarung *(Pubes),* beginnend im Bereich der großen Labien und in den in Abb. 4.5 schematisch dargestellten Stadien fortschreitend (Stadium PH 1 – PH 5 nach TANNER [24]). Gelegentlich sieht man eine Ausdehnung auf die Oberschenkelinnenseiten und entlang der Linea alba.

4.1.3.4 Auxologische Besonderheiten

Der pubertäre *Wachstumsschub* ist ein sehr charakteristisches Merkmal. Er kommt im wesentlichen durch eine additive Wirkung von Wachstumshormon und Östrogenen zustande, die durch eine möglicherweise besonders sensible Wachstumsbereitschaft der entsprechenden Gewebe permissiv unterstützt wird. Bemerkenswert und z. Z. unzureichend erklärt ist die pubertätsspezifisch hohe Aktivität des Somatomedin C.

Der Wachstumsverlauf sollte durch longitudinale Aufzeichnungen in *Perzentilendiagrammen* dokumentiert werden. Dieses Verfahren ermöglicht die kritische Beurteilung der absoluten Daten wie der physiologischen Kontinuität des Wachstumsvorganges *(Wachstumsrate),* s. auch Abb. 4.6 und 4.7.

Die Berechnung der *Wachstumsprognose* (voraussichtliche Endlänge) wird vor allem bei grenzwertigen Abweichungen des aktuellen Längenmaßes vom alterstypischen Mittel von Eltern und den jungen Mädchen erwartet. Neben konstitutionellen Besonderheiten wird man differentialdiagnostisch akzelerierte oder retardierte biologische Entwicklungen berücksichtigen (s. 4.1.4). Die im internationalen Schrifttum eingeführten und unter verschiedenen Gesichtspunkten [23, 28] untersuchten Methoden stammen von BAILEY & PINNEAU, TANNER et al. und von ROCHE, WAINER und THISSEN (s. bei 28).

Voraussetzung für die Anwendung aller Methoden ist eine qualifizierte Beurteilung des Skelettalters (Röntgenaufnahme der ganzen linken Hand). Die Interpretation der errechneten Prognose muß die klinische Situation (auxologische Anamnese der Familie, longitudinaler Verlauf des Wachstums, Dissoziation zwischen biologischem und chronologischem Alter, Krankheiten, Therapieeinflüsse usw.) ausführlich berücksichtigen. In pädiatrisch-endokrinologischen Zentren sind Erfahrungen in allen auxologischen Fragestellungen sicherlich am größten.

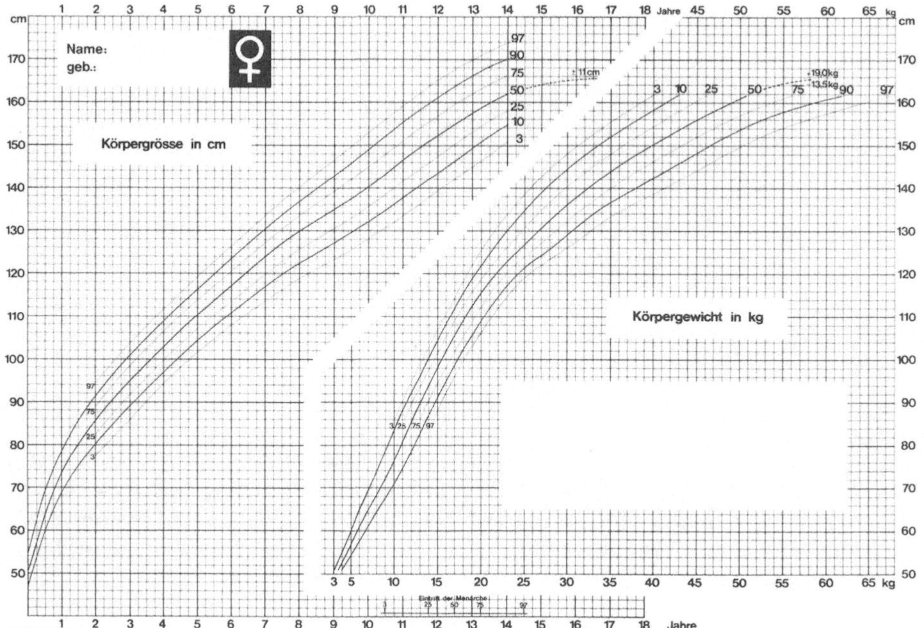

Abb. 4.6. Perzentilenkurven für die Länge und die Längen-Gewichts-Beziehung nach Kunze

4.1.3.5 Menarche

Die *Menarche* als erste uterine Blutung im Verlauf der pubertären Entwicklung dokumentiert ein fortgeschrittenes Reifestadium. Sie ist ganz überwiegend eine Östrogenentzugsblutung. Die undulierenden Östrogenkonzentrationen nehmen durch die fortlaufende zentrale Stimulation absolut und in ihrer Amplitude zu, so daß eine Endometriumproliferation zustande kommt. Im Plasma werden in der Regel Werte von mindestens 30–40 pg/ml für Östradiol gemessen. Das Absinken des Östrogenspiegels löst dann eine *Abbruchblutung* aus.

Mit großer individueller Variabilität des Intervalls können derartige Abbruchblutungen noch etwa 1–2 Jahre nach der Menarche auftreten. Dies zeigt, daß diese keineswegs einen Abschluß der endokrinen Reifungsvorgänge darstellt (s. auch 4.1.3.7). Bei durchschnittlicher Entwicklung tritt die Menarche im Mittel bei einem Alter von 13,4 ± 1,1 (SD) Jahren auf (s. auch Tabelle 4.1).

Neben der hormonellen Entwicklung wurde auch dem Körpergewicht bzw. dem prozentualen Anteil des Körperfettes am Gewicht eine für den Eintritt der Menarche nennenswerte Bedeutung zugesprochen. Die entsprechenden Maßzahlen sind mit $\leqq$ 48 kg bzw. $\leqq$ 17% anzugeben. Man muß allerdings berücksichtigen, daß die individuelle Streubreite des Gewichtes wie auch der Körperkomposition bei Eintritt der Menarche sehr groß ist, so daß die genannten Parameter für die Beurteilung eines Reifungsprozesses nur eine nachgeordnete Bedeutung haben können [11].

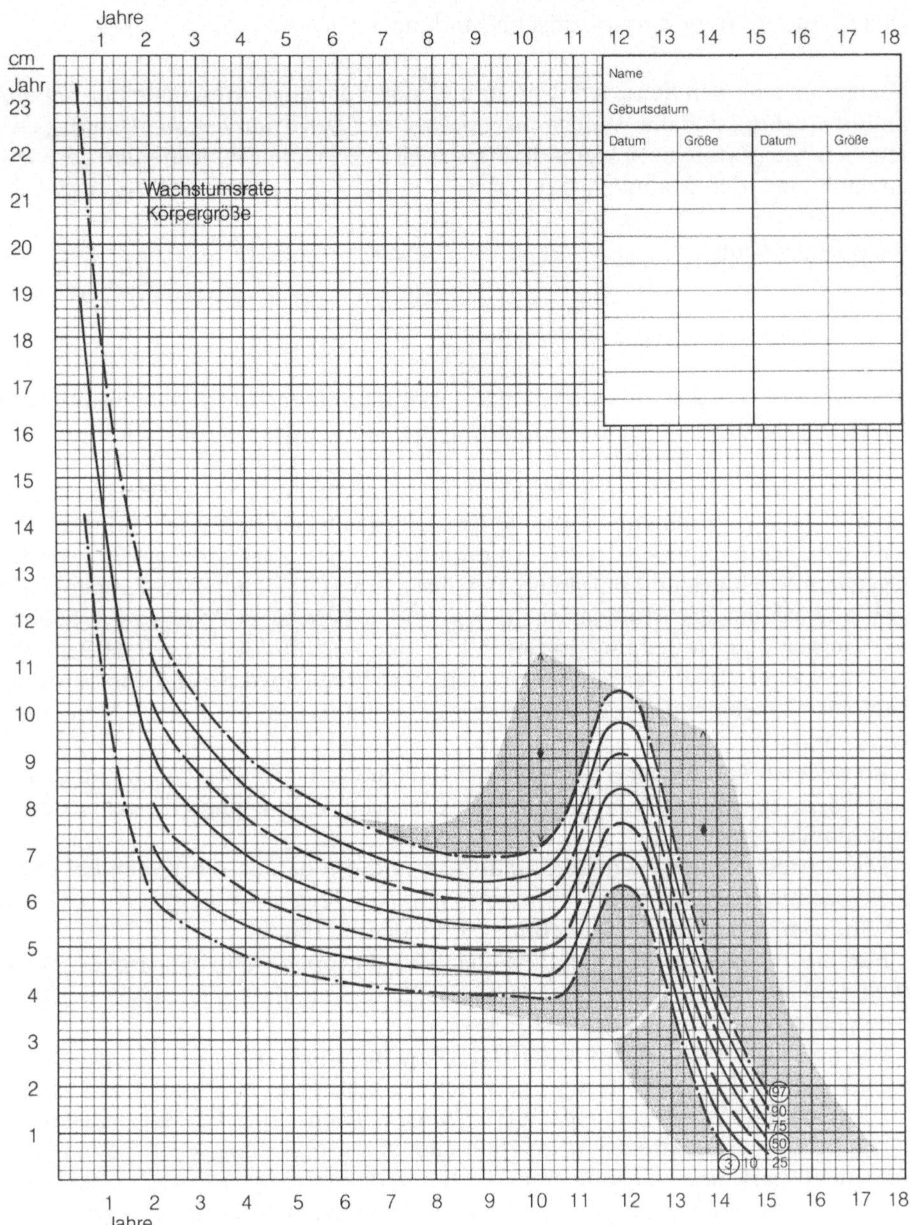

Abb. 4.7. Perzentilenkurven für die Wachstumsrate nach Tanner und Whitehouse

4.1.3.6 Andere pubertätsspezifische Merkmale

Weniger augenscheinliche, jedoch kaum weniger wichtige Merkmale der pubertären Entwicklung sind die Wachstumsvorgänge an den *Genitalorganen* (Uterus, Ovarien, Scheide (Zytologie!), kleine Labien, s. auch 3.1), die *Pigmentierung* der Genitalregion und der Mamillen bzw. ihrer Areola, die Ausbildung der *weiblichen Beckenform* und des *Fettverteilungsmusters* und nicht zuletzt die *spezifische psychologische Entwicklung*.

4.1.3.7 Endokrinologische Entwicklung

Die Differenzierung der hormonellen Regelstrukturen und die daraus resultierende Anhebung der Sexualhormonkonzentrationen stellen das zentrale endokrinologische Ereignis der Pubertät dar.

Die *gonadotropen Hormone* des Hypophysenvorderlappens LH, FSH und – mit Einschränkung – Prolaktin sind in jedem Lebensalter in meßbaren Konzentrationen vorhanden (Abb. 4.8). Das Grundprinzip eines Zusammenspiels zwischen negativem Feedback und pulsatiler Aktivität des hypothalamischen Pulsgenerators zeigt altersabhängige Modulationen. Wir finden bereits im Alter von 3–5 Jahren eine ausgeprägte Anhebung insbesondere der *schlafabhängigen* FSH-Sekretion (Abb. 4.9), ein Befund, der bisher erst später beschrieben wurde und dann auch mit deutlicher zunehmenden LH-Konzentrationen einhergeht [3, dort auch Literaturübersicht].

Im weiteren Verlauf der Entwicklung tritt die pulsatile Aktivität auch unabhängig vom Schlaf auf und entwickelt innerhalb des reifen Zyklus phasenspezifische Frequenzänderungen.

Die fortschreitende ovarielle Stimulation und die daraus resultierenden Östrogenkonzentrationen lassen im Sinne eines *positiven Feedback* hypophysäre LH-Ausschüttungen entstehen, die schließlich zur Ovulation führen.

Für die biologische Entwicklung der gonadotropen Aktivität wichtig ist die *Dominanz des FSH zu Beginn der Pubertät,* die sich mit aufkommendem positivem Östrogenfeedback zugunsten des LH verliert.

Die normierte i.v.-Gabe von LHRH, 25 µg/m² oder 1,5 µg/KG Körperoberfläche als Bolus i.v. *(LHRH-Test)* ist geeignet, die hypophysäre Stimulationsfähigkeit zur Ausschüttung von LH und FSH zu untersuchen (Abb. 4.8). Der Ausfall des Testes ist je nach funktioneller Situation auch unter physiologischen Bedingungen individuell stark streuend. Eine über die Beurteilung der hypophysären Reaktionsfähigkeit hinausgehende diagnostische Bedeutung hat diese Untersuchung nur sehr bedingt. Eine praktisch vollständige Insuffizienz der hypothalamischen LHRH-Bildung, z. B. bei dem sog. hypophysären Minderwuchs mit assoziiertem Gonadotropindefekt führt im LHRH-Test zu einer geringen oder gar fehlenden Reaktion der hypophysären Gonadotropen, weil diese ohne kontinuierliche Stimulation in einer Art „Schlafzustand" verharren. Wiederholte oder pulsatile LHRH-Gaben ändern den Reaktionstypus sofort.

So ist davon auszugehen, daß z. B. bei *zentralem Hypogonadismus* aufgrund hypothalamischer quantitativer oder/und qualitativer (pulsatiler) Insuffizienz die

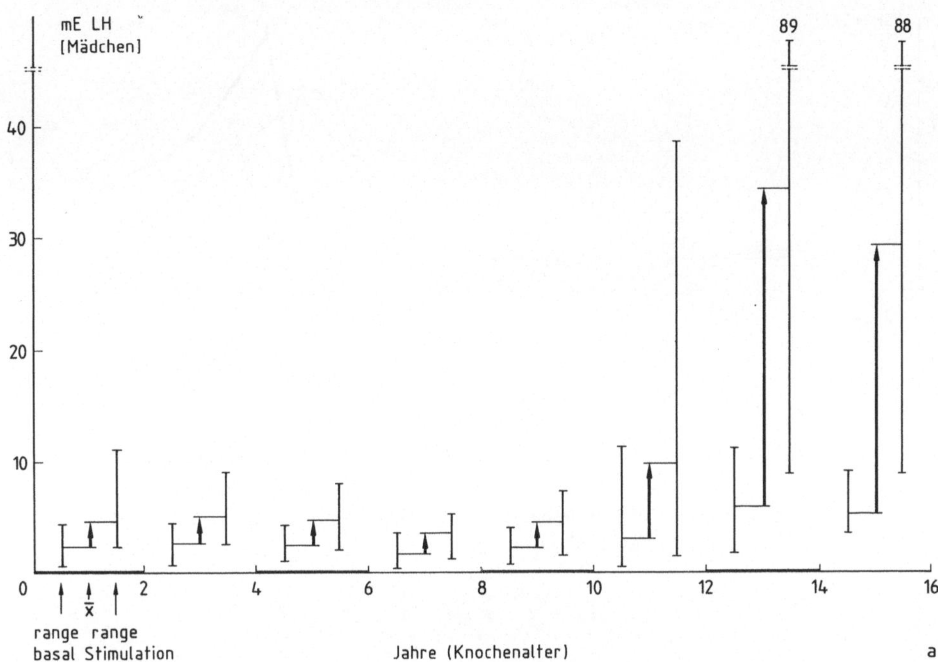

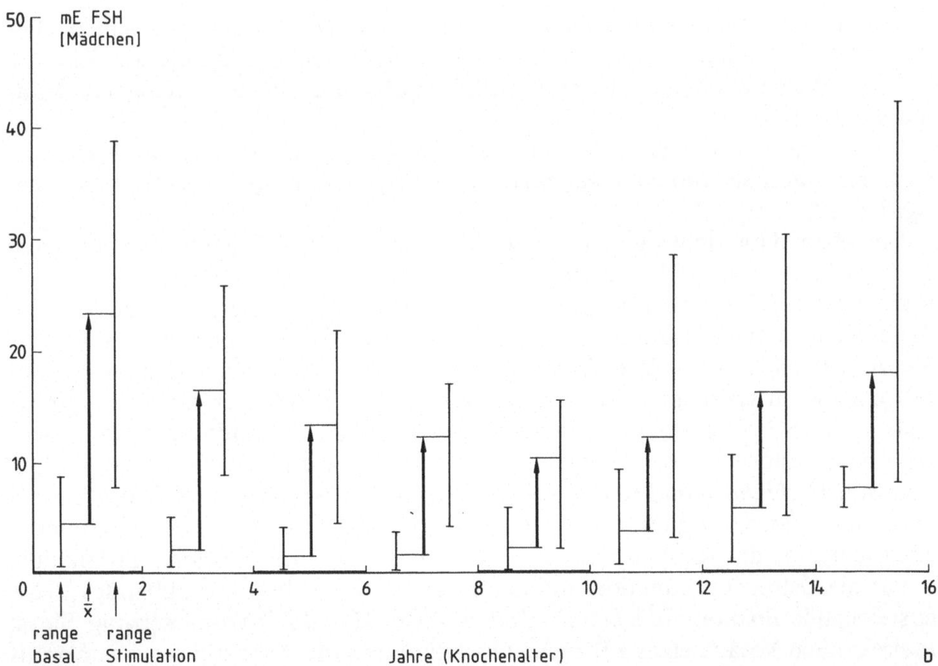

Abb. 4.8 a, b. Response von LH **(a)** und FSH **(b)** nach Gabe von 1,5 µg LHRH/kg i. v.; Bestimmung vor und nach 30 min nach Injektion. (Nach [22])

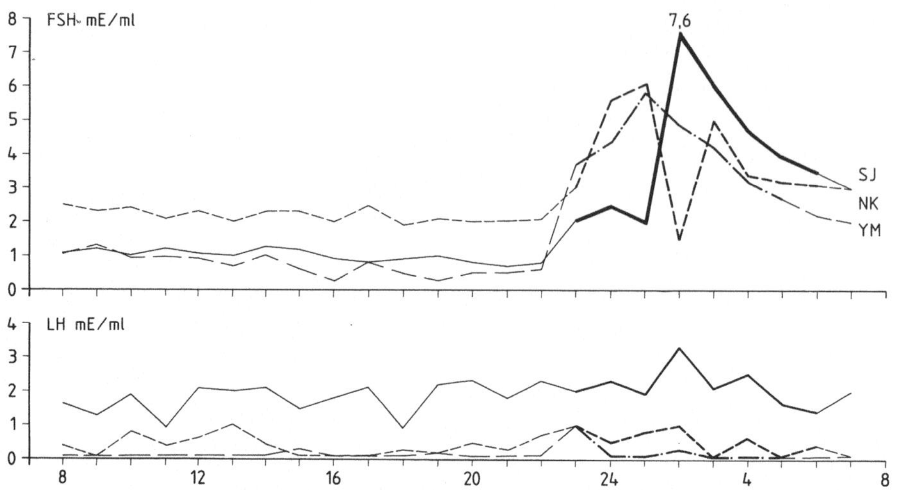

Abb. 4.9.   24-h-Spontansekretionsprofile bei stündlicher Bestimmung von LH bzw. FSH. (Pat. S. J., 3,75 Jahre; Pat. N. K., 5 Jahre; Pat. Y. M., 7 Jahre)

Diagnose mit Hilfe des LHRH-Testes nicht sicher gelingt und hier *Spontansekretionsanalysen* mit engmaschiger LH- und FSH-Bestimmung durchgeführt werden müssen.

Eine *ovarielle Hormonproduktion* ist schon im *Kleinkindalter* mit unterschiedlicher Intensität vorhanden, was zu stark streuenden Hormonkonzentrationen führt [5]. Diese erreichen allerdings nur punktuell die pubertäre Ebene ($>20\,pg/ml$ Östradiol).

Die Fähigkeit, z. B. nach *HMG* mit einer Steigerung der Östrogenproduktion zu reagieren, kann als *Test zum Nachweis endokrin aktiven Ovarialgewebes* verwendet werden [29].

Die oben dargestellte gonadotrope Aktivität des hypothalamo-hypophysären Systems führt in der Pubertät zu *ansteigender Östrogenproduktion* in den Ovarien und später zur Entwicklung des beschriebenen positiven Feedback. Die Biosynthese der ovariellen Hormone ist in Abb. 4.10 in ihren Prinzipien dargestellt [20]. Mit zunehmender follikulärer Stimulation durch FSH entstehen in den Granulosazellen nicht nur vermehrt *FSH-Rezeptoren,* ein weiterer wichtiger entwicklungsphysiologischer Schritt ist die Synthese einer *Aromatase,* die die Androgene Androstendion bzw. Testosteron zu Östrogenen umwandelt. Die eigentliche Steroidproduktion ist *LH-abhängig* und findet in den Zellen der Theca interna und des Stroma ovarii statt. Östron und Östradiol gelangen aus der nicht vaskularisierten Granulosazellschicht in das Kapillarnetz der Theka und damit in die periphere Zirkulation.

Für die Östrogenproduktion und damit für den Fortschritt der Pubertät ist eine ausreichende *Bindungsfähigkeit der Follikel für FSH und LH* Voraussetzung. Sie ist indirekt auch Voraussetzung für eine Ovulation und die Ausbildung eines Corpus luteum mit Progesteronsynthese. Ohne derartige Voraussetzungen dominieren die Androgene und eine Reihe von intrafollikulären Hemmfaktoren mit dem Ergebnis

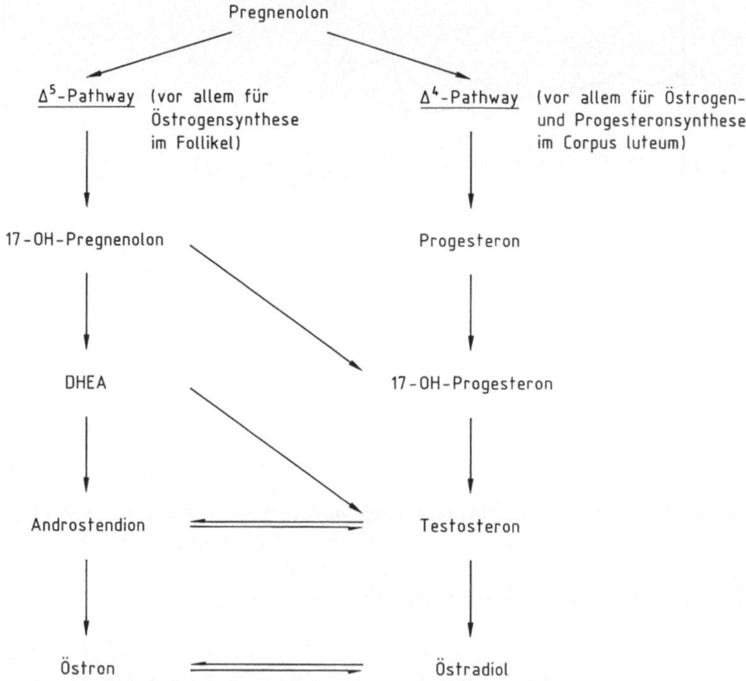

Abb. 4.10. Biosynthese der Ovarialsteroide [20]

einer Follikelatresie. 5-α-reduzierte Androgene sind darüber hinaus Aromatasehemmer.

Im präovulatorischen Follikel können Östradiol und FSH in den Granulosazellen auch die Bildung von LH-Rezeptoren induzieren, so daß eine gewisse Luteinisierung mit Progesteronsynthese möglich ist. *Prolaktin* hat wahrscheinlich eine *protektive Funktion* für die Progesteronsynthese.

Östradiol (wie auch Testosteron) wird von einem Glykoprotein, dem sog. *Sex-Hormon-Binding-Globulin (SHBG)* im Blut transportiert. SHBG wird nach bisherigen Kenntnissen in der Leber gebildet. Es hat eine hohe Bindungsaffinität zu den genannten Sexualhormonen; bei der erwachsenen Frau werden etwa 37% des zirkulierenden 17β-Östradiols an SHBG gebunden, etwa 60% an Albumin. Die verbleibende kleine Fraktion des freien Steroids ist diejenige, die unmittelbar als biologisch aktiv anzusehen ist. Es gibt Hinweise, daß auch albumingebundenes Östradiol zumindest in bestimmten östrogenempfindlichen Geweben biologisch aktiv sein kann. Unterschiedliche Ergebnisse wurden zu der Frage publiziert, ob während der Pubertät Änderungen der SHBG-Konzentrationen entstehen und ob in diesem Punkt Geschlechtsdifferenzen typisch sind. Sicher ist indessen, daß z.Z. der Pubertät die Bindungskapazität des SHBG abnimmt [1, 2, 9, 12, 16, 25].

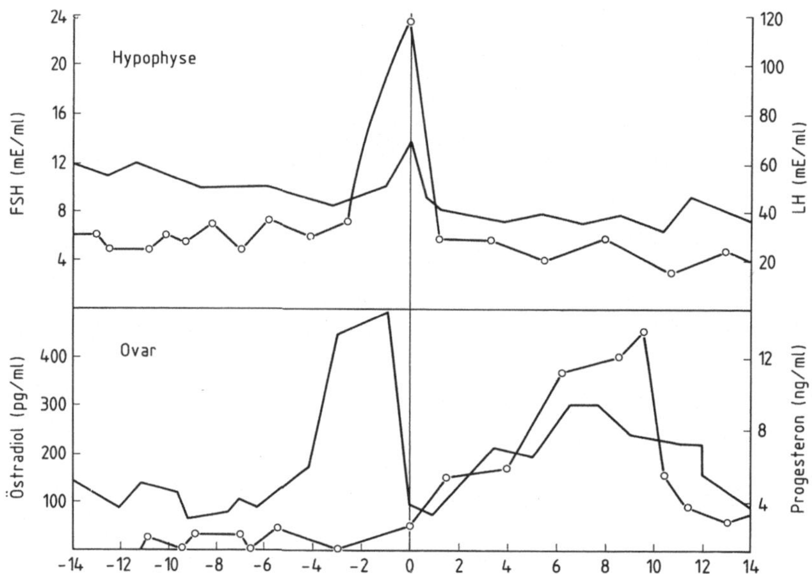

Abb. 4.11. Ovarialzyklus, Plasmaspiegel von LH, FSH, Östradiol und Progesteron [20]

Hormonelle Entwicklung und Steuerung des Zyklus

Strenggenommen ist der *Zyklus Ausdruck der vollentwickelten Integrität des Regel-kreises* Hypothalamus – Hypophyse – Ovarien. Dies bedeutet [20, 26, 27, Abb. 4.11]:

- pulsatile und zugleich hinsichtlich der Frequenz zyklisch strukturierte LHRH-Aktivität,
- konsekutive Stimulation der Hypophyse,
- die gonadotrope Induktion der Follikelentwicklung und der Steroidsynthese in den Ovarien,
- auf ovarieller Ebene präovulatorische Östradiolkonzentrationen, die den positi-ven Feedback für den ovulationsauslösenden LH-Peak ermöglichen,
- die Ovulation, und eine
- zeitgerechte und ausreichende Corpus-luteum-Aktivität,
- schließlich die menstruelle Blutung nach entsprechender sekretorischer Umwandlung des proliferierten Endometriums.

Die Sequenz der den reifen Zyklus charakterisierenden Abläufe *reift* auch nach der Menarche *noch über mehrere Jahre* weiter aus. So dominieren in den beiden ersten Jahren nach der Menarche unregelmäßige anovulatorische Abbruchblutungen, wobei durch Luteinisierung der Granulosazellen eine bescheidene Progesteronpro-duktion entsteht. Die *Ovulationsfrequenz* liegt im 1. Jahr nach der Menarche bei 20%, im 2. Jahr bei 38%. Erst im 5. postmenarchischen Jahr werden ca. 80% ovulato-rische Zyklen registriert. Vergleiche auch die etwas anderen Ergebnisse von Laurit-zen (s. Kap. 4.3, Tab. 4.4).

Auch die *Progesteronbildung* erreicht erst ca. 1 Dekade nach der Menarche Werte des Erwachsenenalters.

Bedeutung der Adrenarche

Als Adrenarche wird eine selektive Steigerung der *adrenalen Androgenbildung* (DHEAS, Androstendion) bezeichnet. Sie beginnt bereits mit 6–8 Jahren und setzt sich bis in die Pubertät hinein fort. Eine ACTH-Abhängigkeit besteht nicht. Hingegen wird ein noch unbekanntes hypophysäres *„Adrenarchehormon"* postuliert. Dieses Hormon könnte durch den positiven Östrogenfeedback in der fortgeschrittenen Pubertät zusätzlich stimuliert werden, so daß die adrenalen Androgene für die Pubes- und Axillarbehaarung der Frau die wesentliche hormonelle Basis darstellen.

4.1.4 Normvarianten und Grenzsituationen

Wie jeder biologische Vorgang hat auch die pubertäre Entwicklung hinsichtlich ihres zeitlichen und funktionellen Ablaufes eine nennenswerte Streubreite (s. 4.1.3.1 und 4.1.3.7). Sehr ausgeprägte Abweichungen von den durchschnittlichen Zeitpunkten der regelhaften Entwicklung lassen jedoch in jedem Einzelfall die Frage entstehen, ob tatsächlich eine Normvariante vorliegt oder ob nicht doch eine krankhafte Ursache festzustellen ist.

Auch eine Reihe von körperlichen Befunden, die im Zusammenhang mit der pubertären Entwicklung entstehen, sind häufig Anlaß zur ärztlichen Konsultation.

4.1.4.1 Dissoziation zwischen biologischem und chronologischem Alter

Während das *chronologische Alter eine eindimensionale Größe* ist, stellt das *biologische Alter eine Summation korrelierter Entwicklungsstufen* verschiedener Parameter dar. Die wichtigsten dieser Parameter sind die aktuellen auxologischen Daten wie Länge, Gewicht, Wachstumsrate, Endlängenprognose, das Knochenalter, der Pubertätsstatus und einige hormonelle Daten. Normalerweise besteht zwischen chronologischem Alter und biologischem Alter eine gute Übereinstimmung. Das biologische Alter läßt sich approximativ aus dem Entwicklungsstand des Handskeletts angeben (s. auch 4.1.3.4).

Abb. 4.12 gibt eine schematische Dokumentationsform für die genannten Parameter wieder, die auch für die Verlaufsbeobachtung geeignet ist. Zahlreiche Ursachen führen zu einer Dissoziation der in diesem Schema dargestellten Zusammenhänge, wobei die wertende Beurteilung zunächst chronologisch orientiert ist, da die Kinder und Jugendlichen in ihrer Altersgruppe ungewöhnlich auffallen.

Während voreilende Entwicklungen (s. 4.6 und 4.7) meist spontan Anlaß zur Konsultation sind, ist die Toleranz gegenüber einer rückständigen Entwicklung bei Eltern und Ärzten oft erstaunlich groß. So werden viele Patienten erst im 2. Lebensjahrzehnt unter diagnostisch allgemein gehaltenen *Umschreibungen wie Spätentwickler, Wachstumsstörung, Infantilismus oder Drüsenstörung* zur weitergehenden Beurteilung vornehmlich dem pädiatrischen Endokrinologen vorgestellt. Junge Mädchen sieht vielfach primär der Gynäkologe; Mütter nehmen ihre Töchter mit in die Sprechstunde ihrer Frauenärztin oder ihres Frauenarztes, weil die einengend als

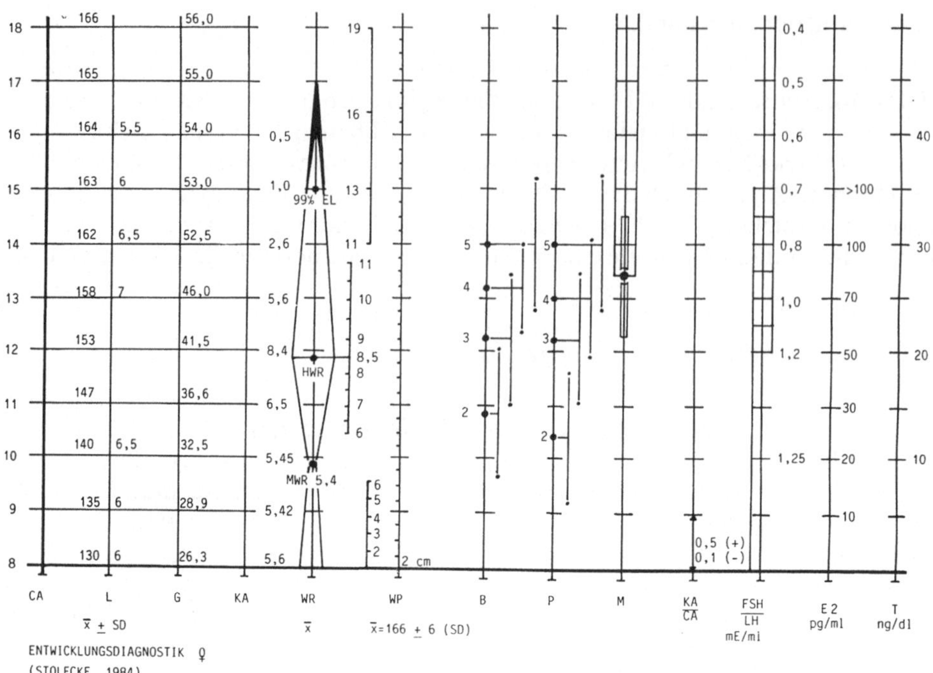

Abb. 4.12. Dokumentationsraster zur biologischen Entwicklung des Mädchens. *CA* chronologisches Alter, *L* aktuelle Länge, *G* aktuelles Gewicht, *KA* Knochenalter, *WR* Wachstumsrate, *WP* Wachstumsprognose, *B* Brustentwicklung, *P* Pubesentwicklung, *M* Menarche, $\frac{KA}{CA}$ Quotient Knochenalter: chronologisches Alter, $\bar{x}$ Mittelwert, *SD* Standardabweichung, *EL* Endlänge, *MWR* Minimale Wachstumsrate, *HWR* Höchste Wachstumsrate. (Weitere Erklärungen s. S. 100)

„Geschlechtsentwicklung" verstandene pubertäre Reifung in der erwarteten, d.h. dem chronologischen Alter entsprechenden Weise ausgeblieben oder unzureichend ist.

Die verschiedenen Ursachen für eine Verzögerung des biologischen Alters sind in der folgenden Übersicht zusammengestellt.

1. Spätnormale Pubertät.
2. Konstitutionelle Entwicklungsverzögerung.
3. Hypothyreose.
4. Wachstumshormonmangel
   ggf. mit assoziierten Insuffizienzen anderer Hypophysenvorderlappenhormone.
5. Biologisch inkompetentes Wachstumshormon (KOWARSKI-Syndrom).
6. Somatomedinmangel (LARON-dwarfism).
7. Hypogonadismus:
   - primäre Ovarialinsuffizienz,
   - zentrale Form,
   - bei Hyperprolaktinämie.
8. Chronische Krankheiten nicht endokriner Genese.

Entitäten im Sinne von Normvarianten bzw. grenzwertigen Situationen sind die *spätnormale Pubertät* und die *konstitutionelle Entwicklungsverzögerung.* Je nach Ausprägung konkurrieren beide Zustandsbilder mit den anderen genannten Diagnosen, denen eindeutig Krankheitswert zukommt. So wird man im Zweifelsfall eine Reihe von insbesondere endokrinologischen Untersuchungen vornehmen müssen, um eine kompetente differentialdiagnostische Klärung herbeizuführen.

Spätnormale Pubertät

Von einer *spätnormalen Pubertät* spricht man, wenn die Reifeentwicklung 1–2 Jahre später, als es dem durchschnittlichen Zeitpunkt entspricht, beginnt. Auch hinsichtlich des Knochenalters kann der Pubertätsbeginn später als üblich liegen ($\bar{x}$ + SD = 11,3 Jahre (Methode Greulich/Pyle; 12,2 Jahre (Methode Tanner TW20); Parameter B2, [18]). Eine Differenz zwischen chronologischem und Skelettalter kommt in einer solchen Situation durch die nicht zum durchschnittlichen Zeitpunkt einsetzende gonadale Hormonproduktion zustande.

Besteht bei präpubertärem Zustand eine Skelettalterretardierung von mehr als 2,5 Standardabweichungen, liegt in aller Regel keine Variante im Sinne von „Spätnormal" vor.

Konstitutionelle Entwicklungsverzögerung

Bei der *konstitutionellen Entwicklungsverzögerung* handelt es sich um eine genetisch bedingte Variante der biologischen Entwicklung, die in den meisten Fällen vor der pubertären Entwicklungsphase diagnostiziert werden sollte. Daß dennoch oft unter der Diagnose „Spätentwickler" bis weit über den Zeitpunkt der erwartbaren Pubertätsentwicklung gewartet wird, ist eine klinische Erfahrung. So gesehen gibt es durchaus die Möglichkeit, daß junge Mädchen mit konstitutioneller Entwicklungsverzögerung in der gynäkologischen Sprechstunde wegen „unzureichender Entwicklung" vorgestellt oder als Patientin mit primärer Amenorrhö zugewiesen werden.

Die Diagnose konstitutionelle Entwicklungsverzögerung kann meist schon aus den *anamnestischen Angaben* zum Wachstums- und Entwicklungsmuster der Familienangehörigen vermutet werden. Klinisch dominiert die besonders als *Wachstumsverzögerung* imponierende Rückständigkeit gegenüber der Altersgruppe, das Längenalter entspricht indessen weitgehend dem *Knochenalter, das unterschiedlich zwischen 2 und 5 Jahren retardiert gefunden wird.*

Die pubertäre Entwicklung tritt spontan bei einem entsprechenden Knochenalter ein und verläuft regelhaft. Diese Mitteilung erweist sich häufig als psychologisch außerordentlich wichtig, weil sie die Sorge vor einer systematischen Entwicklungsstörung nimmt. Wie für die spätnormale Pubertät ist allerdings auch hier anzumerken, daß die differentialdiagnostisch in Frage kommenden Krankheiten (s. Übersicht S.96) durch eine engmaschige Kontrolle oder durch gezielte Untersuchungen ausgeschlossen werden müssen. Dies gilt insbesondere dann, wenn keine eindeutigen oder verläßlichen Daten zu Anamnese und bisheriger Entwicklung vorliegen.

Endokrinologisch hat sich in den letzten Jahren eine interessante Situation insofern ergeben, als die Spontansekretion des Wachstumshormons bei einigen Patienten mit konstitutioneller Entwicklungsverzögerung vermindert ist. Dieser Wachstumshormonmangel wird als funktionell interpretiert, da er durch die üblichen pharmakologisch-dynamischen Testanordnungen in der Regel nicht nachgewiesen werden kann [6, 7, 19]. Die Wachstumsgeschwindigkeit fällt bei diesen Patienten unter 4,0 cm. Der Wachstumshormonmangel limitiert sich selbst nach Beginn der pubertären Sexualhormoninkretion, die allerdings ein pubertätsreifes biologisches Alter voraussetzt und somit zeitlich um das Maß des Entwicklungsrückstandes verzögert ist. Zur Zeit wird darüber diskutiert, ob dieser Prozeß ohne substitutive Behandlung mit Wachstumshormon zu einer Minderung der potentiellen Endlänge führt.

Bei eindeutig nachgewiesenem Defizit der *spontanen* Wachstumshormonausschüttung, die besonders typisch in der Slow-wave-Schlafphase stattfindet, kann eine zeitlich limitierte Substitution die Wachstumsgeschwindigkeit sehr erfolgreich stimulieren [7]. Andererseits wird man sich in sehr ausgeprägten Fällen, bei entsprechendem Alter und bei erheblichem Leidensdruck dazu entschließen müssen, für eine begrenzte Zeit Sexualhormone zu geben, um den Beginn der Reifeentwicklung (Brustentwicklung, Sekundärbehaarung) auf diese Weise zu induzieren.

Die dargestellten endokrinologischen Probleme wie auch die differentialdiagnostischen Erwägungen unterstreichen die Notwendigkeit einer engen Zusammenarbeit mit einem entsprechend ausgewiesenen Zentrum.

4.1.4.2 Spezielle körperliche Befunde

Die individuelle Ausprägung der sekundären Geschlechtsmerkmale und einiger pubertätsspezifischer körperlicher Befunde ist immer wieder Anlaß zu ärztlicher Beurteilung. Auch hier geht es in erster Linie darum, krankhafte Veränderungen rechtzeitig zu erkennen und individuelle Varianten ohne krankhafte Bedeutung praktisch und psychologisch annehmbar werden zu lassen.

Auffälligkeiten der Brustentwicklung

Zu Beginn der Reifeentwicklung besteht häufig eine *Asymmetrie* der Brustdrüsenentwicklung, die mit fortschreitender Reife verschwindet. Gelegentlich bleibt eine mehr oder weniger ausgeprägte Seitenverschiedenheit erhalten. Die betroffenen jungen Mädchen empfinden eine solche Situation nicht selten als körperlichen Makel, der die Persönlichkeitsentwicklung stark belasten kann.

Eine medikamentöse Behandlung ist nicht erfolgversprechend. In ausgeprägten Fällen wird man nach Abschluß der körperlichen Entwicklung eine operative Korrektur in Erwägung ziehen.

Übermäßige Entwicklung der Brüste kommt ebenfalls als Normvariante vor. Eine derartige Situation ist zu unterscheiden von einer Vergrößerung bei allgemeiner Adipositas. Oft besteht gleichzeitig eine nennenswerte Ptosis, was gerade beim jungen Mädchen den Wunsch nach körperlicher Attraktivität entscheidend enttäuscht. Auch hier ist eine medikamentöse Therapie nicht möglich. Im Einzelfall muß eine operative Korrektur vorgesehen werden.

Eine zu *geringe Ausbildung der Mammae* erscheint demgegenüber weniger belastend, wenngleich auch hier das weibliche Selbstverständnis der Heranwachsenden nennenswert beeinträchtigt werden kann. Die Mammahypoplasie besteht oft auf genetischer Grundlage; vielfach berichten die Mütter spontan, daß auch sie eine vergleichsweise geringe Ausbildung der Brust haben. Bei normaler endokrinologischer Situation sind eine hormonelle Therapie wie auch lokale Behandlungsversuche mit hormonhaltigen Cremes erfolglos. Kosmetisch operative Verfahren können natürlich nur die optische Situation bessern.

Anomalien der Brustwarzen und Auffälligkeiten bei der *Ausbildung des Warzenhofes* sind ebenfalls konstitutionelle Eigenheiten, die nicht beeinflußt werden können.

Bei jeder Untersuchung ist neben der Beurteilung des Entwicklungsstandes (B 1–5) und eventueller Varianten der Ausbildung eine sorgfältige Palpation des Brustdrüsengewebes unerläßlich. Hormonabhängige Umbauvorgänge können auch schon in der pubertären Phase vorkommen. Sie resultieren in unterschiedlichen Befunden; es können sich Zysten bilden, gutartige Tumore sind meist Fibroadenome (oft einseitige Vergrößerung der Brust). Bei isolierter Galaktorrhö und Mastodynie finden sich häufig erhöhte Prolaktinspiegel nach TRH [17]. Schließlich kommen auch spezifische und unspezifische entzündliche Erkrankungen vor.

Eine Zusammenstellung von Farrow und Ashikari [10] gibt folgende prozentuale Verteilung von Brustdrüsenerkrankungen bei 237 Patientinnen im Alter zwischen 10 und 20 Jahren an:

Fibroadenome	76,4%
Mastopathie	10,5%
Papillome	5,5%
große Zysten	3,4%
entzündliche Veränderungen	2,9%
maligne Tumoren	1,3%.

Labienhypertrophie (s. 3.2.2.4)

Akne

Die *Acne vulgaris* [8] ist eine weitgehend im Pubertäts- und jugendlichem Erwachsenenalter auftretende Hautkrankheit, die das *Gesicht* und den oberen Anteil des *Rumpfes* befällt; nur an diesen Stellen finden sich *Talgdrüsenfollikel*.

Die Akne besteht in einer *Talgdrüsenhypersekretion* (Seborrhö), einer Keratose des *Follikelkanals* (Komedonenbildung) und in einer *bakteriellen Besiedlung* des distalen Follikelkanals (Propioni-Bacterium-Acnes). Für die Ausprägung der Akne spielen sicher auch genetische und psychische Faktoren eine Rolle, der hauptsächliche permissive Zusammenhang ist aber in der *endokrinologischen Entwicklung* im Verlauf der Pubertät zu suchen.

Androgene stimulieren das Wachstum der Talgdrüsenfollikel und bewirken ihre lobuläre Entwicklung. Die Follikel haben einen offenen Kanal, der in etwa 10% von einem Haar ausgefüllt ist. Patienten mit ausgeprägter Akne weisen eine über dem · Durchschnitt deutlich *höhere Talgproduktion* auf. Androgene regen diese Talgbildung an, werden aber nicht in erhöhten Konzentrationen im Serum gemessen, so daß man eine individuell gesteigerte Ansprechbarkeit der Follikel annimmt.

Neben einer gesteigerten Talgsekretion besteht in den erkrankten Follikeln eine *Keratose,* vornehmlich des proximalen Ausführungsganges; *Hornzellen* und *Aknebakterien* verstopfen sein Lumen und lassen so den *Komedo* (Mitesser) entstehen.

Die Aknebakterien sind an der Entstehung der Komedonen und der *entzündlichen Veränderung* vor allem durch die Bildung einer *Lipase* beteiligt, die aus Triglyzeriden *toxisch wirkende freie Fettsäuren* abspaltet. Es entstehen offene und geschlossene Komedonen (schwarze bzw. weiße Punkte auf der Haut), Papeln, Pusteln und evtl. furunkelähnliche Veränderungen, die konfluieren können und schließlich zu den oft das Aussehen beeinträchtigenden Narben führen.

Therapeutisch kann die vermehrte Talgsekretion mit *Antiandrogenen* beeinflußt werden. Eine derartige Behandlung ist aber ein nachhaltiger Eingriff in die hormonelle Homöostase und muß schweren Formen vorbehalten bleiben. Die Gabe von Cyproteronacetat bei Knaben bzw. in Kombination mit Äthinylöstradiol bei Mädchen sollte nur in Zusammenarbeit mit Dermatologen und jugendmedizinisch erfahrenen Endokrinologen erfolgen.

Die Verhornungsstörung wird durch Gabe von *Vitamin-A-Säure* deutlich gebessert. Oral anwendbare Vitamin-A-Säure-Präparate beeinflussen auch die Talgdrüsengröße. Abkömmlinge der Vitamin-A-Säure, z.B. Isoretinoin, bedürfen, wenn überhaupt, einer ganz strengen Indikation; sie sind offenbar *teratogen.* Andere Nebenwirkungen bei systemischer Anwendung zwingen ebenfalls zu größter Zurückhaltung und Konsultation eines Spezialisten.

Die Anwendung von *Antibiotika* zur Vermeidung der Besiedlung mit Akne-bakterien berücksichtigt heute vor allem Tetrazykline, die in niedriger Dosis bis zu 6 Monate verabreicht werden. Minocyclin erscheint besonders geeignet, da es durch frühe Resorption im Dünndarm die Darmflora wenig beeinflußt. Auch Erytromycin und Klindamycin werden verwendet.

Diätetische Maßnahmen bringen keine Vorteile. Hingegen ist eine vernünftige und dermatologisch ausgerichtete kosmetische Beratung angezeigt. Vielfach läßt sich schon auf diesem Weg eine ausreichende Besserung erreichen, die auch die psychologischen und psychosozialen Probleme Jugendlicher lösen hilft.

Entwicklungsdiagnostisches Diagramm für Mädchen.
Erläuterungen zur Dokumentation (Abb. 4.12)

1. Das Diagramm ist als Dokumentationshilfe für die Beurteilung des biologischen Alters konzipiert. Es ist so eingerichtet, daß im Durchschnittsfall eine weitgehend waagerechte Kurve entsteht, wenn man die jeweiligen Markierungen der Abszissenskalen verbindet.
2. Auf der Ordinate ist das chronologische Alter (CA) in Jahren aufgetragen. Die Abszisse enthält parallel angeordnete Skalen für folgende Parameter:
   - Aktuelle Länge (L) mit Mittelwert ($\bar{x}$) links und *einfacher* Standardabweichung (SD) rechts der Skala.
   - Aktuelles Gewicht (G; Mittelwert auf das chronologische Alter bezogen in kg).
   - Knochenalter (KA; Bestimmungsmethode GREULICH & PYLE).
   - Wachstumsrate (WR). Dabei wird graphisch die physiologische Entwicklung der Wachstumsrate in Form der Rauten dargestellt und die minimale Wachstumsrate (MWR), die höchste

Wachstumsrate z.Z. der Pubertätsentwicklung (HWR) und das Maß „99% der Endlänge" (99% EL) durch Punkte markiert.

Auf der Hauptskala sind die *durchschnittlichen* Wachstumsraten entsprechend einer longitudinalen, individuellen Messung nach TANNER aufgetragen. Die rechts *versetzten Skalen* geben a) den Bereich etwa zwischen 25. und 75. Perzentile der maximalen Wachstumsrate an (Mitte), b) auffallend hohe Wachstumsraten ohne zeitlich definierten Bezug (oben) und c) auffallend niedrige Wachstumsraten ebenfalls ohne zeitlich definierten Bezug (unten) an. Die *versetzten Skalen* sollten stets dann benutzt werden, wenn eine logische Einordnung der bestimmten Wachstumsrate auf der Hauptskala nicht möglich ist. So kann z.B. die mittlere Skala (25./75. Perzentile der HWR) auch benutzt werden, wenn vom Knochenalter her gesehen der Punkt der HWR noch nicht erreicht ist, die individuelle Wachstumsrate aber über dem Mittelwert der MWR liegt. Differenzen hingegen im Verhältnis zwischen Knochenalter und Wachstumsrate, die > 1 Jahr betragen, führen stets zur Dokumentation auf einer versetzten Skala.

- Wachstumsprognose (WP), bestimmt nach BAYLEY & PINNEAU. Die Dokumentation der Wachstumsprognose erfolgt stets entsprechend dem chronologischen Alter, d.h. auf der WP-Skala wird der Punkt waagrecht zum chronologischen Alter (CA) angenommen (= Mittelwert) und individuell entsprechend dem 2-cm-Raster nach oben oder unten angepaßt.
- Pubertätsratings für die Brust- bzw. Pubesentwicklung entsprechend den Tanner-Stadien I–V. Die auf dem Diagramm eingezeichneten Streuungen entsprechen 1 SD. (Wachstumsstudie Zürich).
- Menarche (M); der mittlere Menarchezeitpunkt ist durch einen Punkt markiert, die Streuung entspricht 1 SD (Wachstumstudie Zürich). Ist bei einem Kind über 12,25 Jahren die Menarche noch nicht eingetreten, wird die Markierung unmittelbar unter dem Streubereich angegeben.
- Quotient Knochenalter zu chronologischem Alter (KA:CA); bei einem Quotienten von 1,0 (Idealfall) entspricht die Markierung auf der Skala $\frac{KA}{CA}$ dem Punkt, der durch das chronologische Alter (1. Skala) vorgegeben ist. Quotienten *über* 1,0 werden für jeweils 0,5 Raster nach oben, bei Quotienten *unter* 1,0 für jeweils 0,1 Raster nach unten dokumentiert.
- Quotient FSH zu LH; die Dokumentation ergibt sich aus der Skalenteilung. Die Doppelkästchen geben die physiologische Streuung zwischen 12 und 15 Jahren an.
- Östradiolplasmaspiegel; trotz erheblicher statistischer Streuung sind nennenswerte Abweichungen von den angegebenen Mittelwerten auf das *Knochenalter* bezogen Anlaß zu einer näheren Diskussion.
- Testosteronplasmaspiegel; differentialdiagnostischer Parameter, insbesondere hinsichtlich eines Late-onset-AGS, einer ovariellen Aromatisationsstörung o.ä.

4.1.4.3 Verschiebung des Menstruationstermins

Bei etabliertem Zyklus kann aus aktuellem Anlaß (Operativer Eingriff, Reise, Sportveranstaltung u.a.) der zu erwartende Termin der Regelblutung verschoben werden.

Eine *Verlängerung* des Zyklus wird durch die Gabe eines Östrogen-Gestagen-Präparates vom Typ des Primosiston erreicht (Primosiston, 3 × 1 Tbl. tgl. vom 25. Zyklustag an für bis zu 14 Tagen). Wird eine hormonelle Kontrazeption mit einem Kombinationspräparat durchgeführt, kann die Einnahme über den sonst üblichen Zeitrahmen hinaus ausgedehnt werden. Dabei ist natürlich sicherzustellen, daß bei 28er Packungen die wirkstofffreien Dragees *nicht* verwendet werden.

Werden Stufenpräparate angewandt, sollten die Dragees der letzten Stufe weiter aus einer neuen Packung eingenommen werden; stattdessen kann auch wie oben angegeben ein Östrogen-Gestagen-Präparat für die Zeit der beabsichtigten Verlängerung verwendet werden.

Eine *Verkürzung* des Zyklus kann frühestens vom 12. Tag an durch Einnahme eines Präparates vom Typ des Primosiston® für 7 Tage erreicht werden; 1–3 Tage nach Ende der Einnahme kommt es zur Blutung. Ein Kontrazeptivum vom Kombinationstyp kann frühestens vom 12. Tag an abgesetzt werden, ein Stufenpräparat sollte mit der 2. Stufe beginnend zu Ende eingenommen werden.

Literatur

1 August GP, Tkachuk M, Grumbach MM (1969) Plasma testosterone binding affinity and testosterone in umbilical cord plasmas, late pregnancy, pre-pubertal children and adults. J Clin Endocrinol Metab 29: 891–899

2 Bartsch W, Horst HJ, Derwahl KM (1980) Interrelationsships between sex hormone binding globulin and 17β-estradiol, testosterone, 5a-dihydrotestosterone, thyroxine und triiodothyronine in prepubertal and pubertal girls. J Clin Endocrinol Metab 50: 1053–1055

3 Beck W (1983) Untersuchung der schlafabhängigen Hormonrhythmik des hypothalamo-hypophysär-gonadalen Regelsystems in der Entwicklung. Habilitationsschrift, Universität Göttingen

4 Belchetz PE, Plant TM, Nakai Y, Leogh EJ, Knobil E (1978) Hypophyseal responses to continuous and intermittant delivery of hypothalamic gonadotrophin releasing hormone (GnRH). Science 202: 631

5 Bidlingmeier F, Wagner-Barnack M, Butenandt O, Knorr D (1973) Plasma estrogen in childhood and puberty under physiologic and pathologic conditions. Pediatr Res 7: 901

6 Bierich JR, Potthoff K (1976) Die Spontansekretion des Wachstumshormons bei der konstitutionellen Entwicklungsverzögerung und der frühnormalen Pubertät. Monatsschr Kinderheilkd 127: 561

7 Bierich JR (1983) Treatment of constitutional delay of growth and adolescence with human growth hormone. Klin Pädiatr 195: 309

8 Braun-Falco O, Plewig G, Wolff HH (1984) Erkrankungen der Talgdrüsenfollikel. In: Braun-Falco O, Plewig G, Wolff HH (Hrsg) Dermatologie und Venerologie, 3. Aufl. Springer, Berlin Heidelberg New York, S 631 ff

9 Chaussain JL, Brijawi A, Georges P, Job JC (1979) Etude de la capacité de fixation de la testosterone estradiol binding globulin. Arch Fr Pediatr [Suppl] 36: 33–40

10 Farrow JH, Ashikari H (1969) Breast lesions in young girls. Surg Clin N Amer 49: 261

11 Frisch RE (1980) Pubertal adipose tissue: is it necessary for normal sexual maturation? Evidence from the rat and human female. Fed Proc 39: 2395

12 Gaidano G, Berta L, Rovero E, Valenzano C, Rosatti P (1980) Dynamics of the binding capacity of plasma sex hormone binding globulin for testosterone and dihydrotestosterone during puberty. Clin Chim Acta 100: 91–97

13 Knobil E (1980) The neuroendocrine control of the menstrual cycle. Rec Prog Hormone Res 36: 53

14 Kulin HE, Grumbach MM, Kaplan SL (1969) Changing sensivity of pubertal gonadal hypothalamic feedback mechanism in man. Science 166: 1012

15 Largo RH, Prader A (1983) Pubertal development in Swiss girls. Arch Paediatr Acta 38: 229

16 Lee IR, Greed LC, Hähnel R (1984) Comparative measurements of plasma binding capacity and concentration of human sex hormone binding globulin. Clin Chim Acta 137: 131–139

17 Peters F, Pickard CR, Zimmermann G, Breckwoldt M (1981) PRL, TSH and thyroid hormones in benign breast diseases. Klin Wschr 59: 403

18 Prader A, Largo RH, Wolf G, Molinari L, Flug D (1985) Wachstum, Knochenreifung und Pubertätsentwicklung von gesunden Mädchen in bezug auf das chronologische und gynäkologische Alter. Symp für Kinder- und Jugendgynäkologie, Ulm

19 Prader A, Zachmann M, Bucher H (1980) Constitutional delay of growth and puberty: auxological and endocrine characteristics. In: Cacciary E, Prader A (eds): Pathophysiology of puberty. Academic Press, London, p 123

20 Rey-Stocker I (1982) Die weiblichen Keimdrüsen. In: H. Stolecke (Hrsg) Endokrinologie des Kindes- und Jugendalters. Springer, Berlin Heidelberg New York, S 201

21 Ruf KB (1973) How does the brain control the process of puberty? J Neurol 204: 95
22 Schönberger W, Grimm W, Scheidt E, Ziegler W, Scheunemann W, Rohr-Weirich H, Grammel H (1977) Untersuchungen über den Einfluß individueller Merkmale auf das Ergebnis der LHRH-Stimulation im Kindesalter. Vortrag Jahrestg Dtsch Ges Kinderheilk, Kiel
23 Stolecke H (1983) Hochwuchstherapie. In: Stolecke H (Red) Endokrinologie. Springer, Berlin Heidelberg New York, S 1 ff. (Paediatrie: Weiter- und Fortbildung)
24 Tanner JM, Whitehouse RH (1976) Clinical longitudinal standarts for height, weight, height velocity, weight velocity, and stages of puberty. Arch Dis Child 51: 170
25 Wenn RV, Kamberi IA, Vossough P, Kariminejad MH, Torabee E, Avoughi F, Keyvanjah M, Sarberi N (1977) Human testosterone-oestradiol binding globulin in health and disease. Acta Endocrinol (Copenh) 84: 850–859
26 Wildt L, Schwilden H, Wesner G, Roll C, Brensing KA, Luckhaus J, Bähr M, Leyendecker G (1983) The pulsatile pattern of gonadotropin secretion and follicular development during the menstrual cycle and in women with hypothalamic and hyperandrogenemic amenorrhea. In: Legendecker G, Stock H, Wild L (eds) Brain and pituitary peptides II. Pulsatile adminstratison of GnRH in hypothalamic failure: basic and clinical aspects. Karger, Basel, p 28
27 Yen SSC, Tsai CC, Naftolin F, van den Berg G, Ajabar L (1972) Pulsatile pattern of gonadotropin release in subjects with and without ovarian function. J Clin Endocrinol 34: 671
28 Zachmann M (1978) Bayley-Pinneau, Roche-Wainer-Thissen and Tanner. Height prediction in normal children and in patients with various pathologic conditions. J Pediatr 93: 749
29 Zachmann M, Manella B, Santamaria L, Andler W, Prader A (1979) Plasma steriod response of pubertal girls to human menopausal gonadotropin. Excerpta Med Int Congress Series 515

4.2 Dysmenorrhö (K. A. WALZ)

4.2.1 Einleitung

Das Beschwerdebild der Dysmenorrhö stellt einen vielfältigen Symptomenkomplex dar (Abb. 4.13) und unterscheidet sich bei Jugendlichen und im Adoleszentenalter grundsätzlich, so auch in der Unterteilung in primäre und sekundäre Dysmenorrhö, nicht von dem der erwachsenen Frau. Innerhalb der Symptomatik sind Verschiebungen vorhanden. So spielt das prämenstruelle Spannungssyndrom mit und ohne Ödem bei Jugendlichen eine eher untergeordnete Rolle [1, 13, 14, 22]. Die übrigen, verschiedenartigen Begleitsymptome der unter dem Begriff Dys- bzw. Algomenorrhö im engeren Sinn zusammengefaßten krampf- und kolikartigen Abdominalbeschwerden vor, während und selten auch noch nach der menstruellen Blutung sind vielfältig und oft schwer objektivierbar. Eine Gradeinteilung zur Bewertung wurde versucht.

Klinische Einteilung der primären Dysmenorrhö
Typ I
  Geringe Unpäßlichkeit („Kann die Schule nicht besuchen, ist abends für die Disco wieder fit")
  Kein allgemeines Unwohlsein
  Dauer nicht länger als ein halber Tag
  Beherrschbar mit Spasmo-Analgetikum

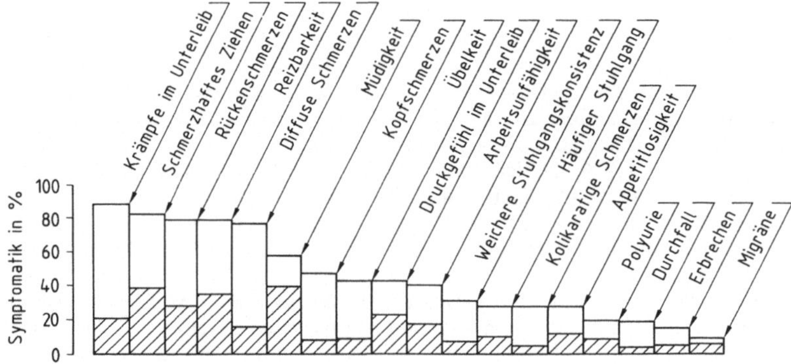

Abb. 4.13. Symptomenkomplex Dysmenorrhoe; Anteil verschiedener Begleitsymptome

Typ II
   Mittelgradige Unpäßlichkeit
   Allgemeines Unwohlsein
   Dauer nicht länger als ein Tag
   Beherrschbar mit Spasmo-Analgetikum
Typ III
   Starke Unpäßlichkeit
   Quälende Schmerzen
   Dauer länger als ein Tag
   Nicht beherrschbar mit Spasmo-Analgetika

4.2.2 Häufigkeit

Angaben über die Häufigkeit schwanken für die Dysmenorrhö bei der erwachsenen Frau von unter 10% bis über 90% [24]. Von dem Anteil der jugendlichen Patientinnen, die wegen Schwierigkeiten in Zusammenhang mit der Menstruation eine kinder- und adoleszentengynäkologische Sprechstunde aufsuchen, werden in etwa 20% Dysmenorrhöen angegeben [9]. 5–10% aller jungen Mädchen leiden an einer so schweren Dysmenorrhö, daß ihre Lebensführung immerhin während einiger Tage beeinträchtigt wird, allerdings nicht selten von Zyklus zu Zyklus auch Schwankungen unterworfen [10].

4.2.3 Ätiologie und Diagnostik

Es wird zumeist betont [6, 7, 9], daß das Beschwerdebild im allgemeinen erst 2–3 Jahre nach der Menarche, d. h. bei Überwiegen ovulatorischer Zyklen einsetzt. Nimmt man ätiologisch indes vorrangig eine psychogen ausgelöste Dysmenorrhö an [8, 15, 17], so erklärt dies, daß sie zu jeder Zeit ab der puberalen Ablösungsphase und Phase der Entwicklung zur Heterosexualität manifest werden kann. Das weite Gebiet der Ätiologie psychogener Dysmenorrhöen bis hin zu ihrer Therapie kann, trotz der zahlenmäßigen Bedeutung, hier nicht weiter behandelt werden; es wird auf eine umfangreiche Literatur zur Psychosomatik der Dysmenorrhö verwiesen [5, 8, 15, 17, 24]. Oft reicht bereits ein einfühlsames beratendes Gespräch und eine der Situation der Jugendlichen angepaßte Führung unter Einbeziehung der jeweiligen Bezugsperson(en) aus [6, 7], um aus der Dysmenorrhö nicht ein Problem werden zu lassen.

So stellt sich bei jeder einzelnen Jugendlichen, die wegen Dysmenorrhöen zur Beratung und Untersuchung kommt, die Frage, wann und in welchem Umfang eine umfassende Ausschlußdiagnostik, d.h. direkte gynäkologische Untersuchung, apparative und labortechnische Datenerhebung durchgeführt und veranlaßt werden soll. Prinzipiell gehört zur gynäkologischen Basisdiagnostik die direkte Untersuchung [9]. Sie ist, eine entsprechende Erfahrung in der altersbezogenen Untersuchungstechnik vorausgesetzt, ohne körperliche und psychische Traumatisierung zuverlässig möglich. Ebenso nimmt die Sonographie als nichtinvasive und wenig belastende Untersuchungsmethode eine zentrale Stellung in der Kinder- und Jugendlichengynäkologie ein, dies vor allem in der Diagnostik von Fehlbildungen und Anomalien des inneren Genitale.

Von besorgten Eltern wird nicht selten nach einer Hypoplasie und Lageanomalie, insbesondere Retroflexio des Uterus als Ursache von Dysmenorrhöen gefragt. Dies zeigt, wie sehr die vorausgegangene Generation von solchen, heute nicht mehr aufrechterhaltbaren Annahmen geprägt war. Zuletzt und stellvertretend dafür wird CONTAMIN (1969) als Autor dafür angeführt, daß besonders die Retroflexio des Uterus ursächlich für dysmenorrhoische Beschwerden verantwortlich gemacht [9] und deshalb auch operativ korrigiert wurde [24]; es handelt sich aber um eine vollkommen symptomlose Variante der Lage des Uterus.

Der Stellenwert der Pelviskopie in der Diagnostik gynäkologischer Erkrankungen bei Jugendlichen wird unterschiedlich eingeschätzt [21]. Menstruationsstörungen und Unterbauchschmerzen stellen die häufigste Indikation zur Pelviskopie innerhalb kinder- und pubertätsgynäkologischer Probleme dar. Der Anteil wird mit bis zu 10% unter allen Pelviskopien angegeben [21]. Die Untersuchungsmethode sollte nur gezielt und streng indiziert eingesetzt werden. Eine Rolle spielt in diesem Zusammenhang die Endometriose bei Adoleszenten. Sie gilt als selten und ist demnach bisher wohl wenig beachtet worden [3, 18, 21]. Beobachtungen einer Vergesellschaftung von Endometriose mit Atresien bzw. Obstruktionen am Genitale stützen im besonderen die Verschleppungs- und Implantationstheorie von Samson zur Entwicklung der Endometriose [18]. Es gibt die Endometriose auch bei Jugendlichen als Ursache primärer Dysmenorrhöen, ohne daß ihre Entstehung durch diese ätiologischen Faktoren erklärbar wäre; man entdeckt solche, gewiß seltenen Befunde nur, wenn häufig pelviskopiert und gezielt danach gesucht wird [3]. Zur Frage jeweils zu vieler negativer und damit eigentlich nichtindizierter Pelviskopien können verbindliche Richtlinien nur schwer gegeben werden. Früherfassung und -behandlung der Endometriose sind jedoch entscheidend, um eine Ausbreitung des Krankheitsbildes bis hin zur Gefahr späterer Sterilität zu vermeiden [3, 18].

4.2.4 Therapeutische Konsequenzen

Bei der sehr seltenen Endometriose im Adoleszentenalter sind ebenso wie auch bei operativ behebbaren Ursachen der Dysmenorrhö gezielte und auch von Grund auf wirksame Behandlungsmöglichkeiten beispielhaft vorhanden. Dies ist bei den meisten anderen, funktionellen Dysmenorrhöformen nicht so zuverlässig gegeben. Behandlungschancen schwanken hier zwischen spontaner Ausheilung eines beträchtlichen Teils und bleibend unbefriedigenden Ergebnissen [8, 15]. Durch die Möglichkeiten kontrazeptiver Sicherung ist das Problem der Dysmenorrhö eher im Rückgang begriffen [20]. Neben dem psychologisch günstigen Effekt der Lösung von Ängsten um eine ungewollte Schwangerschaft und eventuelle Abruptioproblematik ist durch eine hormonale Kontrazeption mit guter Anpassung und Abstufung an das Bedürfnis der Jugendlichen zusätzlich ein funktionelles Ungleichgewicht ovarieller Steroidhormone ausgleichbar [22]. Letzteres gilt auch als verantwortlich für eine Veränderung der endometrialen Prostaglandinsynthese [2, 22, 23]; aus diesem Zusammenhang sind effektive therapeutische Konsequenzen abgeleitet worden (s. unten).

Solange der juvenile Zyklus nicht durch eine ovulationshemmende hormonale Medikation belastet werden soll, kann eine zyklusangepaßte hormonale Behandlung allein innerhalb der prämenstruellen Phase vorgesehen werden, dann mit dem Ziel der Gewebeauflockerung, damit Vermeidung von Zervixspasmen und erhöhter Kontraktionsbereitschaft der Uterusmuskulatur insgesamt [16]. Hier auf indirektem Weg angreifend und mit gleich günstigem Erfolg steht das Behandlungskonzept einer Hemmung der Prostaglandinsynthese zur Verfügung [4, 11, 12]. β-sympathikomimetisch wirksame Präparate und Prolaktinhemmerpräparate haben sich wegen der ihnen nicht selten anhaftenden Nebenwirkungen innerhalb der Adoleszentensprechstunde wenig durchsetzen können [16, 22]. Die zugehörigen pathogenetischen Zusammenhänge sind in einer inzwischen umfangreichen Literatur dargelegt worden [2, 4, 11, 12, 23].

Somit steht eine abgestufte Palette von Behandlungsmöglichkeiten der juvenilen Dysmenorrhö zur Verfügung (s. Übersicht). Einfache physikalische Therapiemaßnahmen, psychologische Führung und gegebenenfalls der Einsatz von Prostaglandinsynthesehemmerpräparaten reichen in der Praxis zumeist zur Überbrückung in der Behandlung von Dysmenorrhöen bei Jugendlichen aus, bis ohnehin von der dann Adoleszenten eine kontrazeptive Sicherung gewünscht wird [1, 11, 12, 20]. So therapeutisch der Situation angepaßt, wird die Erfolgsaussicht der Teenager-Dysmenorrhö als insgesamt günstig eingeschätzt. Die Behandlung soll allerdings frühzeitig beginnen, dabei die Jugendliche auch ernst genommen werden mit ihren Problemen, um psychogene Fixierungen nicht entstehen zu lassen; diese ließen sich später nur um so schwerer therapeutisch beeinflussen [6, 9, 15].

Medikamentöse Behandlungsmöglichkeiten der primären Dysmenorrhö
1. Gestagene in der 2. Zyklushälfte,
2. Prostaglandinsynthesehemmer,
3. Hormonale Kontrazeption durch Ovulationshemmer,
4. Betasympathikomimetika und Kalziumantagonisten,
5. Prolaktinhemmer.

Literatur

1 Andersch B, Hahn L (1981) Premenstrual complaints. Acta Obstet Gynecol Scand 60: 579–583
2 Briel RC (1981) Derzeitiger Stand der Prostacyclin-Forschung in Geburtshilfe und Gynäkologie. Geburtshilfe u Frauenheilkd 41: 871–881
3 Bullock JL, Massey FM, Gambrell RD (1974) Symptomatic endometriosis in teenagers. Obstet Gynecol 43: 896–899
4 Chan WY, Dawood MY, Fuchs F (1979) Relief of dysmenorrhoea with the prostaglandin synthetase inhibitor ibuprofen: Effect on prostaglandin levels in menstrual fluid. Am J Obstet Gynecol 135: 102–107
5 Clayton SG, Lewis TLT, Pinker G (1980) Dysmenorrhoea. In: Gynaecology by ten teachers, 13th edn. Edward Arnold, London, pp 260–261
6 Daniel WA (1970) Menstruation and menstrual disorders. In: Daniel Jr WA (ed) The adolescent patient. Mosby, St. Louis, pp 164–166
7 Dewhurst J (1980) Practical pediatric and adolescent gynecology. Dekker, New York, pp 150–151
8 Golub LJ, Lang WR, Menduke H, Gordon HG (1957) Teenage – dysmenorrhoea. Am J Obstet Gynecol 74: 591–598
9 Huber A, Hiersche H-D (1977) Praxis der Gynäkologie im Kindes- und Jugendalter. Thieme, Stuttgart, S 154–155
10 Huffman JW (1968) The gynecology of childhood and adolescence. Saunders, Philadelphia, pp 483 ff
11 Lundström V (1977) The myometrial response to intrauterine administration of $PGF_{2\alpha}$ and PGE_2 in dysmenorrheic women. Acta Obstet Gynecol Scand 56: 167–172
12 Lundström V (1978) Treatment of primary dysmenorrhea with prostaglandin synthese inhibitors – a promising therapeutic alternative. Acta Obstet Gynecol Scand 57: 421–428
13 Niesert St, Bogdanski J, Kahlhausen H (1982) Therapie des prämenstruellen Ödems. Dtsch Med Wochenschr 107: 1148–1149
14 Reid RL, Yen SSC (1981) Premenstrual syndrome. Am J Obstet Gynecol 139: 85–104
15 Roemer H (1969) Das Sexualleben der Frau und seine Störungen. In: Käser O, Friedberg V, Ober KG, Thomsen K, Zander J. Gynäkologie und Geburtshilfe, Bd. 1. Thieme, Stuttgart, S 426–432
16 Sandahl B, Ulmsten U, Andersson K-E (1979) Trial of the Calcium-antagonist Nifedipine in the treatment of primary dysmenorrhoea. Arch Gynecol 227: 147–151
17 Schaetzing G (1965) Die verstandene Frau. Lehmann, München, S 28 u 73
18 Schirfrin BS, Erez S, Moore JG (1973) Teenage endometriosis. Am J Obstet Gynecol 116: 973–980
19 Terruhn V, Pitzl C (1982) Adenosis diffusa vaginae bei Gynatresien. Wiss Information 8: 211–217
20 Tietze KW (1973) Schwangerschaft und Antikonzeption bei Jugendlichen. Gynäkologe 6: 84–92
21 Xygakis A, Kreatsas G, Antsaklis A, Lazaris D, Politis G, Katsarelis DB (1985) Pelviskopie bei jungen Patientinnen; Stellenwert in der Diagnostik gynäkologischer Erkrankungen. Fortschr Med 103: 1023–1024
22 Ylikorkala O, Puolakka J, Kauppila A (1979) Serum gonadotropins, prolactin and ovarian steroids in primary dysmenorrhoea. Br J Obstet Gynecol 86: 648–653
23 Zahradnik HB, Stengele E (1980) Entstehungsmechanismus der Dysmenorrhoe. Geburtshilfe Frauenheilkd 40: 1134–1141
24 Zander J, Holzmann K (1969) Störungen des menstruellen Zyklus und ihre Behandlung. In: Käser O, Friedberg V, Ober KG, Thomsen K, Zander J. Gynäkologie und Geburtshilfe, Bd I. Thieme, Stuttgart, S 426–432

4.3 Zyklusstörungen im Pubertäts- und jugendlichen Erwachsenenalter (C. Lauritzen)

4.3.1 Vorbemerkung

In der Kinder- und Jugendgynäkologischen Sprechstunde machen menstruelle Blutungsstörungen, je nach Klientel, 30–50% aller jener Störungen aus, die Mädchen während der Pubertät und Adoleszenz veranlassen, ärztlichen Rat zu suchen (Tabelle 4.2). Das zeitgerechte und beschwerdefreie Eintreten der Regelblutung in gleichmäßigen Abständen spielt in der Bewertung der Mütter, aber auch der jungen Mädchen eine wichtige Rolle für die Beurteilung oder das Gefühl von Gesundheit und Normalität. Auch das Selbstwertgefühl der Jugendlichen hängt von der Normalität der menstruellen Blutungen ab. Sie gilt schließlich als Prognostikum für die Erfüllung der späteren Rolle als Frau und Mutter.

Tabelle 4.2. Gründe für die Konsultation der Kinder- und Jugendgynäkologischen Sprechstunde durch junge Mädchen [14]

	% aller Mädchen (10–18 Jahre)	
Amenorrhö, primäre	10	
sekundäre	23	
Zyklusanomalien	15	
Oligomenorrhö		9
Polymenorrhö		4
Metrorrhagie, Dauerblutung		2
Hypermenorrhö-Menorrhagie	3	
Hochwuchs	16	
Kleinwuchs	< 1	
Intersexualität	4	
Turner-Syndrom		2
Testikuläre Feminisierung		1
andere		1
Akne	3	
Hirsutismus	3	
Prämature Thelarche, Pubarche	2	
Pubertas praecox	1	
AGS	1	
Pubertas tarda	2	
Ovarial- und Genitaltumoren	< 1	
andere Gründe („Pille")	15	

4.3.2 Menàrche

Das Eintreten der Menstruation ist eines der typischen Reifezeichen, die durchschnittlich ein- bis eineinhalb Jahre nach dem Eintreten der ersten Pubertätsmerkmale den Beginn der generativen Funktionen anzeigt. Die Menarche, die erste vom System Hypothalamus-Hypophysenvorderlappen-Ovar gesteuerte uterine Blutung, beweist, daß im Ovar eine geregelte Follikelreifung erfolgt ist, und daß die Produktion von Östrogenen eingesetzt hat. Für eine Proliferation und Blutung aus dem Endometrium ist eine Tagesproduktion von $40\,\mu g$ Östradiol bei mehr als $30\,pg$ Östradiol pro Milliliter Plasma, bzw. eine Ausscheidung von Östriol oder Gesamtöstrogenen von mehr als $15\,\mu g$ pro $24\,h$ im Harn notwendig.

Die erste Blutung erfolgt meist aus einem proliferierten, nicht aus einem sekretorisch transformierten Endometrium, da Ovulation und Gelbkörperbildung häufig noch nicht eintreten oder sich nur ungenügend entwickeln. Die erste Blutung ist im allgemeinen nicht stark. Sie ist durchweg schmerzfrei und dauert meist 3-4 Tage oder etwas länger. Sie ist für das Mädchen, je nach Aufklärung und Vorbereitung, mit erheblichen psychologischen Problemen verknüpft oder wird, wenn positiv erwartet, als Zeichen der beginnenden weiblichen Reife positiv vermerkt und weitgehend reaktionslos hingenommen.

Das mittlere Menarchealter beträgt in der Bundesrepublik Deutschland 12,9 Jahre. Tritt die Blutung nicht ein, ist sie nach dem 3. Jahr nach der Menarche unregelmäßig oder bleibt sie, nachdem sie vorher vorhanden war, aus, so kann es ebenfalls zu psychologisch ernsten Konflikten kommen, die sich häufig auf das Gefühl der Gesundheit oder auf das Selbstwertgefühl des heranwachsenden Mädchens negativ auswirken. Seelische und körperliche Vorgänge sind hier aufs engste verknüpft und beeinflussen sich gegenseitig in einem komplizierten Funktionskreis. Der Grundsatz, solche Störungen frühzeitig und wirksam zu behandeln, ist daher logisch und gut begründet.

4.3.3 Zyklusanomalien

4.3.3.1 Reifekriterien

Die Kriterien der Normalität des Zyklus, wie sie für erwachsene Frauen gelten, können auf junge Mädchen nicht ohne weiteres angewendet werden. Diese befinden sich in der pubertären Entwicklung, die bis in das jugendliche Erwachsenenalter hinein einen dynamischen Prozeß wachsender Funktionen darstellt. Für diese jungen Mädchen müssen daher die statistischen Daten des betreffenden Alters bzw. Reifeabschnittes gelten [1, Tab. 4.3]. Die endokrine Reife tritt im Durchschnitt bei jungen Mädchen im Alter von etwa 15-16 Jahren ein, also einem gynäkologischen Alter von mehr als 3 Jahren (Menarchealter + 3). Zu diesem Zeitpunkt ist üblicherweise die Genitalbehaarung voll und rein weiblich entwickelt, d.h., es besteht ein Tanner-Stadium von 4-5 für Pubes; die Brüste sind gut entwickelt (Tanner-Stadium > 4). Die Axillarbehaarung ist vorhanden, das Knochenalter entspricht

Tabelle 4.3. Reifekriterien junger Mädchen. [4, 13]

Kriterien	Quantifizierung	Erklärung
Gynäkologisches Alter	> 3 (–5) Jahre	Jahre nach Menarche
Zyklus	28 ± 6 Tage	keine längeren Oligo-Amenorrhö-Episoden
Ovulation Gelbkörperbildung	Ist aufgetreten	Basaltemperaturanstieg (> 10 Tage) Progesteron > 5 ng/ml Pregnadiol > 2 mg/24 h Ovulation kann durch 5mal 100 mg Clomiphen induziert werden
Knochenalter	> 13,6 Jahre	ca. 97–99% des Wachstums beendet
Tanner-Stadien	> B 3 > P 3	Achselbehaarung vorhanden

Tabelle 4.4. Häufigkeit anovulatorischer Zyklen in den Jahren nach der Menarche. (UFK, Ulm)

Gynäkologisches Alter Jahre	Zahl der Zyklen (n)	Anovulatorische Zyklen [%]	Corpus-luteum-Insuffizienz [%]	Ovulationen Zyklen [%]
0–1,9	152	82	11	7
2–3,9	167	40	20	40
4–5,9	175	31	19	50
6–7,9	226	20	10	70
Alle Altersgruppen (20–45 Jahre)	543	7	11	81

innerhalb enger Grenzen dem chronologischen Alter. Ovulationen müssen vorgekommen oder nach probatorischer Clomiphengabe wenigstens auslösbar sein. Eine clomiphenpositive Reaktion findet man vom Tanner-Stadium 3, also der frühen Postmenarche an. Die vorliegenden Statistiken zeigen, daß im Alter von 6–7 Jahren nach der Menarche in 70% der Fälle ein ovulatorischer Zyklus vorliegt (Tabelle 4.4).

Die Zyklusabstände sind in der Postmenarche physiologischerweise oder wenigstens im statistischen Mittel verlängert. Eine Oligomenorrhö beispielsweise darf also in den ersten 2–3 Jahren nach der Menarche nicht als von vornherein pathologisch angesehen werden (s. auch Tab. 4.5). Der zeitliche Abstand zwischen den Blutungen ist in den ersten Jahren fast immer größer als 30 Tage. Die Blutungsdauer ist verlängert. Von Bedeutung für eine optimale Entwicklung des Zyklus ist auch das Körpergewicht; wie aus Tabelle 4.6 ersichtlich ist, haben nur knapp die Hälfte der Jugendlichen mit dysfunktionellen Blutungen Normalgewicht, die Mehrzahl ist unter- oder – seltener – übergewichtig [3].

Tabelle 4.5. Die Zyklusabstände in den Jahren nach der Menarche. (UFK, Ulm)

Gynäkologisches Alter Jahre	(n)	Zyklusabstände (Tage) [%]				
		<25	25–31	32–35	36–42	42
0–1,9	152	2	16	30	40	12
2–3,9	167	1	25	45	23	6
4–5,9	175	0	39	48	10	3
6–7,9	226	0	74	16	9	1
Alle Lebensalter	543		83	9	5	3

Tabelle 4.6. Körpergewicht und Vorkommen von Hirsutismus bei jungen Mädchen mit dysfunktionellen Blutungen. [13]

	[%]	[%] mit Hirsutismus
Übergewicht	17	8
Normalgewicht[a]	46	2
Untergewicht	37	0

[a] Altersentsprechendes Normalgewicht ± 2 SD

4.3.3.2 Oligomenorrhö

Unter Oligomenorrhö versteht man einen Zyklus mit Regelabständen von mehr als 35 Tagen. Bei jungen Mädchen nach der Menarche ist die Oligomenorrhö oder jedenfalls das Vorhandensein längerer Intervalle zwischen 2 Blutungen in den ersten beiden Jahren des gynäkologischen Alters eher normal (Tabelle 4.5). Mit fortschreitender Reife kommt es mehr und mehr zu einem eumenorrhoischen Zyklus. Bei jungen Mädchen ist die Oligomenorrhö vorwiegend anovulatorisch; in selteneren Fällen ist die Follikelphase verlängert und die Gelbkörperphase verkürzt. Welche Situation im einzelnen vorliegt, kann durch Basaltemperaturmessung festgestellt werden, allenfalls auch durch Progesteronbestimmungen in der 2. Hälfte eines schon etablierten Zyklus [16].

Endokrinologisch kommt es meist zu einem verzögerten und geringen Anstieg von FSH bei fehlendem oder verspätetem und vermindertem LH-Anstieg. Am Endometrium fanden wir bei oligomenorrhoischen Mädchen in 26% ein proliferativ entwickeltes Endometrium, in 39% eine hyperplastische Schleimhaut, in 31% eine sekretorische Umwandlung und in 4% eine Atrophie [11, 12].

Natürlich muß man sich auch darüber klar werden, ob im Einzelfall die Oligomenorrhö Folge einer krankhaften Störung und Vorläufer einer Amenorrhö sein kann [2, 7, 8, 10]. Hierfür geben die Gewichtsanamnese (Tabelle 4.6), ein hoher FSH-/LH-Quotient und ein schlechter LH-Response auf LHRH Hinweise. Schließlich wird heute diskutiert, ob eine lang andauernde Anovulation in der Adoleszenz nicht das Risiko für die spätere Entstehung eines Korpus- oder Mammakar-

Tabelle 4.7. Zeitpunkt des Auftretens von Menstruationsstörungen bei jungen Mädchen nach der Menarche. [13]

Art der Zyklusstörung	Auftreten nach der Menarche Jahre					
	n	1	2	3	4	Jahre
Anovulatorische Oligomenorrhö	38	21	5	10	2	
Eumenorrhö	4	–	–	3	1	
Polymenorrhö	7	–	5	1	1	
Metrorrhagie	9	6	–	3	–	
	58					

zinoms erhöhen kann. Die Weichen hierfür werden offenbar in diesem Alter gestellt.

Eine *Therapie* der Anovulation wird bisher nur zur Beseitigung der Sterilität empfohlen. Diese Indikation kommt ja bei jungen Mädchen im allgemeinen nicht in Frage. Eine Behandlung unregelmäßiger Blutungen bzw. einer Oligomenorrhö wäre also nur dann angezeigt, wenn gleichzeitig Störungen des Blutungstyps (Stärke und Dauer) vorhanden sind. Dennoch werden die Mädchen und ihre Mütter oft durch die Irregularität der Zyklusabstände beunruhigt und wünschen eine Behandlung.

Ich empfehle daher nach dem 16. Lebensjahr bzw. einem biologischen (= Knochen-)Alter von 15 Jahren eine therapeutische Regulierung, wenn Ovulation und konsekutive Gelbkörperhormonbildung als Reifekriterium nicht vorhanden sind. Man wird zunächst ein Gestagen verabreichen, und zwar vom 16. Tag nach der letzten Blutung für 10 Tage. Geeignet sind hier 10–20 mg Retroprogesteron (Duphaston), 2–4 mg Chlormadinonacetat (Gestafortin), 5 mg Medrogeston (Prothil) oder 5 mg Medroxyprogesteronacetat (Clinovir, Farlutal) als tägliche Dosis. Mit dieser Behandlung kommt es zu einem regelmäßigen 28tägigen Zyklus mit Blutung aus einem sekretorisch umgewandelten Endometrium. Treten Schmierblutungen bei frühzeitigem Follikelabbruch auf, so kombiniert man das Gestagen mit einem Östrogen.

Für die Langzeitmedikation bevorzugen wir als Gestagen reines Progesteron oder 17α-Hydroxyprogesteronderivate, wie oben angeführt, da diese keine nachteiligen Wirkungen auf die Plasmalipide ausüben. In manchen Fällen, insbesondere mit niedrigen Östrogenwerten und Hirsutismus ist es besser, ein Sequenzpräparat zu geben. Wird Empfängnisverhütung benötigt, so braucht man nicht zu zögern, orale Kontrazeptiva zu geben; am geeignetsten sind hier Sequenz- oder Stufenpräparate oder kombinierte Präparate mit niedrigen Dosen. Die Erfahrung zeigt, daß eine Verschlechterung der Oligomenorrhö oder des sie bedingenden Leidens nach Absetzen oder für später auch im Hinblick auf die Fruchtbarkeit nicht zu erwarten ist. Bei Vorliegen von Hirsutismus kann als Gestagen ein Antiandrogen, ggf. mit einem Östrogen kombiniert (z. B. Diane) gewählt werden.

Anovulatorische Oligomenorrhö oder Oligomenorrhö mit Corpusluteum-Insuffizienz durch Hyperprolaktinämie ist bei Jugendlichen selten (Tabelle 4.8). In solchen Fällen wäre Bromocryptin angezeigt. Ob der Pflanzenextrakt aus Agnus

Tabelle 4.8. WHO-Gruppen (basale Gonadotropinwerte) und Reaktionen auf LHRH bei jungen Mädchen mit Oligomenorrhö. [13]

Alter	Normoprolaktinämie							
	n	[%]	WHO-Gruppe			Reaktionen auf LHRH		
			I	II	III	0	1	2
12–13	–	–	–	–	–	–	–	–
14–16	8	7	3	5	–	3	–	5
17–18	10	9	1	9	–	1	1	8
Alle Altersgruppen	112		22	90	–	12	11	89
	Hyperprolaktinämie							
12–16	–	–	–	–	–	–	–	–
17–18	3	12	–	3	–	–	–	3

castus = Mönchspfeffer, Präparat Agnolyt, beim Menschen luteal stimulierend wirksam ist, steht noch nicht eindeutig fest. Wird kein Geschlechtsverkehr ausgeübt, besteht also die Möglichkeit einer Schwangerschaft nicht, so kann man auch einen schwachen Ovulationsauslöser, der keine Hyperstimulierung und Zystenbildung im Ovar bewirkt, verabfolgen. Wir haben Epimestrol über 7 Zyklen jeweils vom 5.–14. Tag verabfolgt und Ergebnisse gesehen, die, was die Ovulationsauslösung betrifft, deutlich über der Spontanheilungsrate oder der Plazebowirkung liegen. Die Dauerheilungsrate ist jedoch ziemlich niedrig. Eine so eingehende Kontrolle wie bei der Verwendung von Clomiphen oder Cyclofenil ist unter Epimestrol nicht erforderlich, da, wie erwähnt, eine Überstimulierung nicht zu erwarten ist.

Die Spontanheilungsrate der Oligomenorrhö, die in den späten Jahren der Adoleszenz fortbesteht, ist ebenfalls gering. Häufig ist die Oligomenorrhö Symptom einer schwerwiegenden Störung des Gonadostaten mit ovarieller Unterfunktion oder sie ist einer vermehrten Androgenbildung in Ovarien und Nebennierenrinden zuzuschreiben, auch kommt sie als Folge einer inneren Erkrankung wie Hypo- oder Hyperthyreose, Diabetes, Tuberkulose, Leukose oder sonstiger Leiden vor.

4.3.3.3 Polymenorrhö

Die zu häufige Blutung mit einem Intervall von weniger als 25 Zyklustagen kann entweder durch einen monophasischen Zyklus bei frühzeitigem Aufhören des Follikelwachstums oder, seltener, durch eine verkürzte Follikelphase mit zu kurzer oder annähernd normaler Gelbkörperphase bedingt sein. Die Basaltemperaturmessung gibt Auskunft über die Frage, ob und wann eine Ovulation auftritt, welche Phase verkürzt ist und welche Art der Behandlung demnach am zweckmäßigsten erscheint.

Zur *Therapie* bei monophasischem Zyklus oder verkürzter Gelbkörperphase verabfolgt man ein Gestagen vom 16.–25. Tag, evtl. auch mit einem Östrogen kombiniert. Gleichwertig ist eine Injektion von Gestagen oder Östrogen-Gestagen-Depot am 15. Tag. Bei niedrigen Östrogenwerten oder Genitalhypoplasie kommt auch eine Östrogen-Gestagen-Sequenztherapie in Frage. Bei Bedarf nach Kontrazeption kann man ohne Nachteil die Pille verordnen. Für eine primäre Therapie, wie dies öfter gemacht wird, ist die Pillendosis aber unnötig hoch. Eine ovulationsauslösende Therapie (wenn die Gefahr einer unerwünschten Schwangerschaft nicht besteht) mit Epimestrol (Stimovul) ist wenig erfolgreich und auf die Dauer auch zu aufwendig. Die Langzeitprognose der Polymenorrhö ist meist gut. Sie neigt zur Spontanheilung.

4.3.3.4 Zusatzblutungen

Unter diesem Begriff faßt man die ovulatorisch bedingte Zwischenblutung in Zyklusmitte, die Metrorrhagie sowie die Vor- und Nachblutung in Verbindung mit der Regel zusammen. Sie sind bei jungen Mädchen ziemlich selten. *Therapeutisch* kann man sie durch Gestagen- oder Östrogensubstitution, entsprechend ihrer Entstehung durch Follikel- oder Gelbkörperinsuffizienz behandeln.

4.3.3.5 Dauerblutung

Die Dauerblutung beruht auf einer Follikelpersistenz mit verlängerter Östrogenwirkung. Reicht die vom Follikel produzierte Östrogenmenge nicht mehr aus, kommt es zur Durchbruchs- oder Abbruchblutung aus einem proliferierten oder hyperplastischen Endometrium. Meist haben bereits vorher Blutungsstörungen bestanden (Oligo- oder Polymenorrhö).

Die dysfunktionelle Dauerblutung der jungen Mädchen ist die einzige Blutung, die zur *Therapie* in der Regel keiner Abrasio bedarf, sondern primär hormonell behandelt werden kann [9, 12, 13, 14, 15]. Man verabfolgt zur Stillung der Blutung ein Östrogen-Gestagen-Präparat, am besten in Tablettenform, z. B. Prosiston 1(–2) Tabletten pro Tag, 10–12 Tage lang. Die Blutung steht in der Regel innerhalb 48–72 h. Auch die intramuskuläre Injektion eines Östradiolester-Gestagenpräparates ist möglich. Oft ist aber mit Injektionspräparaten eine weniger zuverlässige und weniger rasche Wirkung zu erreichen. Die Depotwirkungsdauer ist unterschiedlich. Die Abbruchblutung ist manchmal verlängert. Organisch bedingte Blutungsanomalien, wie bei der erwachsenen Frau, kommen bei Jugendlichen kaum in Frage. Selbstverständlich muß man aber auch an derartige Ursachen denken und sie ausschließen (z. B. Fremdkörper, Selbstbefriedigung, Koitusversuch, Traubensarkom, Vaginaladenose oder Vaginalkarzinom).

4.3.3.6 Hypermenorrhö

Die menstruelle Blutung ist beim jungen Mädchen physiologischerweise anfangs stärker (und länger) als in späteren Jahren (Tabelle 4.9). Bei reiferen oder älteren Frauen beruht die Hypermenorrhö oft auf organischen Ursachen, die nicht hormonell verursacht oder hormonell behandelbar sind. Sie spielt daher beim jungen Mädchen praktisch keine Rolle.

Tabelle 4.9.   Dàuer der Regelblutung in den Jahren nach der Menarche

Gynäkologisches Alter Jahre	n	Dauer der Regelblutung [%]			
		1–3	4–5	6–7	7 Tage
0–1,9	152	8	59	28	5
2–3,9	167	15	56	25	4
4–5,9	175	10	61	26	3
6–7,9	226	18	68	10	4
Alle Altersgruppen	543	14	68	16	2

4.3.3.7 Hypomenorrhö

Eine zu schwache (und meist kurze) Regelblutung ist beim jungen Mädchen selten (Tabelle 4.9) und an sich nicht behandlungsbedürftig, sofern der Zyklus regelmäßig ist. Am ehesten kommen hyperämisierende Maßnahmen wie Sole- oder Moorbäder in Frage.

4.3.3.8 Menorrhagie

Die verlängerte (und oft auch verstärkte) Regelblutung kommt in der Postmenarche physiologisch gehäuft vor (Tabelle 4.9). Ursache ist eine verlangsamte oder unvollkommene Abstoßung des Endometrium aus einer nicht sekretorisch umgewandelten Schleimhaut. *Therapeutisch* verabreicht man ggf. ein orales Gestagen vom 16.–25. Tag. Besteht gleichzeitig Vorschmieren, so kombiniert man mit einem Östrogen. Liegt Nachschmieren vor, so kann man in den ersten Tagen des Zyklus kleine Östrogenmengen geben, z. B. 40 µg Äthinylöstradiol (2mal 1 Tbl. Progynon C) vom 1.–5. Tag.

4.3.4 Besondere Ursachen von Zyklusstörungen

Die Ursachen, aus denen Zyklusstörungen entstehen, sind meist nicht klar. Psychische Probleme spielen sicherlich eine bedeutende Rolle, insbesondere aktuelle seelische Konflikte oder übermäßige körperliche Belastungen. Häufig ist aber die Zyklusstörung bis hin zur Amenorrhö Ausdruck und Symptom tieferliegender Lebensprobleme oder Zeichen einer neurotischen, einer schweren vegetativen oder gar einer depressiven Störung. Nicht selten haben die Patientinnen Gewichtsprobleme, was sich dadurch zeigt, daß Adipositas signifikant gehäuft mit Zyklusanomalien korreliert ist [6]. Beim Stein-Leventhal-Syndrom beginnt die Adipositas kurz vor oder zur Zeit der Menarche, etwas später folgt der Hirsutismus mit Oligo- oder Amenorrhö.

Bei einer anderen Gruppe mit psychogenen Reifungsstörungen findet man Untergewicht. Hier kann man bei Befragung scheinbar unmotivierte Hungerkuren oder Diätbeschränkungen bis hin zur Anorexia nervosa feststellen [3, 18, 19].

Selbstverständlich sind bei Zyklusstörungen junger Mädchen auch internistische Leiden, welche die Zyklusregulation stören, auszuschließen. Beispielsweise sind hier zu nennen eine Fehlfunktion der Schilddrüse, Nebennierenrindenfunktionsstörungen (AGS, Morbus Addison, Cushing-Syndrom) und der Diabetes mellitus. Eine Hyperprolaktinämie ist beim jungen Mädchen als Ursache für Störungen der menstruellen Blutungen selten (s. Tabelle 4.8), ebenso kommen andere Hypophysenvorderlappentumore kaum vor [5]. Nur in Ausnahmefällen mit ohnehin anomalem Zyklus oder mit zentralen Regulationsstörungen tritt eine Oligo- oder Amenorrhö nach Pilleneinnahme auf. Zyklusanomalien sind ansonsten unter oder nach Einnahme der Pille bei jungen Mädchen nicht häufiger als bei der erwachsenen Frau. Selbst bei frühzeitiger Einnahme der Pille werden die Reifungsvorgänge nicht negativ beeinflußt, unter bestimmten Bedingungen sogar eher gefördert.

Bei Zyklusstörungen, auch junger Mädchen, sollte der Arzt nicht vergessen, nach der Einnahme von Medikamenten zu fragen. Zahlreiche Analgetika und Sedative sowie Tranquilizier beeinflussen die zentrale hypothalamische Zyklusregulation über die LH- oder Prolaktinsekretion [5]. Auch der Steroidstoffwechsel in der Leber wird durch Medikamente beschleunigt, so daß die Wirksamkeit der Östrogene und Gestagene abgeschwächt wird und dadurch Zyklusanomalien eintreten können. Tuberkulostatika (Rifampicin), Penizilline, Blutdruck senkende Mittel (α-Methyldopa, Reserpin), Cimetidin sowie Antiepileptika und Antidepressiva beeinflussen ebenfalls Steroidstoffwechsel und zentrale Regulation.

4.3.5 Diagnostische Hinweise

Bei Vorliegen von Tempostörungen des Zyklus ist es immer nötig und sinnvoll, festzustellen, ob ein Eisprung stattfindet oder ob eine normale oder eine unvollkommene Gelbkörperfunktion vorliegt. Aus einer solchen Analyse ergeben sich nicht nur Hinweise auf Ursachen und Prognose der Störung, sondern auch überhaupt erst exakte Vorstellungen über eine gezielte Behandlung. Zum Nachweis einer Ovulation und der Normalität der Corpus-luteum-Phase ist die Basaltemperaturmessung gut geeignet und meist ausreichend. Progesteronbestimmungen sind im allgemeinen bei Zyklusstörungen nicht erforderlich. Sie bleiben Patientinnen mit Sterilitätsproblemen vorbehalten, welche bei jungen Mädchen noch keine Rolle spielen. Dagegen kann der Nachweis von Östrogen- oder von Progesteronwirkung im Scheidenabstrich oder die Beurteilung des Zervixschleims bei der genitalen Untersuchung einen brauchbaren Hinweis auf die Höhe der Östrogenwirkung oder der Biphasizität des Zyklus geben.

Bei jeder Zyklusstörung muß der grundsätzliche Verdacht auf eine Hyperprolaktinämie durch Prolaktinmessungen im Serum bestätigt oder ausgeschlossen werden. Natürlich sind Hyperprolaktinämien bei Mädchen im Kindes- und Jugendalter selten, sie treten kaum vor einem Alter von 17–20 Jahren auf (s. Tabelle 4.8). Nur bei sehr hohen Prolaktinwerten (>200 ng/ml) ist es erforderlich, eine Röntgenauf-

Tabelle 4.10. Rückschlüsse aus dem Ausfall des Clomiphen- und LHRH-Test

Art der Störung	Gestagen	Reaktion auf	
		Clomiphen	LHRH
Dysfunktionelle Störung des hypothalamischen Rückkopplungsmechanismus (der zyklischen LHRH-Ausschüttung)	+	+	+
Hypothalamische Insuffizienz (der basalen LHRH-Produktion)	(+)	–	+
Primär hypophysäre gonadotrope Insuffizienz	–	–	–

nahme der Sella durchzuführen oder eine computertomographische Untersuchung vorzunehmen, um ein Prolaktinom auszuschließen. Eine Prolaktinstimulierung durch TRH oder Metoclopramid ist nicht erforderlich.

Bestimmungen von FSH und LH besitzen mehr theoretisches und wissenschaftliches Interesse. Bei psychogenen Formen der Oligomenorrhö, die in eine Amenorrhö übergehen, findet man meist niedrige FSH- und LH-Werte, wobei der FSH-/LH-Quotient über 1,0 liegt. Es findet demnach bei solchen jungen Mädchen nicht nur eine psychische, sondern auch eine gonadotropendokrine Regression statt. Bei dieser Zyklusstörung steigt nach Gabe von Dyneric das FSH nicht oder nur verzögert an. Der stimulierende Effekt von LHRH auf LH ist meist gering (Tabelle 4.10). In letzter Zeit ist die Analyse von Längsschnittuntersuchungen der Spontansekretion der Gonadotropine unter besonderer Berücksichtigung der diurnalen Rhythmik nach Beginn der Reifeentwicklung interessant geworden. Derartige Profile können zur Beurteilung des individuellen biologischen Reifezustandes einen differenzierten Beitrag leisten.

Bei Vorliegen eines Hirsutismus sind Androgenbestimmungen notwendig, um den Sitz der Androgenproduktion zu ermitteln. Das Dehydroepiandrosteronsulfat ist nebennierenrindenspezifisch. Testosteron wird im wesentlichen aus ovariellen Vorstufen gebildet. Hohe Androgenwerte, die durch exogene Kortikosteroide oder Sexualsteroide nicht supprimierbar sind, sprechen für das Vorliegen eines autonomen Tumors.

Auf die Gewinnung einer Endometriumhistologie aus diagnostischen Gründen wird man bei jungen Mädchen verzichten.

4.3.6 Schlußbetrachtung

Bei den tiefgreifenden Entwicklungen, die während Pubertät und Adoleszenz im Organismus des jungen Mädchens ablaufen, ist es nicht verwunderlich, daß es nicht nur die normale Entwicklung, sondern auch zahlreiche Störungen gibt. Die Verflechtung psychischer und körperlicher Abläufe ist hier besonders auffällig. Es sollte nicht vergessen werden, daß die Diagnose „Zyklusstörung" nur die Anamnese eines Symptoms ist. Über der oberflächlichen Kategorisierung darf nicht vergessen werden, daß die Ursache meist eine Ebene tiefer im psychischen, im endokrinen oder sonstigen organischen Bereich gelegen ist. Trotz aller Fortschritte der Grundlagenforschung ist unsere Diagnostik doch häufig nur routinemäßig, formalistisch und im wesentlichen eine Ausschlußdiagnostik. Ebenso ist die Therapie überwiegend auf die Abdeckung der Symptome gerichtet und kaum in der Lage, echte Heilungen oder Normalisierungen von innen heraus auf die Dauer zu erreichen. In diese Richtung wird die künftige Grundlagenforschung gehen müssen. Zweifellos ist die Erkennung und Behandlung von menstruellen Blutungsstörungen im Rahmen der Gynäkologie des Kindes- und Jugendalters ein ideales Aufgabengebiet für eine propylaktische Medizin im Sinne der Steuerung abweichender oder gestörter Entwicklungsvorgänge mit dem Ziel, Anomalien oder Erkrankungen im Erwachsenenalter zu verhüten.

Literatur

1 Bernoth E, Link M, Weise W (1984) Blutungsanomalien und Zyklusstörungen. In: Gynäkologie, Karger, Basel, S 48–66
2 Breckwoldt M, Siebers JW, Müller U (1981) Die primäre Ovarialinsuffizienz. Gynäkologe 14: 131
3 Crisp HA (1979) Psychopathologia of weight releated amenorrhoea. In: Jacobs HS (ed) Advances in gynaecological endocrinology. Proc II, Study Group. Royal Coll Obstet Gynaecol 111
4 Figij F (1982) Int J Obstet Gynecol 10: 1–3
5 Frank S, Jacobs HS, Hull MGR, Steele DJ, Naborro JDM (1977) Management of hyperprolaktinaemic amenorrhoea. Br J Obstet Gynaecol 84: 10
6 Fries H, Nillius SJ, Petterson F (1974) Epidemiology of secondary amenorrhoea. II. A retrospective evaluation of etiology with special regard to psychogenic factors and weight loss. Am J Obstet Gynecol 118: 473
7 Göretzlehner G (1985) Störungen der Pubertät und Adoleszenz. Amenorrhoe. In: Heinz M (Hrsg) Gynäkologie des Kindes- und Jugendalters. VEB G. Thieme, Leipzig
8 Groot-Wassink K (1983) Diagnostische und therapeutische Grundsätze bei sekundärer Amenorrhoe. Dtsch Gesundheitswesen 38: 161
9 Kaiser R (1975) Hormonale Behandlung von Zyklusstörungen. Thieme, Stuttgart
10 Keller J (1978) Das Ovar. Amenorrhoe. In: Labhardt A (Hrsg) Klinik der inneren Sekretion. Springer, Berlin Heidelberg New York, S 566–571
11 Lauritzen C (1969) Regulation of disorders of the female cycle. Bull Swiss Acad Med Sc 25: 469–474
12 Lauritzen C (1978) Junge Mädchen. Gynäkologische Probleme und Empfängnisverhütung. Monatskurse ärztl Fortbildung 28: 715–720
13 Lauritzen C (1979) Hormonelle Regulation und Hormontherapie im Kindesalter, Teil I und II. Fortschr Med 97: 863–868, 895–898
14 Lauritzen C (1980) Kinder- und Jugendgynäkologie in der Praxis. Ärztl Praxis 32: 531–534, 1279–1281, 1375–1380
15 Lauritzen C (1983) Diagnostik und Therapie von Zyklusstörungen während Pubertät und Adoleszenz. Gynäkologe 16: 32–47
16 Rey-Stocker I (1982) Zyklusstörungen im Adoleszentenalter. In: Stolecke H (Hrsg) Endokrinologie des Kindes- und Jugendalters. Springer, Berlin Heidelberg New York, S 457–465
17 Schneider HPG, Bohnet HG (1977) Hyperprolaktinämische Amenorrhoe und Anovulation. Gynäkologe 10: 84
18 Schwartz B, Cumming DC, Riodan E, Selye M, Yen SSC, Rebar RW (1981) Exercise-associated amenorrhoea: a distinct entity? Am J Obstet Gynecol 141: 462
19 Wentz AC (1980) Body weight and amenorrhoea. Obstet Gynecol 56: 482

4.4 Primäre und sekundäre Amenorrhö (H. STOLECKE)

4.4.1 Primäre Amenorrhö

Die Angabe eines chronologischen Alters, jenseits dessen die ausgebliebene Menarche als primäre Amenorrhö bezeichnet wird, ist nur von theoretischem Interesse, wenn zu einem deutlich früheren Zeitpunkt als dem *vollendeten 16. Lebensjahr,* z. B. etwa mit 13 oder 14 Jahren, keine Pubertätsentwicklung begonnen hat. Man wird dann gewiß nicht abwarten, bis die grenzwertigen zeitlichen Kriterien für die Diagnose primäre Amenorrhö gegeben sind. Diagnostische und ggf. therapeutische Maßnahmen werden längst *vorher zu fordern* sein. Ist eine pubertäre Entwicklung begonnen, sollte die Menarche spätestens im 3. Jahr nach der Thelarche eingetreten sein.

Legt man für die Beurteilung des Pubertätsbeginns das *Knochenalter zugrunde,* wird man ein Mädchen, das bei einem Knochenalter von 12,5 Jahren keinen Beginn der Reifeentwicklung zeigt oder jenseits eines Knochenalters von 14,5 Jahren noch keine Menarche gehabt hat, genauer untersuchen müssen (s. auch 4.1.3.1). Unter jugendmedizinischen Gesichtspunkten wird damit die Diagnose primäre Amenorrhö in eine grundlegende Beurteilung der biologischen Gesamtentwicklung einbezogen. Sie wird in vielen Fällen als eigenständige Diagnose gar nicht erst vorkommen, da sie nur ein *Symptom einer differenzierten Diagnose* wäre. Man könnte dieses Symptom teilweise vorhersagen, wird aber sicher nicht warten, bis es eingetreten ist.

Systematisch ist die primäre Amenorrhö als *hypothalamisch-hypophysär, ovariell, uterin, vaginal oder extragenital* verursacht einzuteilen. Für die tägliche Praxis unmittelbar informativ erscheint eine *Orientierung nach klinischen Entitäten,* wobei insbesondere auch solche Entwicklungsabläufe berücksichtigt werden müssen, bei denen sich die Frage stellt, ob es sich um eine *Variante der Norm oder um eine pathologische Situation* handelt.

4.4.1.1 Klinische Entitäten und primäre Amenorrhö

Primärdiagnosen wie Spätentwickler, Wachstumsstörung, Entwicklungsstörung u. a. m. sind grundsätzlich Anlaß zu einer genauen *klinischen* und *auxologisch-endokrinologischen* Untersuchung. Die *gynäkologische Befunderhebung* gehört hier uneingeschränkt zum klinischen Status.

Konstitutionelle Entwicklungsverzögerung

(s. S. 97)

Endokrinopathien

Störungen der hormonellen Homöostase, die für die physiologische Reifeentwicklung Voraussetzung ist und zur Menarche und regelhaftem Zyklus führt, bedingen auf unterschiedlichen funktionellen Ebenen eine primäre Amenorrhö. *Ätiologie,*

Zeitpunkt der Manifestation bzw. Diagnose und Therapiemodalitäten der jeweils vorliegenden Endokrinopathie spielen dabei für das Auftreten des Symptoms primäre Amenorrhö eine wesentliche Rolle. Über die Differentialdiagnose informiert die folgende Übersicht.

Differentialdiagnose der primären Amenorrhö
1. Konstitutionelle Entwicklungsverzögerung.
2. Endokrinopathien:
   mit vorwiegender Manifestation im Säuglings- und Kindesalter
   - angeborene Hypothyreose,
   - „hypophysärer" Minderwuchs,
   - kongentiale Nebennierenrindenhyperplasie („AGS");
   bei Manifestation im 2. Lebensjahrzehnt
   - Hypogonadismus
   - primäre (ovarielle) Formen,
   - zentrale Formen,
   - erworbene Funktionsstörungen der Schilddrüse,
   - Late-onset-Formen der kongenitalen NNR-Hyperplasie („AGS"),
   - Cushing-Syndrom
   - M. Addison/Immunpolyendokrinopathien,
   - Virilisierende tumoröse Prozesse (NNR, Ovar).
3. Polysymptomatische Syndrome:
   Ullrich-Turner-Syndrom,
   Noonan-Syndrom,
   Prader-Labhard-Willi-Syndrom,
   Laurence-Moon-Biedl-Bardet-Syndrom,
   XO/XY-Syndrom.
4. Fehlentwicklung genitaler Strukturen.
5. Sonstige Erkrankungen:
   - onkologische Erkrankungen,
   - chronische Niereninsuffizienz,
   - andere chronische internistische Krankheiten,
   - psychogene Störungen der Reifeentwicklung.

Manifestation im Säuglings- und Kindesalter

In der Übersicht sind zunächst Endokrinopathien mit vorwiegender Manifestation im Säuglings- und Kindesalter genannt. Entsprechend sind die Diagnose in der Regel gestellt und eine Behandlung begonnen worden.

Die *angeborene primäre Hypothyreose* wird heute ausschließlich über das TSH-Screening bei Neugeborenen diagnostiziert. Es liegen inzwischen umfangreiche Erfahrungen vor, die auch die mit dem Screening verbundenen diagnostischen Probleme eingehend berücksichtigen [11]. Isolierte *sekundäre* (zentrale) Hypothyreosen sind eine Rarität. Das auf die primäre Amenorrhö bezogene Problem bei den angeborenen Hypothyreosen ist die *Qualität der Therapie.* Sie muß eine *optimale Euthyreose* sicherstellen.

Eine zweite endokrinologische Erkrankung, die in der Regel im frühen Kindesalter diagnostisch geklärt werden sollte und einen Zusammenhang mit dem Symptom primäre Amenorrhö erfahren kann, ist der sog. *„hypophysäre Minderwuchs"* (Übersicht bei 19). Vor allem bei Diagnose und Therapiebeginn im Schulalter oder später kann die biologische Entwicklungsrückständigkeit (Skelettalter!) aufgrund des *Wachstumshormonmangels allein* die zeitliche Voraussetzung für eine primäre Amenorrhö bedingen. Nicht rechtzeitig erkannte und daher nicht in die Therapieplanung einbezogene *assoziierte endokrine Ausfälle* (TRH → TSH → sekundäre Hypothyreose, LHRH → LH und FSH → zentraler Hypogonadismus, CRF → ACTH → sekundäre Nebennierenrindenunterfunktion) können ebenfalls zu einer primären Amenorrhö führen. Bei assoziiertem Gonadotropinmangel bleibt in der Regel unter Spontanbedingungen die pubertäre Entwicklung vollständig aus.

In ähnlicher Weise ist hier die *angeborene Nebennierenrindenhyperplasie, besser als angeborenes adrenogenitales Syndrom* bekannt, zu nennen; in Frage kommen dabei die virilisierenden Formen mit C-21- und C-11-Hydroxylierungsdefekt [8, 20].

Durch die in klassischen Fällen mehr oder weniger ausgeprägte *Fehlbildung des äußeren Genitale* wird die Diagnose bereits beim neugeborenen Mädchen differentialdiagnostisch erörtert. Nach *endokrinologischer Beweisführung* und bei *sachgerechter substitutiver Behandlung* mit Kortisol und – bei Salzverlust – zusätzlich mit einem Mineralokortikoid kann eine *tadellose biologische Entwicklung* des Kindes erwartet werden. Auch wird unter optimalen Therapiebedingungen die endogene Pubertät, somit auch Menarche und der monatliche Zyklus ungestört eintreten. Therapeutische Versäumnisse durch *unzureichende Verlaufskontrollen* oder *mangelhafte Compliance* können die *biologische Entwicklung* auch zur Zeit der *Pubertät nachhaltig stören*. Skelettaltervoreilung (Androgeneffekt) und trotz pubertätsreifen Knochenalters eine mangelhafte Reifeentwicklung, sind vermeidbare Folgen. Eine primäre Amenorrhö im Sinne der Definition ist also möglich, gleichzeitig aber ein Hinweis auf eine unbefriedigende Therapieführung.

Manifestation im 2. Lebensjahrzehnt

Die klassische Ursache einer primären Amenorrhö sind die *verschiedenen Formen des Hypogonadismus*. Diese ist vorrangig Ergebnis einer angeborenen Störung, kann aber auch als erworbene Defizienz im Verlauf anderer Erkrankungen entstehen [2, 7, 9, 10, 12, 14–16].

Wenn sich nicht durch andere klinische Hinweise (hypophysärer Minderwuchs, Anosmie→Kallmann-Syndrom, Ullrich-Turner-Syndrom, intersexuelle Fehlbildungen) die Diagnose im Kindesalter ergibt, wird die Problematik erst zur Zeit der erwarteten Pubertätsentwicklung klinisch erkennbar. Die folgende Übersicht informiert über die wesentlichen Formen des primären und zentralen (sekundären, tertiären) Hypogonadismus. Die in der Übersicht S. 120 unter 3. aufgeführten polysymptomatischen Syndrome [21] gehören funktionell-endokrinologisch hierher.

Ursachen des Hypogonadismus
1. Primärer Hypogonadismus:
   1.1 Ovarialhypoplasie.
   1.2 XX-Gonadendysgenesie (Swyer-Syndrom).
   1.3 Chromosomal bedingte gonadale Dysgenesie
      – Ullrich-Turner-Syndrom und Varianten
      – XO-XY-Syndrom

1.4 XY-Gonadendysgenesie.
1.5 Operative Maßnahmen bei raumfordernden Prozessen des Ovars.
2. Zentraler Hypogonadismus:
  2.1 „Isolierter Gonadotropindefekt"; mit Anosmie: Kallmann-Syndrom.
  2.2 Hyperprolaktinämie.
  2.3 Symptomatische Formen der hypothalamo-hypophysären Insuffizienz.

Für die in der Übersicht unter 1.1–1.4 aufgeführten Formen des *primären Hypogonadismus* gilt die unter 4.4.1 formulierte Prämisse, daß bei fehlender oder unzureichender Pubertätsentwicklung bei einem 13- bis 14jährigen Mädchen eine diagnostische Klärung zu fordern ist, *bevor* also die zeitlichen Kriterien für eine primäre Amenorrhö gegeben sind.

Besonders bedeutsam ist der *isolierte Gonadotropindefekt,* bei dem es sich in der Regel nicht um eine hypophysäre, sondern um eine suprahypophysäre bzw. hypothalamische Insuffizienz handelt. Er kann beim heranwachsenden Mädchen eine primäre Amenorrhö bedingen, wobei auch hier die allgemeine pubertäre Entwicklung ausbleibt oder nur partiell vorankommt und eine frühzeitige Diagnostik angezeigt ist. Der Skelettalterrückstand ist sexogener Art, d.h. die zeitgerechte Beschleunigung des Knochenalters durch die Sexualhormone findet nicht oder nur sehr begrenzt statt.

Einer *Hyperprolaktinämie* [9, 12, 14, 18] kann ein prolaktinproduzierendes Mikroadenom der Hypophyse zugrunde liegen. Hierbei liegen die Prolaktinspiegel im Plasma zumeist über 50–100 pg/ml. Andererseits kommen Imbalancen der Prolaktinsekretion offenbar als Ausdruck einer gestörten hypothalamischen Zügelung via Prolaktininhibitingfaktor vor. Es hängt natürlich vom Zeitpunkt ihres Auftretens und vom Ausmaß der Hyperprolaktinämie ab, ob eine primäre oder sekundäre Amenorrhö entsteht oder ob Zyklusstörungen klinisch dominieren.

Dies gilt auch für *Funktionsstörungen der Schilddrüse* wie für *andere Endokrinopathien* (s. S. 120 und 127).

Schwieriger ist die Situation bei Patientinnen, bei denen eine Schwachform eines der genannten adrenalen Enzymdefekte im Sinne einer virilisierenden Nebennierenrindenhyperplasie vorliegt; man spricht von *late-onset-Formen* [20]. Klinisch variiert dieser Status mit Auftreten einer vorzeitiger Pubarche über eine zögerliche pubertäre Entwicklung bis zu Behaarungsauffälligkeiten und Zyklusstörungen im Adoleszenten- und frühen Erwachsenenalter. Eine primäre Amenorrhö ist je nach individuellem Verlauf denkbar.

Von den 5 in der Übersicht S. 120 aufgelisteten *polysymptomatischen Syndromen* [21] sind das Ullrich-Turner-Syndrom und das XO-XY-Syndrom (Synonym gemischte Gonadendysgenesie) bereits im Zusammenhang mit dem primären Hypogonadismus erwähnt worden.

Beim *Noonan-Syndrom* (Turner-Stigmata ohne chromosomale Störung, Vorkommen bei beiden Geschlechtern) können primär gonadale Insuffizienzen vorkommen, sie sind jedoch keineswegs die Regel.

Zentrale oder kombinierte Formen eines ebenfalls sehr variabel ausgeprägten Hypogonadismus finden sich bei den *Syndromen nach Prader-Labhardt-Willi und nach Laurence-Moon-Biedl-Bardet.*

Fehlentwicklungen genitaler Strukturen sind in 4.4.1.3 ausführlich besprochen.

Chronische internistische Erkrankungen und *psychogene Störungen* sind, abhängig vom Zeitpunkt ihres Auftretens, oft Ursache einer primären Amenorrhö. Besonders erwähnt seien *onkologische Erkrankungen,* wobei bei primärer oder sekundärer Beteiligung des Zentralnervensystems endokrinologische Ausfälle im hypothalamohypophysären Bereich entstehen können, ggf. auch als Spätfolge einer Therapie (Radiatio). Die primäre Amenorrhö ist hier sicher nur eines von zahlreichen Folgesymptomen.

Auch die Bedeutung *chronischer Nierenerkrankungen* ist hervorzuhaben. Hier denken wir vor allem an dialysepflichtige Patienten, deren biologische Reifung trotz befriedigender Kompensation der renalen Insuffizienz stark beeinträchtigt ist. Hierbei spielt auch die pharmakologisch dosierte Steroidmedikation eine Rolle. Neuere Ergebnisse mit anderen Formen der therapeutisch bedingten Immunsuppression (Cyclosporin A) lassen günstigere Verläufe möglich erscheinen.

4.4.1.2 Diagnostik

Die Diagnose primäre Amenorrhö ergibt sich zunächst aus der vorgegebenen zeitlichen Definition, also dem Ausbleiben der Menarche bis zum *vollendeten 16. Lebensjahr.* Wie mehrfach betont, wird man bei vielen jungen Mädchen eine zum erwarteten Zeitpunkt nicht eintretende pubertäre Entwicklung oder ein unzureichendes Fortschreiten viel früher diagnostisch beurteilen.

Wenn wir die auf S. 120 aufgelisteten einzelnen Entitäten durchsehen, ist festzuhalten, daß die Diagnosen konstitutionelle Entwicklungsverzögerung und die vorwiegend im Säuglings- und Kindesalter erkennbaren Endokrinopathien typische Diagnosen des 1. Lebensjahrzehnts sind und sicher in die Zuständigkeit des auxologisch und endokrinologisch erfahrenen Pädiaters fallen. Auf Einzelheiten der Diagnostik soll deshalb hier nicht eingegangen werden und auf die entsprechenden systematischen Darstellungen verwiesen werden. Das Problem der primären Amenorrhö sollte sich also in diesem Zusammenhang gar nicht erst ergeben.

Eine schwierige differentialdiagnostische Frage kann entstehen, wenn eine mäßiggradige biologische Entwicklungsverzögerung zwar bekannt ist, ihr aber keine weitergehende Bedeutung zugemessen wurde; meist wird eine konstitutionelle Variante (spätnormale Pubertät, konstitutionelle Entwicklungsverzögerung) angenommen.

Bei ausbleibender, evtl. nur partiell oder zögerlich fortschreitender pubertärer Entwicklung erfüllen sich schließlich die zeitlichen Voraussetzungen für eine primäre Amenorrhö. Die kritische Kontrolle der vorliegenden Diagnose führt dann u. U. zum Nachweis eines *primären (hypergonadotropen) oder zentralen (hypogonadotropen) Hypogonadismus.* Man muß es sich daher zur Regel machen, bei Verzögerung der biologischen Entwicklung jenseits eines chronologischen Alters von 14 Jahren bzw. eines Knochenalters von 12 Jahren eine genaue Diagnose zu entwickeln bzw. eine in der vorpubertären Phase im Sinne einer Normvariante gestellte Diagnose zu überprüfen.

An dieser Stelle sei an die sorgfältige allgemein-klinische Befunderhebung einschließlich einer gynäkologischen Untersuchung erinnert.

Die Erfahrungen bei der Diagnostik eines zentralen Hypogonadismus bei heranwachsenden Mädchen sind noch recht begrenzt. Gute auxologische Langzeitaufzeichnungen sind sicher hilfreich (s. Übersicht). Endokrinologisch finden sich auf das chronologische Alter, teilweise auch auf das Knochenalter bezogen, erniedrigte Werte für die Gonadotropine und die Sexualhormone. Die gängigen dynamischen Testanordnungen (LHRH-Test, Clomiphentest, (Östrogen-) Gestagentest, HMG-Test) lassen ein abschließendes bzw. prospektives Urteil kaum zu. Diagnostisch relevant ist am ehesten die *Analyse der Spontansekretion* von LH und FSH unter Einschluß der Schlafphase; bei entsprechend engmaschiger Versuchsanordnung läßt sich so auf die Situation des *hypothalamischen „Pulsgenerators"*, also auf die Dynamik der LHRH-Inkretion rückschließen [3, 13, 17]. Prolaktin wird dabei regelmäßig mitzumessen sein.

Bei jeder endokrinologischen Untersuchung im diskutierten Zusammenhang sind die Plasmaandrogene (*Androstendion, DHEAS* (adrenal) und *Testosteron* (ovariell, periphere Konversion adrenaler Androgene)) zu messen. Wir bestimmen zur Erfassung eines gering ausgeprägten C-21-Hydroxylierungsdefektes regelmäßig auch *17-α*-Hydroxyprogesteron, ggf. nach ACTH-Stimulation (Late-onset Form des kongenitalen „AGS".)

Differentialdiagnostisch stellt sich hier vor allem die Frage nach einer ovariellen Störung der Aromatisierung der Östrogenvorstufen, in klassischer Ausprägung als Syndrom der polyzystischen Ovarien bekannt.

Diagnostisch besonders bedeutsam und in der Hand des Geübten entsprechend aussagefähig sind auch bildgebende Untersuchungsverfahren; besonders mittels sonografischer Technik sind Befunderhebungen des kleinen Beckens bis hin zur binnenstrukturellen Beurteilung der Ovarien sehr hilfreich.

Übersicht zur Diagnostik des Hypogonadismus

1. Auxologische Daten
   - Längenmaß (-entwicklung)
   - Gewicht auf Länge bezogen
   - Wachstumsrate
   - Skelettalter
2. Endokrinologische Untersuchungen
   2.1 Basalwerte
       - LH, FSH
       - Prolaktin
       - Oestadiol
       - Androstendion, DHEAS
       - Testosteron
       - 17-OH-Progesteron
       - Schilddrüsenhormonparameter
       - Andere
   2.2 Dynamische Testanordnungen
       - LHRH-Test
       - Clomiphentest
       - (Östrogen)-Gestagentest

- HMG-Test
- ACTH-Test
2.3 Spontansekretionsanalyse
- LH, FSH
- Prolaktin
- Andere Parameter

Die anderen auf S. 120 beispielhaft genannten Endokrinopathien mit Manifestation im 2. Lebensjahrzehnt sind als Ursache einer primären Amenorrhö entsprechend dem Zeitpunkt ihres Auftretens und der funktionellen Intensität zu nennen, stellen aber primär typische internistisch-endokrinologische Entitäten dar. Die primäre Amenorrhö bleibt hier nachrangiges Symptom.

4.4.1.3 Therapie

Therapeutische Überlegungen müssen immer davon ausgehen, daß die primäre Amenorrhö ein Symptom ist, das in eine genaue Diagnose einbezogen werden muß. Handelt es sich um nosologisch übergeordnete Zustände, gilt diesen, soweit möglich, die Primärtherapie. Die primäre Amenorrhö ist dann letztlich eine funktionelle Störung, die durch das zeitliche Auftreten der Grunderkrankung als *primäre* Amenorrhö imponiert.

Dies gilt zwar auch für die primäre Amenorrhö bei den verschiedenen Formen des Hypogonadismus, hier ist indessen die Zuordnung des Symptoms unmittelbarer gegeben. Das Ausmaß der Insuffizienz bestimmt, ob die Amenorrhö primär oder aber über dysfunktionelle Blutungen sekundär auftritt.

Ist bei ausgeprägter Ovarialinsuffizienz eine Östrogensubstitution erforderlich, so muß bei funktionell intaktem, d. h. auf weibliche Sexualhormone reagierendem Endometrium, immer eine zyklusgerechte Gestagenphase eingeplant werden. Die Gefahr von degenerativ bösartigen Veränderungen am Endometrium wie auch an der Brustdrüse wird so offenbar entscheidend reduziert.

In praxi kann man das hormonelle Defizit durch Gabe einer „niedrig dosierten" Pille (Östrogenanteil kleiner als 50 µg Athynylöstradiol) ausgleichen. Auch Stufenpräparate sind geeignet. Trotzdem ist die auf diese Weise zugeführte *Hormondosis relativ hoch,* man kommt prinzipiell mit Östrogendosen von 30–50% der in den Kontrazeptiva vorhandenen Mengen aus. Wichtig ist in jedem Fall die oben begründete *zyklische Gestagengabe,* wenn nicht kombinierte Östrogen-Gestagenpräparate verabreicht werden.

Bei Patientinnen mit *positivem Gestagentest* (Blutung 2–4 Tage nach 10–20 mg Retroprogesteron für 10 Tage) ist die gonadotrope (FSH-)Stimulation der Follikel und die resultierende Östrogenproduktion für eine Proliferation des Endometrium eben noch ausreichend, jedoch bleibt der positive Östrogenfeedback zur Induktion des mittzyklischen LH-Peaks und damit zur Ovulation mangelhaft oder er fehlt vollends. Die Patientinnen sind primär amenorrhoeisch, wenn die Östrogenspiegel so niedrig bleiben, daß der endometriale Aufbau gering ist und Abbruchblutungen durch nicht nennenswert undulierende Östrogenkonzentrationen nicht zustande kommen.

Man wird zunächst versuchen, die endokrine Reaktions- und Regulationslage durch eine *4- bis 5monatige Gabe des Retroprogesterons* zu verbessern. Diese Substanz hat gegenüber anderen Gestagenen keinen thermogenetischen Effekt und kann die Gonadotropinsekretion geringfügig stimulieren. Man gibt 10–20 mg vom 16.–25. Tag und erreicht so regelmäßige (Abbruch-)Blutungen in etwa 28tägigen Abständen. Prinzipiell können auch andere Gestagene eingesetzt werden.

Die Behandlung mit Substanzen, die die LHRH-Sekretion und damit die Gonadotropinausschüttung stimulieren, ist alternativ oder in der Folge einer Gestagentherapie möglich. In Frage kommen Clomiphen, 50 mg vom 5.–9. Tag für 3–4 Monate, und Cyclofenil, 3mal 200 mg vom 5.–9. Tag für 3–6 Monate. Ein schwächer wirksamer Ovulationsauslöser ist Epimestrol, 5 mg vom 5.–15. Zyklustag, ebenfalls über mehrere Zyklen. Regelmäßige Kontrolluntersuchungen sind insbesondere bei den beiden erstgenannten Ovulationsauslösern notwendig, da eine Bildung von *Ovarialzysten* häufiger beobachtet werden kann (Sonographie!).

Die Erfolgsrate auf Dauer ist bei der gestagen-positiven primären Amenorrhö dennoch gering, ein stabiler, endogen gesteuerter Zyklus wird oft nicht erreicht; dies besagt aber auch, daß günstige Verläufe möglich sind.

Aktuelle Behandlungsmöglichkeiten bei zentralen Formen des Hypogonadismus bestehen in der *pulsatilen,* also die physiologische Sekretionsdynamik nachahmenden Injektion (subkutan) von LHRH mittels einer kleinen Pumpe, die die Patientin ständig mitführen muß. Dies ist für die Behandlung eines Hypogonadismus sicher keine kontinuierlich zu nutzende Lösung, die Domäne dieser Methode liegt gegenwärtig in der zeitlich limitierten Behandlung der Infertilität [3, 13, 17].

4.4.2 Sekundäre Amenorrhö

Liegt der primären Amenorrhö, von Fällen mit konstitutioneller Entwicklungsverzögerung einmal abgesehen, in der Regel eine organische Krankheit zugrunde, handelt es sich bei der sekundären Amenorrhö eigentlich immer um eine *funktionelle Problematik.* Daß auch bei Jugendlichen grundsätzlich an die *Möglichkeit einer Schwangerschaft* gedacht werden muß, soll an dieser Stelle besonders betont werden.

4.4.2.1 Ätiologie

Die Annahme einer funktionellen Genese sagt zunächst noch nichts über die Ätiologie der sekundären Amenorrhö aus. Funktionell heißt hier lediglich, daß es offenbar zu einer Desynchronisation der für den intakten Zyklusablauf notwendigen hormonellen Dynamik gekommen ist, wobei der *gestörten Gonadotropinrhythmik besondere Bedeutung zukommt.*

Wenngleich eine sekundäre Amenorrhö in mehr als 90% als Symptom einer entwicklungsphysiologischen wie auch psychosomatischen Problematik aufzufassen ist, müssen organische Störungen bedacht und differentialdiagnostisch zuverlässig ausgeschlossen werden. Hier gilt, wie schon bei der Besprechung der primären Amenorrhö diskutiert, daß das zeitliche Auftreten bestimmter Erkrankungen darüber entscheidet, ob eine primäre oder sekundäre Amenorrhö entsteht.

Zunächst kann man bei Jugendlichen, bei denen sich keine weitergehenden Befunde ergeben, davon ausgehen, daß eine sekundäre Amenorrhö meist am Ende einer unzureichenden Aktivierung entwicklungsphysiologischer Abläufe steht. Diese Abläufe sind „wachsende Funktionen" und bedeuten z.B., daß im 1. und 2. Jahr nach der Menarche unregelmäßige Blutungen ohne eigentlichen Zykluscharakter nicht als „Zyklusstörung" mißdeutet werden dürfen. *Intervalle bis zu 6 Monaten bedeuten* in diesem Stadium der Entwicklung noch *nicht,* daß eine sekundäre Amenorrhö vorliegt. Erst wenn im 3. postmenarchischen Jahr keine Rhythmisierung der Blutungen eintritt, wird eine weitergehende Diagnostik notwendig.

Auch bei fortgeschrittener Reifeentwicklung entsteht eine sekundäre Amenorrhö, zeitlich jetzt als Blutungsintervall *von über 3 Monaten* definiert, meist in der Folge von Zyklusstörungen im Sinne dysfunktioneller Blutungen.

Ursächlich offensichtlich sind sekundäre Amenorrhöen im Verlauf von allgemeinmedizinischen Erkrankungen, ebenso bei Manifestation systematischer Endokrinopathien oder zentralnervöser Krankheiten insbesondere tumoröser Art (z.B. Kraniopharyngeom, hypophysäre Mikroadenome, Histiozytosis X).

Hormonaktive tumoröse Prozesse an den Ovarien sollen in diesem Zusammenhang nur erwähnt werden.

Erhebliche körperliche Anstrengungen, Fernreisen mit Änderung des Tag-Nacht-Rhythmus und andere Ereignisse sind als Auslösemechanismen für das Symptom sekundäre Amenorrhö zu nennen. Zeitlich begrenzte seelische Anspannungen wie Prüfungssituationen, Krankheit oder Verlust nahestehender Menschen, Heimwehreaktionen bei auswärtigem Studium oder Ausbildungsbeginn, Scheidung der Eltern u. ä. führen über psychovegetative Mechanismen zur sekundären Amenorrhö [1, 15, 22].

Weitergehende Probleme entstehen im Rahmen neurotisch-depressiver Reaktionen im Verlauf der pubertären Entwicklung mit individuell sehr unterschiedlichen Reaktionsmustern [5, 6].

Über die Postpillamenorrhö s. S. 173.

Bei Drogen- bzw. Medikamentenabusus stellt die sekundäre Amenorrhö nur ein randständiges Problem dar. Die folgende Übersicht faßt die Ursachen, die zur sekundären Amenorrhö führen können, zusammen.

1. Schwangerschaft.
2. Funktionelle Retardierung biologischer Reifungsprozesse.
3. Schwere allgemeinmedizinische Erkrankungen nach der Menarche.
4. Systematische Endokrinopathien mit klinischer Manifestation nach der Menarche.
5. Hormonaktive Ovarialtumoren.
6. Organische Erkrankungen des Zentralnervensystems.
7. Krisenhafte psychische Belastungen allgemeiner Art.
8. Ungewöhnliche Belastungen der physischen und vegetativen Leistungsfähigkeit.
9. Angstbetonte depressiv strukturierte Identifikationsprobleme.

10. Postpillamenorrhö.
11. Abusus von Drogen, Medikamenten.

4.4.2.2 Psychologische und psychosoziale Gesichtspunkte

Seelische Konflikte, die sich vorrangig im kommunikativen Bereich darstellen, werden z. T. als altersspezifische Schwierigkeiten angesehen. Man muß jedoch fragen, ob sich viele dieser Konflikte in der Phase der Adoleszenz nicht unmittelbarer artikulieren, als in der schrittweise angepaßten, oft resignativ an Durchschnittsdaten orientierten „praxisnahen" Phase späterer Jahre.

Eine ausführliche psychologisch analytische Untersuchung fördert bei vielen jungen Mädchen entwicklungspsychologische Probleme zutage, die in ihrer Primärstruktur unbewußt bleiben. Sehr eindrucksvolle Beispiele sind Patientinnen mit sog. Anorexia nervosa, die eine äußerlich unauffällig wirkende, vor allem familiäre Interaktionsproblematik mit strengen Überich-Strukturen aufweisen. Es ergibt sich von selbst, daß nur eine systematische Bewältigung dieser grundlegenden Thematik eine aussichtsreiche Basis für eine Normalisierung der endokrinen Funktionsabläufe schaffen kann. Vielfach bleibt eine langwierige Störung der zentralen hormonellen Regulation erhalten, auch dann, wenn die allgemeine Situation sich stabilisiert hat.

Die in der unten aufgeführten Auflistung genannten Konfliktfelder sind prinzipieller Natur und stellen *Wegweiser für normale Entwicklungsfortschritte dar.* Sie provozieren eine auf Erkennen und Definieren ausgerichtete Aktivität der Jugendlichen, wirken somit als Herausforderung, Lösungen zu versuchen, die als Einzelentscheidung oft enttäuschen oder als Irrtum mißlingen, jedoch Lernfähigkeit und Frustrationstoleranz anregen. Die individuelle Erfahrung früherer Jahre, die psychische Struktur des einzelnen, die sich aus frühkindlichen Objektbeziehungen und ihren Differenzierungen herausgebildet hat, sind zusammen mit vielen aktuellen Umweltfaktoren die Basis, die den Verlauf der Fortentwicklung in das Erwachsenalter hinein mitbestimmt.

Psychologische und psychosoziale Konfliktfelder während der pubertären Entwicklung
1. Erlebnis der körperlichen Reifung
    - Informationsdefizite
    - Gefühle minderwertiger körperlicher Eigenschaften („Schönheitsideal")
    - Schamgefühl
    - Entwicklung triebhafter Empfindungen und Wünsche
2. Fortentwicklung und Realisation ich-bezogener Strukturen
    - Kritisches Erleben sozial-/moralisch-normativer Ansprüche der Umwelt
    - Aktivitäten zur Einübung und Erprobung eigenständiger Entscheidungen und Gefühle
        - Suche nach Partnerschaften außerhalb familiärer Bindungen
            - Freund, Freundin (Kameradschaft, homoerotische Phase, Verlieben, erste sexuelle Kontakte)
            - Schwärmen, Idealisieren, „Fan"
            - Cliquenbildung

- Übernahme von Verantwortung (Klassensprecher, Babysitten, soziale Dienste u. ä.)
- Entwicklung ritualisierter Eigenwelten (Wechselbeziehungen) z. B. Musik, religiöser Eifer, Sportskanone

3. Gefahren für Reaktion und Verarbeitung (abhängig von Primärstrukturen)
- Suppressive Erziehung („Drill")
- Overprotection
- Zerrüttete Familienverhältnisse (Gewalt, Trunksucht, Kriminalität, Trennung)
- Mangel an konstruktiven Leitbildern
- Versagen (Schule, Ausbildung)
- Vereinsamungserlebnisse
- Minderbegabung
- Krankheit und körperliche Defekte

4. Entwicklung primär physiologischer emotionaler Impulse in psychopathologische Dimensionen
- Angst
- Depression, Resignation
- Aggressivität
- Opportunismus, Egoismus, Korruption
- Flucht in Scheinwelten und Abhängigkeiten (z. B. Drogen, Promiskuität, „Aussteigen", Sekten)

Jeder Arzt, der Jugendliche betreut, muß die Systematik dieser entwicklungspsychologischen Phänomene kennen und sich selbstkritisch fragen, ob und in welchem Umfang er an der Lösung für den jungen Menschen mitwirken kann. Er muß vertrauensfähiger Partner und u. U. bereit sein, eine individuelle menschliche Beziehung zu wagen, und versuchen, mit den jungen Leuten die anstehenden Fragen in einer für sie einsehbaren und nachzuvollziehenden Weise anzugehen.

4.4.2.3 Diagnostik

Entsprechend der Begriffsbestimmung ergibt sich die Diagnose sekundäre Amenorrhö zunächst aus der Anamnese. Auch eine ursächliche Einordnung läßt sich dabei vielfach bereits vornehmen.

Das Ausmaß funktioneller Insuffizienzen zeigt sich an den Ergebnissen der bereits besprochenen endokrinologischen Basisdaten bzw. dynamischen Testanordnungen (s. 4.4.1.2). Es dominiert meist eine hypogonadotrope Situation mit niedrigen und relativ uniformen Östrogenspiegeln.

Tumoröse Erkrankungen können je nach Ätiologie die endokrinen Befunde typisch gestalten. Ansonsten richtet sich das diagnostische Vorgehen nach der im Vordergrund stehenden Symptomatologie und ist vielfach Anlaß zu einer fachübergreifenden Konsultation.

4.4.2.4 Therapie

Da es sich auch bei der sekundären Amenorrhö in erster Linie um ein Symptom handelt, das im Kontext zu der diagnostischen Zuordnung gesehen werden muß, richtet sich der therapeutische Ansatz nach dem zugrundeliegenden Problem. Können Schwangerschaft und organische Krankheiten ausgeschlossen werden, läßt sich vielfach durch sachgemäße Erläuterungen der Zusammenhänge (Streß, Reisen, emotionale Probleme) die Sorgen der Patientinnen beseitigen, es könne eine krankhafte Störung vorliegen. Schwierige psychologische Ursachen bedürfen einer sorgfältigen Zuwendung. Mit der Medikation von Hormonpräparaten, die eine uterine Blutung auslösen, wird eine vordergründige Menstruationskosmetik betrieben, wenn nicht gleichzeitig eine Analyse der individuellen Situation und entsprechende therapeutische Ideen entwickelt werden.

Entscheidet man sich zu einer medikamentösen Therapie als unterstützende Maßnahme oder aus der Vorstellung heraus, eine funktionelle Retardierung biologischer Reifungsprozesse günstig zu beeinflussen, gilt als Prinzip, körpereigene Regulationsmechanismen zu stimulieren und zu stabilisieren. Gestagene in der 2. Zyklushälfte (man beginnt also mit einem fiktiven 15. Tag) für 10 Tage über mehrere Zyklen sind angezeigt, wenn durch eine offenbar noch ausreichende Östrogenproduktion eine sekretorische Umwandlung des Endometriums erfolgt und 1–4 Tage nach Absetzen des Gestagen eine Blutung eintritt (gestagen-positive Reaktion).

Gonadotropin-stimulierende Medikamente wie Clomiphen, Cyclofenil, evtl. auch Epimestrol, werden als Ovulationsauslöser eingesetzt (s. auch S. 126).

Gestagen-negative Reaktionen können Anlaß sein, zunächst eine Östrogen-Gestagen-Therapie vorzuschlagen. Bei einer Reihe von Patientinnen kommt es jedoch trotz längerer Therapie nicht zu einem stabilen Zyklus. Oligomenorrhö und sekundäre Amenorrhö weisen dann auf eine nachhaltige Störung der zentralen Gonadotropinsekretionsdynamik hin. Natürlich ist es auch bei der sekundären Amenorrhö möglich, LHRH pulsatil über eine Pumpe zu verabreichen. Eine Dauertherapie kann dieses Verfahren, wie bereits an anderer Stelle erwähnt, sicher nicht darstellen [4, 12, 13, 17, 22].

Literatur

1 Brown E, Bain J, Lerner P, Shaul D (1983) Psychological, hormonal, and weight disturbances in functional amenorrhea. Can J Psychiatry 28: 624
2 Shearman RP et al. (1982) The embryology and endocrinology of primary amenorrhoe: a study of one hundred and forty patients. Clin Reprod Fertil 1: 117
3 Crowley WF, jr (1984) An overview of LHRH and its analogues: clinical uses. Ups J Med Sci 89: 3
4 Dramusic V (1981) The importance of prompt treatment and long follow up of cases of menstrual disorders in adolescence concerning their fertility; conférence lors du VI World Symposion on pediatric and adolescend gynecology. Punta del Este, Uruquay
5 Ehle G, et al. (1982) Psychodiagnostic findings in anorexia nervosa and post-pill amenorhea. Psychiatr Neurol Med Psychol (Leipz) 34: 647
6 Falk JR, Halmi KA (1982) Amenorrhea in anorexia nervosa: examination of the critical body weight hypothesis. Biol Psychiatry 17: 799

7 Geiger W (1982) Klinischer Verlauf der durch organische Defekte bedingten Amenorrhö. Verh Dtsch Ges Pathol 66: 353

8 Grosse-Wilde H (1983) HLA-Assoziation des C-21-Hydroxylasemangels, Heterozygotie und antenatale Diagnostik. In: Stolecke H (Red) Endokrinologie. Springer, Berlin Heidelberg New York, S 93 ff

9 Kaiser R, Pfleiderer A (1985) Lehrbuch der Gynäkologie, 15. Aufl. Thieme, Stuttgart

10 Keller PJ (1983) Diagnose der primären Amenorrhö. Dtsch Med Wochenschr 108: 25

11 KLett M (1983) Hypothyreosescreening. Stolecke H (Red) Endokrinologie. Springer, Berlin, Heidelberg New York, S 39 ff. (Pädiatrie: Weiter- und Fortbildung)

12 Lauritzen C (1979) Menstrual disorders in adolescence. VI. Int Symp on pediatric and adolescent gynecology. Tokyo, p 1

13 Leyendecker G, Wildt L (1984) Pulsatile administration of GnRH in hypothalamic amenorrhea. Ups J Med Sci 89: 19

14 MacKay EV (1983) Illustrated textbook of gynecology. Saunders, Philadelphia

15 Marut EL, Dawood MY (1983) Amenorrhea (excluding hyperprolactinaemia). Clin Obstet Gynecol 26: 749

16 Menon V, Edwards RL, Bitt WR, Bluck M, Lych SS (1984) Review of 59 Patients with hypergonadotrophic amenorrhea. Br J Obstet Gynecol 92: 63

17 Miller DS, Reid RR, Letel NS, Rebar RW, Yen SS (1983) Pulsatile administration of low dose gonadotropin releasing hormon. Ovulation and pregnancy in women with hypothalamic amenorrhea. JAMA 250: 2937

18 Strauch G, Bonnefons S, Pautian B, Zaks P, Pages JP, Bricaire H (1978) Studies on epidemiology and mechanism of hyperprolactinaemic anovulation. In: Robyn C, Harter M (eds) Progress in prolactin physiology and pathology. Elsevier, Amsterdam

19 Stolecke H (1982) Pathophysiologie und Klinik des gestörten Längenwachstums. In: Stolecke H (Hrsg) Endokrinologie des Kindes- und Jugendalters. Springer, Berlin Heidelberg New York, S 395 ff

20 Stolecke H (1982) Kongenitale Nebennierenrinden-Hyperplasie. In: Stolecke H (Hrsg) Endokrinologie des Kindes- und Jugendalters. Springer, Berlin Heidelberg New York, S 547 ff

21 In: Stolecke H (Hrsg) Endokrinologie des Kindes und Jugendalters. Springer, Berlin Heidelberg New York, S 382 ff

22 Werner-Zodrow I (1983) Sekundäre Amenorrhö: Ursachen und Behandlungsmöglichkeiten. Praxis 72: 35

4.5 Leistungssport –
Folgen für Menarche und Zyklus (A. S. Wolf)

4.5.1 Thematische Einführung

Der Frauensport hat in den vergangenen Jahren nicht zuletzt durch die Teilnahme von Kindern, jungen Mädchen und Adoleszenten einen erheblichen Aufschwung erfahren. Nahezu parallel dazu erschienen in der jüngeren Vergangenheit zahlreiche Publikationen, welche auf den Zusammenhang zwischen Leistungssport einerseits und verzögerte Pubertät, Spätmenarche und Zyklusstörungen andererseits bei Mädchen und gesunden Frauen hinweisen. In der Mehrzahl der Fälle handelt es sich dabei um Leistungssportlerinnen der Disziplinen Leichtathletik, Ballett, Turnen, Schwimmen und Eiskunstlaufen.

Besonders auffällig und häufig waren die beschriebenen Störungen bei Turnerinnen und Ballettänzerinnen in Erscheinung getreten, die meist schon als Kinder mit intensivem Leistungstraining begonnen hatten. Viele bekannte Weltmeisterinnen und Olympiasiegerinnen waren zum Zeitpunkt ihres Leistungszenits erst 12–16 Jahre alt, aber im Vergleich zu gleichaltrigen Mädchen in der Pubertätsentwicklung deutlich retardiert.

Junge Mädchen eignen sich anscheinend wegen der extremen Elastizität und Flexibilität der Knochen, Bänder und Gelenke hervorragend für Gymnastik, Geräteturnen und Ballett. Die knabenhafte Statur der spätpubertierenden Mädchen mit dem geringen Gewicht, den langen Beinen und den schmalen Hüften erzeugt darüber hinaus hervorragende Hebelarme bei geringem Körperwiderstand. Mit der verspätet einsetzenden sexuellen Reife waren aber dann die besonderen turnerischen Fähigkeiten plötzlich verschwunden.

Es stellt sich so die Frage, ob die verzögerte Pubertät als Folge des intensiven Leistungstrainings zu bewerten ist oder die besondere Eignung für spezifische Sportarten als Folge einer genetisch vorgegebenen Pubertätsverzögerung anzusehen ist.

4.5.2 Retardierte Pubertät und Spätmenarche

Beginnt ein junges Mädchen mit dem Leistungssport *vor* der Menarche (wie beim Turnen, Ballett, Schwimmen, Eiskunstlaufen), ist die Pubertät und damit die Menarche meist verzögert [1, 14, 15, 22, 33]. FRISCH et al. [16] beobachtete bei Schwimmerinnen und Läuferinnen in einem amerikanischen College, daß *jedes Trainingsjahr vor Eintritt der Menarche diese um 5 Monate verzögerte*. Diese Reifeverzögerung betrifft anscheinend allein die gonadale Entwicklung, während Achsel- und Schambehaarung als Zeichen der Adrenarche zeitentsprechend auftreten [33].

Turnerinnen, Ballettänzerinnen und Langstreckenläuferinnen ($>$ 30 Meilen/ Woche) sind häufiger betroffen als Schwimmerinnen [9, 22], wohl als Ausdruck der

Tabelle 4.11. Literaturübersicht des Menarchealters von Leistungssportlerinnen unterschiedlicher Disziplinen bei prämenarchalem Sportbeginn (linke Spalte) versus sportfreier Kontrollgruppen (rechte Spalte)

Sportdisziplin	Menarche [Jahre]	n	Menarche [Jahre] der Kontrollgruppe	n	Literatur
Langstrecke und Jogging	12,88	90	12,22	54	9
Langstrecke	13,8	17 ⎫	12,7	10	16
Schwimmen	13,9	21 ⎭			
Ballett	13,7	67	12,8	▲ a	15
Topathletinnen					
High-school	13,02	59 ⎫			
College	13,05	53 ⎬	12,29	110	22
Olympisches Volleyball-Team	14,18	18 ⎭			
Ballett	15,4	15	12,5	30	33
Skilanglauf und Langstrecke	13,4 ± 1	15	–	–	35

a Durchschnitt in USA

größeren physischen Belastung; einzelne Disziplinen wie Turnen und Ballett scheinen in besonderem Maße zykluslabile Mädchen anzuziehen [1] (Literaturübersicht in Tabelle 4.11). Adoleszente Leistungssportlerinnen, die prämenarchal mit dem Leistungssport beginnen, zeigen neben der verspäteten Menarche auch hormonanalytisch deutlich niedrigere basale und LHRH-stimulierte LH-, sowie erniedrigte Östradiolwerte im Vergleich zu älteren Sportlerinnen [35].

4.5.3 Zyklusstörungen (Oligo-Amenorrhö)

Die Inzidenz von Oligo-Amenorrhöen schwankt nach Literaturangaben zwischen 1–43%. Das „American College of Sports Medicine" stellte nach vorliegender Literatur fest, daß etwa ⅓ der Ausdauersportlerinnen mit schweren Zyklusstörungen rechnen muß [2]. Die Unterschiede der Häufigkeitsangaben in der Literatur beruhen nicht nur auf der Auswahl unterschiedlicher Sportdisziplinen und deren Leistungsintensität, sondern auch auf verschiedenen Untersuchungsmethoden (Fragebogen, Einzelbefragung), der Größe der Kollektive und schließlich der uneinheitlichen Definition der Amenorrhö. So wurde eine niedrige Inzidenz bei Volksläufen und unter Freizeitsportlern gefunden [28, 31], während unter hochleistungstrainierten, jüngeren Athletinnen die Rate an Zyklusstörungen erheblich höher lag [21]. Die Häufung von sekundärer Amenorrhö bei leistungstrainierten Frauen liegt deutlich über der Erwartungsrate von 1,8–2,6% der Normalbevölkerung [3, 25] (s. Literaturübersicht in Tabelle 4.12).

Tabelle 4.12. Inzidenz (in %) von Oligo-Amenorrhön bei Leistungssportlerinnen (Literaturübersicht)

%	Disziplin	n	Quelle
	Mittel- und Langzeitbelastung		
43,0	80 Meilen/Woche		
15,0	20 Meilen/Woche	237	13
35,1	48–58 Meilen/Woche	54	12
34,0	>30 Meilen/Woche	90	9
26,1	10–70 Meilen/Woche	23	4
19,0	vor		
24,0	nach Marathontraining	394	32
22,0	Laufen und Schwimmen[a]	39	16
15,4	5 bis >30 Meilen/Woche	83	27
15,0	5 bis >40 Meilen/Woche		
	(davon 21% Marathon)	105	18
	Freizeitsport		
7,3	Jogging	859	31
	Tanzen		
15,0	Ballett	89	16
32,0	Ballett	29	1
	Kontrollgruppe (ohne Sport)		
1,8	Frauen 18–45 Jahre	1862	25
2,6	College	991	3

[a] Trainingsbeginn vor Menarche

4.5.4 Prädisponierende Faktoren für das Entstehen von Spätmenarche und Zyklusstörungen

Für die Auslösung der Zyklusstörungen bei Athletinnen sind 5 mehr oder minder beteiligte Faktoren bekannt [5]:

1. Anamnese und Beginn des Leistungssports,
2. Sportdisziplin,
3. Trainingsintensität,
4. metabolische Veränderungen,
5. psychosoziale Faktoren.

Zu 1. Anamnese und Beginn des Leistungssports. Bei Frauen, die spät nach der Menarche mit dem Leistungssport beginnen, kann eine langdauernde Oligo-Amenorrhö unmittelbar nach der Menarche ein Zeichen für eine labile Zyklusregulation sein. Beginnt ein junges Mädchen mit dem Leistungssport jedoch *vor* der Menarche (wie beim Turnen, Ballett, Schwimmen, Eiskunstlaufen), ist die Pubertät und damit die Menarche – wie beschrieben – meist verzögert (s. 4.5.1).

Zu 2. Sportdisziplin. Mehrheitlich sind von Regelstörungen Mädchen und Frauen von Sportdisziplinen betroffen, die mit langdauernder, physischer Beanspruchung einhergehen. Diese Ausdauersportarten sind im einzelnen:
1. Tennis, Turnen, Ballett, Gymnastik, Tanzen, Eiskunstlaufen.
2. Leichtathletik: Mittel- und Langstreckenlaufen (>800 m), Cross-Country-Laufen, Jogging (>15 km/Woche).
3. Radrennen, Rudern, Kanu.
4. Skilanglauf.
5. Schwimmen (Mittel- und Langstrecken).

Zu 3. Trainingsintensität. Die Häufigkeit der Amenorrhö steigt parallel zur physischen Beanspruchung und Ausdauer an. Zyklusunregelmäßigkeiten haben eine positive Korrelation zu den wöchentlichen gelaufenen Kilometern und Trainingsstunden [4, 5, 9, 12, 13, 27, 28]. Zyklusstörungen verschlimmern sich zum Ende einer Saison hin [16]. Je weiter und schneller eine Frau läuft, desto häufiger und langfristiger sind Regelstörungen zu verzeichnen (Abb. 4.14) [12].

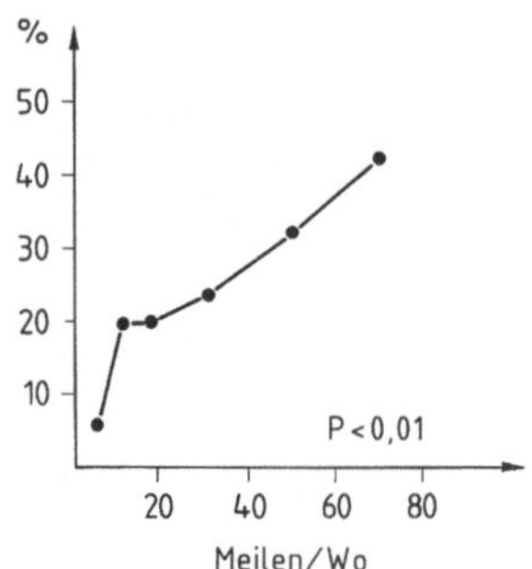

Abb. 4.14. Korrelation zwischen gelaufenen Trainingsmeilen pro Woche und Inzidenz der sekundären Amenorrhö (jeder Punkt repräsentiert 21 von insgesamt 126 Befragungen) [12]

Zu 4. Metabolische Veränderungen. Häufig ist Gewichtsverlust mit Unterschreiten des „kritischen Fettgewebeanteils" von einer Oligo-Amenorrhö begleitet [34]. Der Körperfettgehalt sinkt bei Langstreckenläuferinnen von normal 20% auf 7–8% des Körpergewichts ab. Diese Athletinnen sind vom Erscheinungsbild mager, drahtig, und damit ganz anders proportioniert als Kurzbelaster, wie etwa Kurzstreckenläuferinnen und Weitspringerinnen. Jeder Gewichtsverlust von mehr als 10–15% des Normalgewichts für die Körpergröße, was etwa einem Drittel des Körperfetts entspricht, führt anscheinend zur Amenorrhö [16, 31]. Am Kausalzusammenhang zwischen Minderung des Körperfetts und Zyklusstörungen bestehen jedoch beträchtliche Zweifel [33], denn gerade bei den untergewichtigen, fettarmen Mädchen und Frauen spielen erhebliche psychische Gesichtspunkte mit.

WARREN berichtete auch von amenorrhoischen Ballettänzerinnen, die während verletzungsbedingter Trainingspausen regelrechte Menses hatten und weiter an Gewicht abnahmen. Auch ist längstens gesichert, daß bei verschwundenem Körperfett, wie z. B. Anorexia nervosa, durch eine pulsatile LHRH-Therapie ein normaler Zyklus eintritt [23].

Zu 5. Psychosoziale Faktoren. Jede Leistungssportlerin ist zahlreichen endogenen und von außen angetragenen Einflüssen ausgesetzt. Physische Fähigkeiten und Motivation sind die Voraussetzung für Leistungssport überhaupt. Die Motivation zum Leistungssport entsteht für die jungen Mädchen entweder aus der Familiensituation (Konkurrenz zahlreicher Geschwister), im Verlauf der adoleszenten Krise (Probleme im Elternhaus, erste heterosexuelle Erfahrungen, Kränkung durch Idole, Freunde, Bekannte, Eltern). Weitere Einflüsse, die teils gegensätzlicher Art sind:

Erwartete Leistung (Ideal)	versus	*Leistungsvermögen* (Real)
Aktive Außenbeziehung („wie gehe ich mit meiner Umwelt um?")	versus	*passive Außenbeziehung* („wie werde ich von anderen gesehen, geliebt, anerkannt?")
Eigene Bedürfnisse (Geselligkeit, Entspannung, Tanzen, Disco, Partnerbeziehung)	versus	*Pflichterfüllung* gegenüber dem Sport (Einflüsse von Eltern, Trainern, Teamkameraden, Coach, Presse und öffentlicher Meinung).

Wettkampfstreß

Diese unterschiedlichen Einflüsse sind Vektoren gleichzusetzen, die bei erheblichem Übergewicht verschiedenartige psychische Reaktionen und Symptome hervorrufen können. Dazu kommt, daß viele junge Athletinnen den dringenden Wunsch verspüren, das Körpergewicht und Körperfett für ihre optimale Fitneß zu mindern. Dies führt zusammen mit dem Wettkampfstreß und dem massiven Kalorienverbrauch zu deutlichem Gewichtsverlust, nicht selten verbunden mit Aversion gegen Fett und Nahrungsaufnahme generell. Diese neuen Gewohnheiten werden durch die dominanten Personen des Umfelds, z. B. Trainer, Teamkameraden und Eltern verstärkt. Insbesondere die Eltern stellen häufig extreme Forderungen im Blick auf den sportlichen Erfolg und überwachen streng das Training, Diät und

Tabelle 4.13. Persönlichkeitsdaten und Hormonbefunde bei 20 adoleszenten und 5 erwachsenen Leistungssportlerinnen

	Adoleszenten		Erwachsene
	I (n = 15)	II (n = 5)	III (n = 5)
Alter	14–17	17–18	35–42
Oligo-Amenorrhö	14	3	2
Ausdauersport	12	3	5
Training:			
h/Woche	8,8 ± 3,5	6,2 ± 2,5	12,4 ± 3,2
Beginn	M⊖3,7 ± 2,8	M⊖1,3 ± 1,3	M⊕13,1 ± 3,5
Persönlichkeitsfaktoren			
Depression	4		3
Soziale Resonanz↓	3		2
Soziale Potenz↓	4		3
Diskrepanz Real-Ideal	5		3
Hormonwerte			
FSH basal	271 ± 64	263 ± 55	251 ± 135 (ng/ml)
stimuliert	501 ± 250	556 ± 176	511 ± 278
LH basal	35,4 ± 21	65 ± 28	45.6 ± 20 (ng/ml)
stimuliert	94,3 ± 30	453 ± 235	248 ± 169
Prolaktin	10,3 ± 3	11 ± 2	10,4 ± 3 (ng/ml)
Östradiol	42,8 ± 33	97,4 ± 31	74 ± 32 (pg/ml)

Gewicht. So ist ein Gewichtsverlust von 1 kg täglich keine Seltenheit. Dieses äußere Erscheinungsbild ergibt häufig im Zusammenhang mit typischen Persönlichkeitsfaktoren Parallelen zur Anorexia nervosa [40]. Bei eigenen Untersuchungen von 20 adoleszenten Leistungssportlerinnen mit Hilfe psychometrischer Methodik (Freiburger Persönlichkeitsinventar, Gießen-Test und halbstrukturiertes Interview) wurden nur selten Merkmale beobachtet, die mit der Anorexia vergleichbar sind, wie z. B. Neigung zur Depression, hohe ideale Selbsterwartung, niedere soziale Potenz und niedere soziale Resonanz (s. Tabelle 4.13) [35]. Dies schließt nicht aus, daß anorektische Reaktionen oder eine Anorexia nervosa unter Leistungssportlern vorkommen, wie auch in der Tagespresse in Einzelfällen publiziert wurde. Auf der Basis heutiger Erfahrungen [30] empfehlen wir Betreuern, Ärzten und Eltern, sich nicht nur für die körperliche Fitneß zu interessieren, sondern auch Gesprächsbereitschaft zu zeigen, um Probleme unmittelbarer erkennen und behandeln zu können. Überhöhte Selbsterwartungen sollten dem realen Leistungsvermögen angepaßt und das überzogene Ziel niedriger gesteckt werden. Im Hinblick auf Gewichtsminderung sollte ein saisonaler Zeitplan zur Gewichtsreduktion und Muskelaufbau umrissen werden, der Gewichtsverlust sollte pro Woche nie mehr als 1–2 kg betragen.

4.5.5 Endokrine Veränderungen

Die zahlreichen Daten über hormonanalytische Veränderungen vor, während und nach sportlicher Belastung sind ausgesprochen heterogen und deshalb oft schlecht vergleichbar. Die wesentlichen Unterschiede bestehen in der Dauer der Belastung (Kurzbelastung, Langzeitbelastung) sowie der Art der gewählten Übung (Fahrradergometer, Laufband, disziplinspezifische Übung). Noch größere Probleme bereitet die Interpretation der Befunde, da die gemessenen Hormonkonzentrationen nicht nur die Sekretionsleistung der endokrinen Drüsen, sondern auch Transport (Proteine, SHBG), Stoffwechsel (Leber) und Ausscheidung widerspiegeln.

Höchste Hormonkonzentrationen lassen sich unabhängig von Art und Dauer der Übung am Ende bis 30 min nach der Belastung nachweisen.

▶ *Kurzbelastende Übungen* (ca. 15–20 min Dauer), meist mit körperlicher Erschöpfung, führen infolge verminderter Leberdurchblutung und dem damit veränderten Metabolismus [19] zu einem schnellen Anstieg der Steroidhormone, insbesondere des Östradiol [18, 27, 28, 37] und Testosteron [29, 38] bei gleichbleibenden Konzentrationen von SHBG [38]. Über LH und FSH gibt es uneinheitliche Daten. Die Plasmakonzentrationen von Prolaktin verhalten sich unterschiedlich, je nach körperlicher Belastbarkeit: Bei aktiven, trainierten Sportlerinnen kommt es zu geringem bis deutlichem Anstieg [6, 7, 21, 37, 38], während bei Nichtsportlerinnen [7], und untrainierten Frauen, abfallende Werte nachweisbar sind [7, 37, 39]. Die Prolaktinwerte steigen unter Kurzzeitbelastung geringer als bei Langzeitbelastung und liegen bei Laufbelastung höher als am Fahrradergometer [38], was möglicherweise durch die stärkere Mitbewegung der Brüste verursacht wird [26]. Frauen mit höherem Prolaktinanstieg unter Kurzbelastung neigen eher zu Oligo-Amenorrhöen (Tabelle 4.14).

Tabelle 4.14. Einfluß von sportlicher *Kurzbelastung* auf Östradiol, Progesteron, LH, FSH und Prolaktin

Östradiol	Progesteron		Literatur
↑	↑	9 gesunde Frauen	18
↑	↑	Freizeitläufer	29
↑	–	Leistungssportler (A-Kader)	37, 38
↑	–	Adoleszente Leistungssportler	35

LH	FSH	Prolaktin		Literatur
0	↑ Follikelphase		9 gesunde Frauen erschöpfende Übung	13
0	0	↑	Freizeitsportler	29
↑ ↓	0	↑ ↓ / ↑	Adoleszente Leistungssportler / Spitzensportler (A-Kader)	35 / 37, 39
		↑ ↓	Trainierte / Untrainierte Frauen	7

Tabelle 4.15. Einfluß einer einzelnen oder wiederholten Ausdauerbelastung auf Östradiol (E_2) und Progesteron

	E_2	Progesteron		Literatur
Einmalige Messung nach/bei Sportübung	↑	—	3 h Fahrradergometer (Eumenorrhoische Trainierte/Untrainierte Frauen)	36
	0	↓	1 Marathonläuferin	28
	0	—	Langstreckenläuferin	27
	0	↑	ovulierende Rennläufer	9
	↓	↓	anovulierende Rennläufer	
	↓	—	amenorrhoische Langstreckenläuferinnen	5
	0	—	ovulierende Rennläuferinnen	
Messung nach Erreichen der maximalen Leistung am Ende der Saison	↓	—	Östradiol bei 19 gesunden amenorrhoischen Frauen: vor: 70.6 ± 13,9 pg/ml bei > 30 Meilen/Woche: 53,6 ± 8,7 bei > 50 Meilen/Woche: 33,6 ± 4,8	6

▶ Unter *Dauerbelastung* versteht man eine sportliche Belastung deutlich unterhalb der maximalen Leistungsgrenze, welche einmalig oder kontinuierlich (während einer Saison) von einer Athletin geleistet wird.

Die hormonanalytischen Messungen wurden entweder einmalig vor, während und/oder nach einer Ausdauerübung vorgenommen, oder zu verschiedenen Zeitpunkten während einer Saison (z. B. nach Erreichen einer wöchentlichen Laufleistung). *Östradiol* steigt nach einmaliger Ausdauerübung bei ovulierenden und eumenorrhoischen Frauen infolge der verminderten Clearance [20, 36] an, ebenso das *Progesteron* (Tabelle 4.15) [18, 27, 38]. Während einer Saison nehmen Zyklusstörungen graduell zu bei abfallendem Progesteron [9, 28], (Lutealphasendefekt) und Östradiol [6] (Amenorrhö). Dieses Verhalten der Steroidhormone ist als Folge der abfallenden Gonadotropine zu sehen. LH und FSH verhalten sich gegensätzlich zum Prolaktin, und fallen während einer einmaligen Ausdauerbelastung mit zunehmender Ausdauer (z. B. Marathon) ab. Die Stimulierbarkeit des LH auf LHRH nimmt dagegen möglicherweise als Folge der fehlenden endogenen LHRH-Signale während der Belastung zu [24, 35, 36]. Ähnlich dem Prolaktin verhalten sich die LH-Konzentrationen differenziert nach Trainingszustand: Untrainierte reagieren auf eine einmalige Dauerbelastung mit einem Abfall von LH und Prolaktin sowie Verschwinden der endogenen LH-Episoden, während bei trainierten Frauen unveränderte oder ansteigende Werte von LH und Prolaktin sowie Zunahme von Frequenz und Amplitude der LH-Episoden zu verzeichnen sind [36]. Dies ist als Hinweis zu deuten, daß die bekannten Zyklusdysfunktionen durch Änderung der hypothalamischen LHRH-Freisetzung verursacht werden. Je intensiver und anhaltender die Belastung, desto massiver ist der Verlust der LH-Episoden [36] (Abb. 4.15). Auch bei eumenorrhoischen Frauen sind während einer Sportsaison Amplitude und Frequenz der LH-Episoden gegenüber Nichtsportlern deutlich eingeschränkt (Tabelle 4.16) [8].

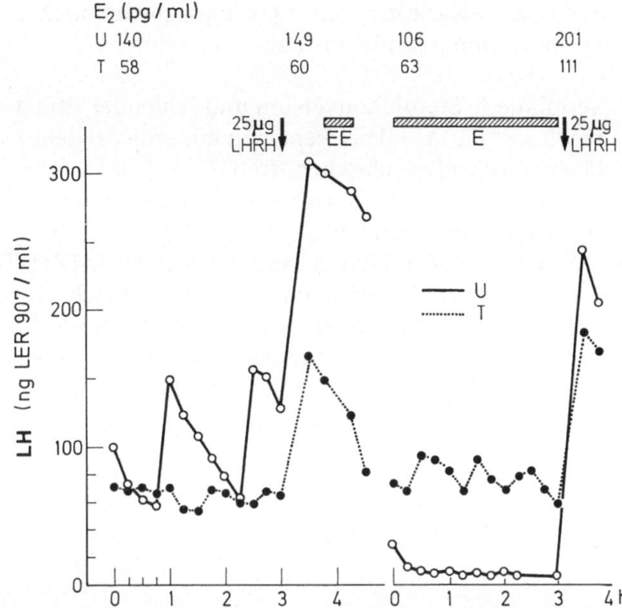

Abb. 4.15. Gegenüberstellung zweier typischer Muster von LH-Episoden bei einer untrainierten *(U)* und trainierten *(T)* Probandin am jeweils 8. Zyklustag. Links während 3 h Ruhe, 25 µg LHRH i. v. und erschöpflicher Belastung *(EE)*, rechts bei 3 h Dauerbelastung *(E)* von 70% Leistung der EE und nochmaliger LHRH-Injektion

Tabelle 4.16. Einfluß von *Dauerbelastung* auf die Plasmakonzentrationen von LH, FSH und Prolaktin, sowie die LH-Stimulierbarkeit auf LHRH (i. v.)

	LH	FSH	LH-Verhalten auf LHRH iv	Prolaktin		Quelle
Einmalige Messung	$\downarrow\downarrow$		$\uparrow$	$\downarrow$	Untrainierte Frauen	36
	0	$\downarrow$	$\uparrow$	$\uparrow$	Trainierte	
nach/bei Belastungen	$\downarrow$	0	−	−	1 Langstreckenläuferin	28
	0	0	−	−	ovulatorische	
					anovulatorische	9
					Läuferinnen	
	$\downarrow$	$\downarrow$	−	−	Langstreckenläuferinnen	10
	0	0	−	−	ovulatorische	
	0	$\downarrow$	−	−	anvulatorische	27
					Läuferinnen	
		$\downarrow$		$\uparrow$	Topathleten	37
Messung während der Saison	−	−	−	$\uparrow$	Läuferinnen	6
	$\downarrow$	0	$\uparrow\uparrow$	0	3 amenorrhoische Läuferinnen	24
	$\downarrow$	0	$\downarrow$		Läuferinnen vor und 1 Monat nach erreichter Maximale Leistung (25–60 km/Woche)	26
	$\downarrow$	$\uparrow$	$\uparrow$		Adoleszente Leistungssportler	35

Für die Zyklusstörung von Leistungssportlerinnen scheinen mehrere Faktoren meist im Zusammenspiel ursächlich zu sein:

1. Verminderte Steroidkonversion und fehlender Effekt des sog. „positiven Steroid-feedback" [5, 14, 34] bei Personen mit erniedrigtem Körperfettgehalt.
2. Physischer und psychischer Streß [17, 27] mit Anstieg der Katecholamine [10, 21]. Bei physischem Streß wird vorwiegend Noradrenalin, bei psychischem Streß Adrenalin freigesetzt [20].
3. Störungen der hypothalamischen pulsatilen LHRH-Freisetzung [8, 36], entweder via verändertem Katecholamin-Turnover (gleichzeitiger Abfall von Prolaktin und LH durch Dopamin) oder Opiatrezeptorblockade (β-Endorphin).
4. Anstieg der Androgene [29, 38] mit nachfolgender Störung der Follikelreifung. Passagere Hyperprolaktinämie [6, 7, 21, 37, 38, 39] mit Störung der ovariellen Steroidbildung und der LH-Freisetzung.

4.5.6 Schlußbemerkung

Auf dem Boden der heute vorliegenden Erkenntnisse muß man folgern, daß verspätete Pubertät mit Spätmenarche sowie Oligo-Amenorrhö bei jugendlichen und erwachsenen Sportlerinnen aus einem komplexen Zusammenspiel physischer, ernährungsbedingter, psychischer und endogener Faktoren entsteht, die in ihrer Gesamtheit die hypothalamische Zyklusregulation im Kerngebiet des Nucleus arcuatus ändern. Es bleibt bislang unklar, welche der bekannten Hemmfaktoren auf der Ebene des Hypothalamus, nämlich veränderter Katecholaminstoffwechsel oder Blockade durch endogene Opiate die pulsatile LHRH-Freisetzung inhibieren. Dennoch kann man heute berechtigterweise die Spätmenarche und Oligo-Amenorrhö der Sportlerinnen als hypothalamisch bedingt bezeichnen.

Leistungssport muß demnach als anerkannte definierte Ursache in den Kausalkatalog der Amenorrhö aufgenommen werden. Man kann gleichermaßen Patientinnen, Eltern, Trainern und Betreuern eine günstige Prognose stellen. Die Sportleramenorrhö ist kein Zeichen für die Einnahme von künstlichen Hormonen oder gar Doping. Man muß aber schließlich noch offenlassen, ob intensiver Leistungssport langzeitige nachteilige Wirkung auf die Gesundheit eines jungen Mädchens hat. Es fehlen noch genaue Kenntnisse, ob z. B. der chronische Östrogenmangel sich nachteilig auf die Mineralisation des Knochenwachstums auswirkt. Angesichts mancher Auswüchse im Leistungssport bei jungen Mädchen muß man sich sicher fragen, ob der Gedanke von einem „gesunden Geist in einem gesunden Körper" hier noch gilt.

Literatur

1 Abraham SF, Beaumont PJV, Fraser JS, Llewellyn-Jones D (1982) Body weight, exercise and menstrual status among ballet dancers in training. Br J Obstet Gynaecol 89: 507–510
2 American College of Sports Medicine (1979) Opinion Statement on the participation of the female athlete in long-distance running. Med Sci Sport 11: IX–XI

3   Bachmann GA, Kemmann E (1982) Prevalence of Oligomenorrhoea and Amenorrhea in a college population. Am J Obstet Gynaecol 114: 98–102
4   Baker ER, Mathur RS, Kirk RF, Williamson HO (1981) Female runners and secondary amenorrhea: correlations with age, parity, mileage and plasma hormonal and sex-hormone-binding globulin concentrations. Fertil Steril 36: 183–187
5   Baker ER (1981) Menstrual dysfunction and hormonal status in athletic women: a review. Fertil Steril 36: 691–696
6   Boyden TW, Pamenter RW, Stanforth P, Rotkiss T, Wilmore JH (1983) Sex steroids and endurance running in women. Fertil Steril 39: 629–632
7   Brisson GR, Volle MA, De Carnfel D, Desharnais M, Tanaka M (1980) Exercise-induced dissociation of the blood prolactin response in young women according to their sports habits. Horm Metab Res 12: 201–205
8   Cumming DC, Vickoric MM, Wall SR, Fluker MR (1985) Defects in pulsatile LH release in normally menstruating runners. J Clin Endocrinol Metab 60: 810–812
9   Dale E, Gerlach DH, White AL (1971) Menstrual dysfunction in distance runners. Obstet Gynecol 54: 47–53
10 Demers LM, Harrison TS, Halbert DR, Santen RJ (1981) Effect of prolonged exercise on plasma prostaglandin levels. Prostaglandins Med 6: 413–418
11 Farrell PA, Gates WK, Maksud MG, Morgan WP (1982) Increases of plasma β-endorphin/β-lipotropin immuno-reactivity after treadmill running in humans. J Appl Physiol 52: 1245–1249
12 Feicht CB, Johnson TS, Martin BS, Sparkes KW, Wagner WW jr (1978) Secondary amenorrhea in athletes. Lancet 2: 1145–1146
13 Feicht Sanborn C, Martin BJ, Wagner WW jr (1982) Is athletic amenorrhea specific to runners? Am J Obstet Gynecol 143: 859–861
14 Frisch RE, McArthur JW (1974) Menstrual cycles: fatness as a determinant of minimum weight for height necessary for their maintenance or onset. Science 185: 949–951
15 Frisch RE, Wyshak G, Vincent L (1980) Delayed menarche and amenorrhea in ballet dancers. N Engl J Med 303: 17–19
16 Frisch RE, Golz-Welberger AV, McArthur JW, Albright T, Witschi J, Bullen B, Birnholz J, Reed RB, Hermann H (1981) Delayed menarche and amenorrhea of college athletes in relation to age of onset of training. JAMA 246: 1559–1563
17 Galle PC, Freeman EW, Galle MG, Huggins GR, Sondheimer SJ (1983) Physiologic and psychologic profiles in a survey of women runners. Fertil Steril 39: 633–639
18 Jurkowski JE, Jones NL, Walker WC, Younglai EV, Sutton JR (1978) Ovarian hormonal response to exercise. J Appl Physiol 44: 109–114
19 Keizer HA, Poortman J, Bunnik GSJ (1980) Influence of physical exercise on sex-hormone metabolism. J Appl Physiol 48 (5): 765–769
20 Lehmann M, Huber G, Berg A, Korsten-Reck U, Keul J (1982) Die freien Katecholamine in Blut und Harn bei körperlichen und konzentrativen Belastungen zur Beurteilung der Beanspruchung. Heck H, Hollmann W, Liesen H, Rost R (Hrsg) Sport: Leistung – Gesundheit. Dtsch Sportärzte-Verlag Köln, S 265–270
21 Loucks AB, Horvath SM (1985) Athletic amenorrhea: a review. Med Sci Sports Exerc 17: 56–72
22 Malina RM, Spirduso WW, Tate C, Baylor AM (1978) Age at menarche and selected menstrual characteristics in athletes at different competitive levels and in different sports. Med Sci Sports 10: 218–222
23 Marshall JC, Kelch RB (1979) Low dose pulsatile gonadotropin-releasing hormone in anorexia nervosa: A model of human pubertal development. J Clin Endocrinol Metab 49: 712–718
24 McArthur JW, Bullen BA, Beitins JZ, Pagano M, Badger TM, Klibanski A (1980) Hypothalamic amenorrhea in runners of normal body composition. Endocrinol Res Comm 7 (1): 13–25
25 Petterson F, Fries H, Nillius SJ (1973) Epidemiology of secondary amenorrhea. I. Incidence and prevalence rates. Am J Obstet Gynecol 117: 80–86
26 Prior JC (1982) Endocrine „conditioning" with endurance training. A. preliminary review. Can J Appl Sport Sci 7: 148–157
27 Schwartz B, Cumming DC, Riordan E, Selye M, Yen SSC, Rebar RW (1981) Exercise-associated amenorrhea: a distinct entity? Am J Obstet Gynecol 141: 662–670
28 Shangold MM, Levine HS (1982) The effect of marathon training upon menstrual function. Am J Obstet Gynecol 143: 862–869

29 Shangold MM, Gatz ML, Thysen B (1981) Acute effects of exercise on plasma concentrations of prolactin and testosterone in recreational women runners. Fertil Steril 35: 699–702
30 Smith NJ (1980) Excessive weight loss and food aversion in athletes simulating anorexia nervosa. Pediatrics 66: 139–142
31 Speroff L, Redwine DB (1980) Exercise and menstrual function. Phys Sportsmed 8: 41–52
32 Trussel J (1978) Menarche and fatness: reexamination of the critical body composition hypothesis. Science 200: 1506–1509
33 Warren MP (1980) The effect of exercise on pubertal progression and reproductive function in girls. J Clin Endocrinol Metab 51: 1150–1157
34 Wentz AC (1980) Body weight and amenorrhea. Obstet Gynecol 56: 15
35 Wolf AS, Müller P, Grünert-Fuchs M (1985) Langstreckenläuferinnen: Psyche und Hormone. In: Wurster KG, Keller E (Hrsg) Endokrine Regulation und Frauenhochleistungssport. Springer, Berlin Heidelberg New York Tokio, S 103–107
36 Wolf AS, Sir-Petermann T, Grünert M, Benz R (1985) Sport konditioniert die hypothalamische Zyklusregulation. In: Franz IW, Mellerowicz H, Noack W (Hrsg) Training und Sport zur Prävention und Rehabilitation in der technisierten Umwelt. Springer, Berlin Heidelberg New York Tokyo, S 499–502
37 Wurster KG, Zwirner N, Keller E, Schindler AE, Schrode N, Heidtkamp (1984) Disciplinespecific differences in the responses of pituitary gonadal and adrenal hormones to maximal physical exercise in female topathletes. Int J Sportsmed 5: 203–205
38 Wurster KG, Keller E, Schumacher T, Pohl C, Unterberg H (1985) Beeinflussung endokriner Organe durch Hochleistungssport – Ovar. In: Wurster KG, Keller E (Hrsg) Endokrine Regulation und Frauenhochleistungssport. Springer, Berlin New York Heidelberg Tokio
39 Wurster KG, Keller E, Zwirner M, Schindler AE, Harrer B, Liebenau M, Schrode M, Heitkamp H-Ch (1985) Plasma-Prolaktin unter körperlicher Belastung: Klinische Konsequenzen. In: Wurster KG, Keller E (Hrsg) Endokrine Regulation und Frauenhochleistungssport. Springer, Berlin Heidelberg New York Tokio, S 103–107
40 Yates A, Leehey K, Shisslak CM (1983) Running – an analogue of anorexia? N Engl J Med 308: 251–255

4.6 Vorzeitige Geschlechtsreife bei Mädchen (B. P. HAUFFA)

Auf jeder Ebene des hypothalamo-hypophysär-ovariellen Regelkreises und zusätzlich durch ektope Hormonproduktion und exogene Zufuhr von Hormonen können Störungen auftreten, die über die gemeinsame Endstrecke der östrogenen Steroide eine vorzeitige Geschlechtsreife verursachen.

4.6.1 Definition und klinisches Erscheinungsbild

Der Pubertätsbeginn beim Mädchen ist klinisch eindeutig gekennzeichnet durch die Entwicklung einer subareolären Brustdrüsenknospe mit Erhebung der Brust und Mamille über Thoraxniveau und Vergrößerung des Areolendurchmessers (Tanner-Stadium B 2) sowie spärlichen Wachstums von Pubes, meist entlang der Labia majora, die sich von der Vellusbehaarung der Bauchwand deutlich unterscheiden (Tanner-Stadium PH 2) [80]. Die Menarche selbst ist ein Ereignis der fortgeschrittenen Pubertätsentwicklung. Der Zeitpunkt des Auftretens erster Zeichen der Pubertät in der Normalbevölkerung ist sehr variabel. Bei 95% der Mädchen aus

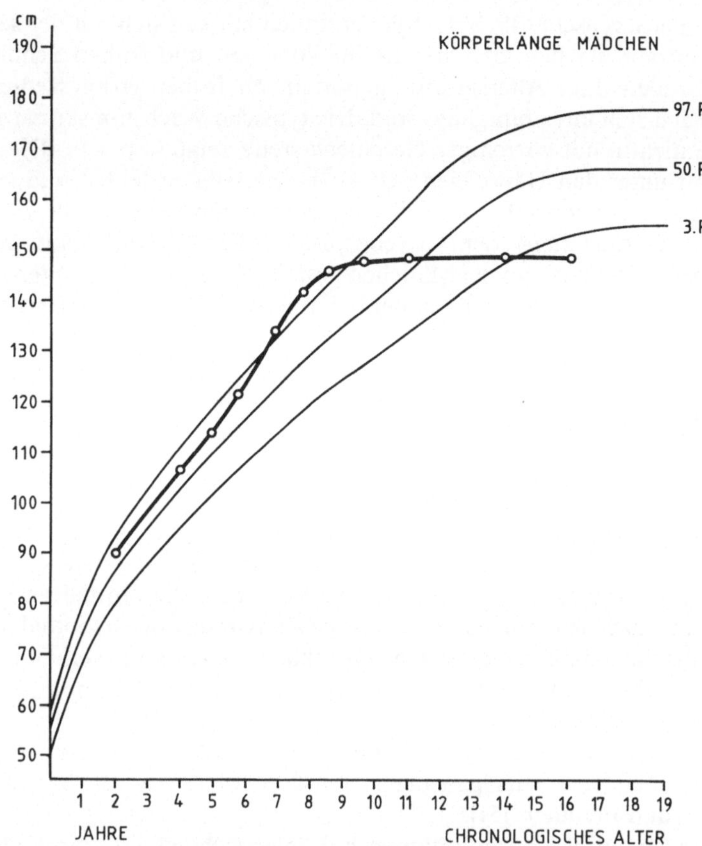

Abb. 4.16. Wachstumskurve eines nicht behandelten Mädchens mit idiopathischer Pubertas prae-cox

der Harpenden-Wachstumsstudie (Großbritannien) wurden die ersten Pubertätszeichen zwischen 8,5 und 13 Jahren beobachtet [50]. In der 1. Züricher longitudinalen Wachstumsstudie (Schweiz) traten bei 99% der Mädchen die ersten Pubertätszeichen zwischen 8 und 14 Jahren auf. Die Menarche wurde frühestens mit 10,1 Jahren beobachtet [44]. Deshalb verstehen wir unter vorzeitiger Geschlechtsreife beim Mädchen das Auftreten eines oder mehrerer der beschriebenen Reifezeichen mit deutlicher Progressionstendenz vor einem chronologischen Alter von 8 Jahren. Andere Zeichen der beginnenden Pubertät sind Vergrößerung der Labia minora und majora. Die glänzende hellrote vaginale Mukosa verdickt sich und erscheint an der Oberfläche stumpf und rosa. Vor der Menarche kann ein klarer oder weißlicher vaginaler Fluor beobachtet werden. Unter Einfluß der Östrogene kommt es zu einer Beschleunigung der Wachstumsgeschwindigkeit ähnlich wie beim normalen Pubertätswachstumsschub. Serumsomatomedin-C-Konzentrationen sind gemessen am chronologischen Alter erhöht, entsprechen aber dem klinischen Pubertätsstadium [27, 58]. Gleichzeitig schließen sich auch die Epiphysenfugen beschleunigt, das Knochenalter ist akzeleriert. Die endgültige Erwachsenengröße wird daher oft schon in einem Alter von 11–13 Jahren erreicht [30] und ist unterdurchschnittlich. Die Patientinnen müssen sich mit der schwierigen Situation vertraut machen, daß sie, die im Vorschul- und frühen Schulalter immer zu den Großen ihrer Altersgruppe gehörten, im frühen Adoleszentenalter plötzlich die Kleinsten ihres Jahrgangs sind. Die typische Wachstumskurve einer unbehandelten Patientin mit vorzeitiger Geschlechtsreife zeigt Abb. 4.16. Die Patientinnen haben oft unter den Hänseleien der Altersgenossen zu leiden und ziehen sich aus ihrer Altersgruppe zurück. Gleichzeitig werden von der Erwachsenenwelt wegen des reiferen Aussehens dem psychosozialen Entwicklungsstand nicht entsprechende Anforderungen an die Mädchen gestellt. Aggressive Verhaltensstörungen und emotionelle Instabilität sind daher bei ihnen häufiger anzutreffen [53, 70].

4.6.2 Formen

4.6.2.1 Pubertas praecox

Die Pubertas praecox ist die häufigste Form der vorzeitigen Geschlechtsreife, verursacht durch zu frühen Ablauf der Vorgänge, die normalerweise den Pubertätsbeginn auslösen, d.h. durch vorzeitige Aktivierung des hypothalamischen Pulsgenerators und damit der gesamten Hypothalamus-Hypophysen-Gonadenachse [9, 24].

Daher erfüllt die Pubertas praecox folgende endokrinologische Kriterien:

1) pubertärer Anstieg von LH im LHRH-Test,
2) nächtliche oder ganztägige pulsatile LH-Sekretion mit pubertärer Amplitude und Frequenz [51],
3) Östradiol-Konzentrationen bei engmaschiger Längstschnittbestimmung punktuell im pubertären Bereich
4) Suppression dieser Veränderungen durch Langzeitbehandlung mit LHRH-Agonisten.

Der Verlauf der Pubertas praecox kann den Ablauf der normalen Pubertät imitieren. Die Reifeentwicklung ist isosexuell, entspricht also beim Mädchen dem weiblichen Genotyp.

4.6.2.2 Pseudopubertas praecox

Als Pseudopubertas praecox lassen sich alle Formen der vorzeitigen Geschlechtsreife zusammenfassen, die nicht durch vorzeitige Aktivierung der neuroendokrinen Achse entstanden sind. Es gibt isosexuelle und heterosexuelle Verläufe. Die Reifungsvorgänge sind in der Regel schnell progredient. Meist handelt es sich um hormonaktive Tumoren steroidproduzierender Gewebe (Nebenniere, Ovar), oder exogene Zufuhr von Östrogenen.

4.6.2.3 Prämature Teilentwicklung (s. 4.7) [31, 54].

4.6.3 Ätiologie und Pathogenese

4.6.3.1 Pubertas praecox

Bei etwa 85% aller Mädchen mit vorzeitiger Geschlechtsreife liegt eine Pubertas praecox vor, bei Jungen macht dieser Anteil nur etwa 35% aus [43].

Normvariante: Konstitutionelle Pubertas praecox

Mädchen mit Zeichen der Reifeentwicklung mehr als 2,5 Standardabweichungen unterhalb des Mittelwertes für die Population (0,6% aller Mädchen) ohne einen zusätzlichen pathologischen Befund können einfach das untere Ende der Verteilungskurve des Alters bei Pubertätsbeginn darstellen. Hierbei handelt es sich um eine Normvariante ohne Krankheitswert und möglicherweise die häufigste Ursache der Pubertas praecox. Die klinische Ausprägung ist gering; der Beginn der Reifeentwicklung liegt meist im 8. Lebensjahr, eine Therapie erübrigt sich.

Idiopathische Pubertas praecox

Unter Ausschöpfung aller klinischen, endokrinologisch-laborchemischen und bildgebenden Diagnostikverfahren läßt sich bei 70% der Mädchen mit Pubertas praecox keine Ursache für die vorzeitige Aktivierung der neuroendokrinen Achse finden. Zehnmal soviel Mädchen wie Jungen entwickeln eine idiopathische Pubertas praecox [37]. EEG-Veränderungen bei 81% dieser Patienten im Gegensatz zu 6,9% in der Normalbevölkerung lassen vermuten, daß es sich um die Auswirkung einer lang zurückliegenden, nicht dokumentierten ZNS-Noxe handelt [47]. Die Diagnose „idiopathische Pubertas praecox" ist eine Ausschlußdiagnose. Von ihr sorgfältig abzugrenzen ist die Pubertas praecox bei ZNS-Tumoren.

Pubertas praecox bei ZNS-Tumoren

Häufig im Zusammenhang mit einer Pubertas praecox werden von der Glia ausgehende Tumoren (Astrozytome, Optikusgliome, Ependymome), Pinealistumoren, Meningeome und seltener Kraniopharyngeome beschrieben [3]. Eine Sonderstellung nimmt die Pubertas praecox bei hypothalamischen Hamartomen ein.

Pubertas praecox bei hypothalamischen Hamartomen

Als heterotope tumorähnliche Ansammlung normalen Nervengewebes handelt es sich im typischen Fall eines hypothalamischen Hamartoms um ein gestieltes Gebilde am kaudalen Teil des Tuber cinereum oder am Boden des 3. Ventrikels zwischen den Corpora mammillaria liegend. Im CT präsentiert es sich als kragenknopfförmige Masse, die kein Kontrastmittel anreichert. Bei Hamartomen, die eine Pubertas praecox auslösen, handelt es sich um Ansammlungen LHRH-produzierender Neurone, die Anschluß an die Eminentia mediana gewinnen und so als ektoper LHRH-Pulsgenerator fungieren, der inhibierenden zentralnervösen Einflüssen nicht unterliegt. Meist bleiben die Hamartome klein, so daß keine zusätzlichen neurologischen Symptome auftreten [36].

Pubertas praecox bei anderen ZNS-Erkrankungen

Nichttumoröse ZNS-Erkrankungen (Arachnoidalzysten, tuberöse Sklerose, Sturge-Weber-Syndrom, Enzephalitis, Miliartuberkulose, Kraniostenose, Porenzephalie, Mikrozephalie, Hydrozephalus, Tay-Sachs-Erkrankung etc.), Trauma [52, 66, 68] und Radiatio [11] des ZNS können eine Pubertas praecox nach sich ziehen. Der Mechanismus, durch den raumfordernde, degenerative und entzündliche Prozesse des ZNS eine Pubertas praecox auslösen, wird in der Destruktion von Regionen oder Bahnen gesehen, die die Aktivität des LHRH-Pulsgenerators hemmen. In etwa ⅔ der Fälle, in denen man anatomische Korrelationen herstellen kann, liegt der Ort der Läsion im posterioren Hypothalamus [84].

Pubertas praecox nach spätem Behandlungsbeginn eines virilisierenden adrenogenitalen Syndroms oder anderer Langzeitexposition durch gonadale Steroide

Diese Form der Pubertas praecox entsteht durch die steroidinduzierte vorzeitige biologische Reifung, und damit auch der Hypothalamus-Hypophysen-Ovar-Achse. Meßbarer Ausdruck ist das zu frühe Erreichen eines pubertätsreifen Knochenalters [23].

4.6.3.2 Pseudopubertas praecox beim Mädchen

Da für die ovarielle Östrogenproduktion LH und FSH erforderlich sind, rufen die HCG- oder LH-produzierenden Tumoren (z.B. Chorionepitheliome, Teratome, Germinome, Hepatome), die beim Jungen für eine Pseudopubertas praecox verantwortlich sind, beim Mädchen keine vorzeitige Geschlechtsreife hervor [69]. Androgeninduzierte und androgenorientierte Formen prämaturer Entwicklungen beim Mädchen gehören nicht zur Pseudopubertas praecox.

Pseudopubertas praecox durch östrogenproduzierende Tumoren der Nebennieren, des Ovars oder ovarielle Zysten

Östrogenproduzierende Tumoren des Ovars sind eine seltene Ursache der vorzeitigen Geschlechtsreife beim Mädchen. Aus 4 großen Serien wird der Anteil auf 2,6% geschätzt. Meist handelt es sich um Granulosazelltumoren, Thekazelltumoren, Granulosathekazelltumoren, Teratome mit Chorionkarzinomelementen und selten Luteome. Nicht alle isolierten Follikelzysten des Ovars gehen mit einer vorzeitigen Geschlechtsreife einher [16].

Östrogenproduzierende Tumoren der Nebenniere sind eine Rarität. Nur über wenige Fälle wurde bisher in der Literatur berichtet (Übersicht bei [4, 13]).

Pseudopubertas praecox bei McCune-Albright-Syndrom

Das McCune-Albright-Syndrom ist gekennzeichnet durch bei Geburt vorhandene oder kurz danach auftretende, meist unilaterale Café-au-lait-Flecken der Haut, eine oft in den beiden ersten Lebensjahren mit einer vaginalen Blutung beginnenden isosexuellen vorzeitigen Geschlechtsreife, ovariellen Zysten und einer Osteitis fibrosa, die sich bevorzugt an den Skelettabschnitten unter den pigmentierten Hautstellen entwickelt [6, 61]. Sein Anteil an der Gruppe aller Patienten mit vorzeitiger Geschlechtsreife wird auf etwa 5% geschätzt.

Histologische Untersuchungen des Ovars und fehlende therapeutische Beeinflußbarkeit durch LHRH-Agonisten in der Mehrzahl der Fälle [19, 86] weisen darauf hin, daß es sich beim McCune-Albright-Syndrom um ein gonadotropinunabhängiges autonomes ovarielles Geschehen handelt.

Pseudopubertas praecox bei schwerer primärer Hypothyreose (Grumbach-Van Wyk-Syndrom)

Als Ursache dieser seltenen funktionellen Störung der Gonadotropinsekretion ohne hypothalamische Beteiligung wird eine Überlappung in der negativen Feedbackkontrolle von TSH, LH und FSH mit Mehrsekretion beider Gonadotropine angenommen. Bei den Patientinnen findet sich meist auch eine Galaktorrhö [82].

Pseudopubertas praecox durch iatrogene/exogene Östrogenexposition

Natürliche und synthetische Östrogene können mit der Nahrung, durch Ingestion östrogenhaltiger Pharmaka und mit Kosmetika und anderen östrogenhaltigen Externa durch die Haut aufgenommen werden [5, 32]. Die letzte große Epidemie einer vorzeitigen Geschlechtsentwicklung durch exogene Östrogene fand 1976–1984 in Puerto Rico statt. Wahrscheinlichste Ursache war die unsachgemäße Verwendung von Zearalanol, einem synthetischen Östrogen, in der Tiermast [63].

4.6.4 Diagnostik

Erkennung oder Ausschluß einer zuschreibbaren Ursache für die vorzeitige Reifeentwicklung, insbesondere der Ausschluß von malignen Tumoren, ist Ziel des diagnostischen Programms.

4.6.4.1 Anamnese und körperlicher Befund

Wichtige Daten der Familienvorgeschichte sind der Pubertätsbeginn der Eltern und Menarchetermin der Mutter. Exposition gegenüber östrogenhaltigen Externa und Nahrungsmitteln sowie mögliche Ingestion östrogenhaltiger Medikamente muß durch Erfragen ausgeschlossen werden. In einer Wachstumskurve werden Beginn und zeitlicher Ablauf der Pubertätsentwicklung und alle erreichbaren somatographischen Daten dokumentiert. Dies ist wichtig zur Beurteilung der Geschwindigkeit der Geschlechtsentwicklung und des Ausmaßes des bereits abgelaufenen Pubertätswachstumsschubs. Nach vaginalen Blutungen muß gefragt werden.

Zum Befund gehört die Dokumentation des Standes der Pubertätsentwicklung mit Hilfe der international gebräuchlichen Tanner-Stadien und ein ausführlicher neurologischer Befund. Auf Sekretion aus den Mamillen muß geachtet werden. Die Inspektion der Haut gibt Hinweise auf Vorliegen einer tuberösen Sklerose, einer Neurofibromatose oder eines McCune-Albright-Syndroms. Bei der rektoabdominellen Untersuchung werden Uterusgröße und Vorhandensein palpabler solider Tumoren des kleinen Beckens beurteilt. Das Aussehen der Vaginalschleimhaut weist auf Östrogeneinfluß hin.

4.6.4.2 Endokrinologische Daten

Endokrinologische Laboruntersuchungen unter Basalbedingungen fallen häufig normal aus, da die Plasmakonzentrationen der Gonadotropine und Östrogene stark schwanken können und die Normalbereiche für die ersten Pubertätsstadien sich mit denen präpubertärer Mädchen überlappen. Neben den Gonadotropinen (LH, FSH) und Östradiol sollten bei Hinweisen auf Hypothyreose und Galaktorrhö auch die Konzentrationen von Prolaktin, TSH und den peripheren Schilddrüsenhormonen gemessen werden.

Deutlich erhöhte Werte für DHEAS, 17-Hydroxyprogesteron, Androstendion und Testosteron können bei Teratomen und Nebennierentumoren vorkommen. Bei Tumorverdacht und zusätzlich Zeichen einer Virilisierung sollte neben den Tumormarkern α_1-Fetoprotein und β-HCG auch ein 24-h-Urin gaschromatographisch auf die quantitative Zusammensetzung der Steroidmetaboliten untersucht werden. Bei Hinweis auf einen hormonaktiven ZNS-Tumor sind die Konzentrationen von β-HCG und α_1-Fetoprotein im Liquor nützliche Parameter für einen Therapieerfolg. Der Liquor muß auf das Vorhandensein von Tumorzellen untersucht werden. Somatomedin-C-Konzentrationen im Serum sind entsprechend der fortgeschrittenen Pubertätsentwicklung erhöht [27] und können als Langzeitparameter zur Beurteilung der Wirksamkeit einer Therapie herangezogen werden [58]. Sie sollten deshalb immer vor Therapiebeginn bestimmt werden. Nur mit dynamischen Tests oder zirkadianen Hormonkonzentrationsprofilen ist die Beurteilung des Funktionszustands der Hypothalamus-Hypophysen-Ovarachse möglich. Der Anstieg von LH um mehr als das 4fache und des FSH um mehr als das 2,5fache des Basalwertes nach Injektion von 25 µg/m² LHRH weist auf das Vorliegen einer Pubertas praecox hin [78]. Fehlenden Anstieg der Gonadotropine beobachtet man bei exogener Östrogenzufuhr und ovarieller bzw. adrenaler Östrogenquelle (z. B. McCune-Albright-Syndrom). Messung der Gonadotropine und des Östradiols im Serum in 20minütigen Abständen von 10–14 Uhr und von 22–2 Uhr erlaubt den Nachweis verstärkter pulsatiler Sekretion der genannten Hormone, wie er für den normalen Pubertätsbeginn und die Pubertas praecox charakteristisch ist [8, 10].

4.6.4.3 Bildgebende Verfahren

Immer muß die Knochenreifung als Parameter für das biologische Alter anhand einer Röntgenaufnahme der ganzen linken Hand einschließlich der Radius-Ulna-Epiphysen beurteilt werden [22]. Bei jeder Patientin mit Pubertas praecox muß, auch bei fehlender neurologischer Symptomatik, ein Computertomogramm des Schädels mit und ohne Kontrastmittel angefertigt werden, vorzugsweise mit einem hochauflösenden Gerät der neuen Generation, das eine Beurteilung der Hypothalamus-Hypophysen-Region mit koronarer Dünnschichttechnik erlaubt. Vorzeitige Geschlechtsreife kann einziger Hinweis auf das Vorliegen eines Hirntumors sein [35].

Ob die Kernspintomographie die Anzahl der bisher als idiopathisch qualifizierten Fälle von Pubertas praecox reduziert, indem sie bei mehr Patienten eine ätiologische Zuordnung ermöglicht, bleibt abzuwarten.

Eine sonographische Untersuchung der Nebennierenregion und des kleinen Beckens bei voller Blase gehört zur Basisdiagnostik. Neben der Erfassung adrenaler und ovarieller Tumoren [26, 87] ist es möglich, anhand von Uterusgröße, Uteruskonfiguration, Ovarvolumen und -binnenstruktur Aufschluß nicht nur über das Ausmaß einer vorzeitigen Geschlechtsreife, sondern auch Hinweise zur Ätiologie und zum Therapieerfolg zu erhalten. Ein Ovarvolumen $> 3\,cm^3$, ein Uterusquerschnitt $> 4\,cm^2$ und eine multizystische Binnenstruktur mit mehr als 6 Follikeln von mehr als 4 mm Durchmesser in jedem Ovar bei einem Mädchen vor vollendetem 8. Lebensjahr ist ein Hinweis auf Vorliegen einer Pubertas praecox [64, 73]. Unter Behandlung mit LHRH-Agonisten gehen Ovargröße und Binnenstruktur auf ein präpubertäres Erscheinungsbild zurück. Die multizystische Binnenstruktur ist typisch für ein Ovar unter Gonadotropineinfluß. Eine Kombination von pubertärem Uterus und infantilen Ovarien ergibt sich nach Ingestion von Östrogen und bei feminisierenden adrenalen Tumoren. Große Ovarien mit erheblichen Seitendifferenzen und großen Zysten sind charakteristisch für das McCune-Albright-Syndrom, Neurofibromatose und zystische Ovarialtumoren [61, 67].

4.6.4.4 Andere diagnostische Maßnahmen

Eine neuroophthalmologische Untersuchung mit Inspektion des Augenhintergrundes, orientierender Gesichtfeldprüfung und ein EEG sollten im Rahmen der Grunduntersuchung durchgeführt werden. Ein CT der Nebennierenregion und des kleinen Beckens kann bei besonderen Fragestellungen (z. B. präoperativ genaue Tumorlokalisation und Beziehung zu benachbarten Strukturen) nötig werden. Bei prämaturer isolierter Menarche ist eine vaginoskopische Untersuchung zum Ausschluß eines Tumors (z. B. Rhabdomyosarkom der Vagina) erforderlich. Bei den Patientinnen mit Pseudopubertas praecox und einseitigen, zystisch-soliden Massen im kleinen Becken ohne klinische Zeichen eines McCune-Albright-Syndroms muß eine Laparatomie mit Inspektion und gegebenenfalls Probeentnahme über die Dignität des Prozesses entscheiden.

4.6.4.5 Zusammenfassende Übersicht zur Basisdiagnostik bei vorzeitiger Geschlechtsreife

Familien-anamnese:	Pubertätsbeginn der Eltern? Menarchetermin der Mutter? Andere Familienangehörige mit frühem Pubertätsbeginn?
Eigenanamnese:	Exposition durch östrogenhaltige Nahrungsmittel, Kosmetika, Medikamente? Beginn und zeitlicher Ablauf der Pubertätsentwicklung? Vaginale Blutungen? Pubertätswachstumsschub? (Anlegen einer Wachstumskurve mit allen vorhandenen somatographischen Daten)
Klinischer Untersuchungsbefund:	Dokumentation des Stadiums der Pubertätsentwicklung mit Hilfe der Einteilung nach Tanner. Zeichen der Virilisierung? Sekretion aus den Mammillen? Introitus vaginae: Ausfluß? Östrogeneinfluß? Haut: Fibrome, Café-au-lait-Flecken, ‚white spots‘? Rektoabdominelle Palpation: Uterusgröße? Tumoren des kleinen Beckens? Gründliche pädiatrisch-neurologische Untersuchung.
Labordaten:	Basale Konzentrationen von LH, FSH, Östradiol, Somatomedin-C, LHRH-Test
Sonographische Untersuchung:	Beurteilung der Nebennierenregion und des kleinen Beckens (Tumore, Zysten, Ovargröße, -binnenstruktur, und Uterusgröße, -konfiguration)
Röntgenuntersuchung:	Bestimmung des Knochenalters (linke Hand). Computertomogramm des Schädels mit und ohne Kontrastmittel einschließlich Untersuchung der Hypothalamus-Sella-Region in koronarer Dünnschichttechnik
Ophthalmologische Untersuchung:	Augenhintergrund. Orientierende Gesichtsfeldprüfung
Sonstige Untersuchungen:	EEG

4.6.5 Therapie

Die Behandlung einer vorzeitigen Geschlechtsreife soll

- progrediente intrakranielle Läsionen, maligne Tumoren außerhalb des ZNS und andere, einer spezifischen Therapie zuführbare Stoffwechselstörungen als Ursache frühzeitig erkennen und beseitigen helfen;
- die prämature sexuelle Reifung unterbrechen, bis das normale Pubertätsalter erreicht ist;
- bereits bestehende sexuelle Reifezeichen zurückbilden helfen;
- durch Bremsen einer beschleunigten Skelettreifung eine normale Erwachsenengröße erreichen helfen;
- emotionellen Schäden und psychischen Fehlentwicklungen bei der Patientin vorbeugen und elterliche Angstgefühle abbauen;

- das Risiko sexuellen Mißbrauchs vermindern und zu frühe Aufnahme sexueller Kontakte verhindern helfen;
- kindliche Schwangerschaften verhindern;
- die Fertilität in späteren Lebensabschnitten erhalten;
- das mit einer frühen Menarche verbundene erhöhte Risiko für die Entwicklung eines Mammakarzinoms vermindern [25].

Das Erreichen dieser Ziele erfordert bei der sehr heterogenen Gruppe von Patientinnen mit Pseudopubertas andere Strategien als bei der Pubertas praecox, die prinzipiell einer medikamentösen Behandlung zugänglich ist.

4.6.5.1 Therapie der Pseudopubertas praecox

Maligne hormonproduzierende Tumoren des Ovars erfordern meist eine komplette Hysterektomie mit bilateraler Salpingovariektomie. Wenn immer die Histologie und die Ausbreitung des Tumors es erlauben, sollte Ovargewebe erhalten werden. Bestrahlung und Chemotherapie müssen das Therapiekonzept bei den Keimzelltumoren ergänzen und machen die Zusammenarbeit von pädiatrischen Onkologen, pädiatrischen Endokrinologen und onkologisch erfahrenen pädiatrischen Gynäkologen notwendig.

Ovarielle Zysten benignen Charakters, die Ursache einer Pseudopubertas praecox sind, sollten unter Erhaltung des Ovars und Beachtung mikrochirurgischer Technik zur Verhinderung von Adhäsionen abgetragen werden. Nicht immer kann damit eine Zunahme der Geschlechtsentwicklung verhindert werden. Östrogenproduzierende Tumoren der Nebenniere müssen operativ entfernt werden. Die autonome, gonadotropinunabhängige Östrogenproduktion beim McCune-Albright-Syndrom ist schwer zu beeinflussen. Weder operative Entfernung der assoziierten ovariellen Zysten noch Therapie mit LHRH-Agonisten vermögen die fortschreitende Geschlechtsentwicklung zu bremsen [19]. Neue Ergebnisse einer medikamentösen Behandlung mit Testolacton, einem Aromataseinhibitor, sind ermutigend.

Testolacton wird oral in einer Dosis von 10–40 mg/kg/Tag verabreicht [20].

Die Mehrsekretion der Gonadotropine und die Galaktorrhö beim Grumbach-Van Wyk-Syndrom lassen sich durch Substitutionsbehandlung der Hypothyreose mit L-Thyroxin beseitigen.

Das Auffinden und Beseitigen der Östrogenquelle bei exogener Östrogenexposition erfordert gelegentlich detektivischen Spürsinn, wird aber durch Rückbildung der Pubertätszeichen belohnt.

4.6.5.2 Therapie der Pubertas praecox

Chirurgische Therapie

In wenigen Fällen von Arachnoidalzysten und Obstruktionshydrozephalus haben sich die Pubertätszeichen nach Anlegen eines Shunts zurückgebildet. Die Mehrzahl der Fälle von Pubertas praecox bei ZNS-Tumoren läßt sich durch chirurgische Entfernung der Tumoren nicht beeinflussen. Meist spricht die hypothalamusnahe Lage mit dem Risiko, benachbarte Strukturen zu verletzen, gegen einen operativen Eingriff. In diesem Fall wird Biopsie und bei strahlensensiblem Tumor Bestrahlungstherapie empfohlen [25].

Die Rückbildung der Pubertätszeichen nach kompletter chirurgischer Entfernung eines hypothalamischen Hamartoms wurde gelegentlich beobachtet [1, 33]. Der Nachweis des guten Ansprechens auch der durch hypothalamische Hamartome ausgelösten Pubertas praecox auf eine Therapie mit LHRH-Agonisten [14, 59] und die hohe Mortalität und Morbidität des Eingriffs lassen heute ein chirurgisches Eingreifen kontraindiziert erscheinen, wenn nicht eine außergewöhnliche Größenzunahme des Hamartoms benachbarte Strukturen bedroht [25].

Medikamentöse Therapie

An die medikamentöse Behandlung einer selbstlimitierten Erkrankung mit vom Prinzip her guter Prognose, wie es die idiopathische Pubertas praecox darstellt, müssen besonders strenge Maßstäbe in bezug auf Nebenwirkungsfreiheit angelegt werden.

In der pharmakologischen Beeinflussung der Gonadenfunktion bei Pubertas praecox sind in den letzten Jahren erhebliche Fortschritte erzielt worden. Wir empfehlen eine medikamentöse Behandlung, wenn folgende Kriterien erfüllt sind: 1. Menarche und wiederholte Menstruationsblutungen vor einem Alter von 7 Jahren; 2. schnelle Weiterentwicklung von Geschlechtsmerkmalen, Knochenalter und Beschleunigung der Wachstumsgeschwindigkeit in einem Beobachtungszeitraum von 6–12 Monaten nach Diagnosestellung [25]. Zur Therapie stehen Substanzen aus 2 Stoffgruppen zur Verfügung: 1. Steroide mit antiöstrogenen, antigonadotropen und gestagenen Eigenschaften. In Europa liegen die meisten Erfahrungen mit Cyproteronacetat vor. 2. Superaktive Agonisten des LH-Releasinghormons.

Cyproteronacetat

Dieses synthetische 17-Hydroxyprogesteronderivat wird seit 1969 in der Behandlung der Pubertas praecox eingesetzt [29]. Cyproteronacetat hat antiandrogene, antiöstrogene, progestagene und antigonadotrope Eigenschaften [2, 40, 55].

Als Grundlage der antiöstrogenen Wirkung wird sowohl Hemmung der Östrogenbiosynthese [2, 75] als auch antagonistische Aktion am peripheren Östrogenrezeptor angenommen [40]. Als starkes Gestagen verhindert Cyproteronacetat durch zentrale inhibitorische Wirkung den zu erwartenden reaktiven Anstieg von LH und FSH. Der LH-Anstieg nach LHRH-Gabe unter Cyproteronacetattherapie ist geringer als vor der Behandlung [2, 40]. Offenbar wird aber die Frequenz der spontanen, nächtlichen pulsatilen Sekretion von LH und FSH nicht beeinflußt. Lediglich bei hohen Cyproteronacetatdosen wurde eine Amplitudenminderung nachgewiesen [75]. Als Gestagen hemmt Cyproteronacetat zentral den östrogeninduzierten LH-Anstieg in Zyklusmitte, der charakteristisch für die reife Hypothalamus-Hypophysen-Ovar-Achse ist. Cyproteronacetat beeinflußt in Dosen von 70–150 mg/m^2 KOF/Tag p.o. in 3 Dosen die klinischen Erscheinungen des Östrogenexzesses. Einige Wochen nach Therapiebeginn verlangsamt sich die Brustentwicklung, in einigen Fällen kommt es zum Stillstand der Brustentwicklung, selten zur Reduktion von Brustgewebe. Menses verschwinden bei fast allen Patientinnen. Lediglich bei älteren Mädchen mit länger bestehender regelmäßiger Menstruation kann es im angegebenen Dosisbereich zu zwischendurch auftretendem „spotting" kommen. In der Mehrzahl der Patientinnen findet keine Weiterentwicklung der Scham- und Axillarbehaarung statt, nur bei wenigen Patientinnen bildet sich die Schambehaarung zurück oder verschwindet ganz. Die Mädchen werden ruhiger und ausgeglichener, durch die Erkrankung beeinträchtigte Schulleistungen normalisieren sich bei einigen Kindern [7, 30, 39, 60, 72, 85].

Die mit Cyproteronacetat verbundenen Hoffnungen auf Normalisierung der Endlänge haben sich nicht erfüllt. Während einige Untersucher in den ersten Behandlungsjahren aus einem schnelleren Fortschreiten des Längenalters oder chronologischen Alters als dem Knochenalter, aus der Verbesserung der errechneten Endlänge oder aus einer Verringerung des Längenstandardabweichungsscores in bezug auf das Knochenalter auf eine verbesserte Endlänge geschlossen haben, konnte die einzige Untersuchung mit unbehandelter Vergleichsgruppe keinen Unterschied des Längen-SDS zur mit Cyproteronacetat behandelten Gruppe feststellen [85]. Während unbehandelte Patientinnen mit Pubertas praecox und vollendetem Längenwachstum 88,7–91,7% ihrer Zielgröße erreichten, betrug von einer Serie von 20 mit Cyproteronacetat behandelten Patienten (19 davon Mädchen) die Endlänge 93,7% der Zielgröße. Cyproteronacetat ist nicht in der Lage, die durch das akzelerierte Knochenalter bei Therapiebeginn verschlechterte Wachstumsprognose zu bessern und eine weitere Zunahme des Knochenalters aufzuhalten, kann aber eine Beschleunigung der krankheitsbedingten Zunahme aufhalten [71].

Nebenwirkungen sind auf die Dauer der Therapie und einen variablen Zeitraum von Wochen bis Monaten nach Therapieende begrenzt und dosisabhängig. In oberen Dosisbereichen klagen die Patienten häufig über Schwäche, Müdigkeit und verminderte körperliche Belastbarkeit in den ersten Tagen der Therapie. Obwohl sich diese klinischen Zeichen im Laufe der Therapie zurückbilden, bleiben die Plasmakortisolspiegel basal und nach Stimulation durch Insulinhypoglykämie niedrig; die Ausscheidung der freien Kortikoide im Urin ist erniedrigt. Diese Entwicklung eines sekundären Hypoadrenalismus ist durch glukokortikoide Eigenschaften des Cyproteronacetats bedingt. Einerseits wird dadurch eine Kortisolsubstitution unter Normalbedingungen unnötig, andererseits ist aber die Reaktionsbreite der Hypothalamus-Hypophysen-Nebennieren-Achse auf Streß eingeschränkt [21, 28, 77].

Nach Absetzen der Therapie nimmt die weitere Pubertätsentwicklung einen normalen Verlauf innerhalb der weiten Grenzen der physiologischen Streuung [41]. Langzeituntersuchungen in bezug auf die Fertilität und Tumorhäufigkeit bei in der Kindheit behandelten Patientinnen gibt es noch nicht.

LHRH-Superagonisten

Auf der Suche nach länger wirksamen Analogen von LHRH zur Behandlung der männlichen und weiblichen Infertilität wurde man auf einen völlig unerwarteten Effekt der neu entwickelten, dem nativen LHRH in Wirkstärke und -dauer überlegenen sog. LHRH-Superagonisten aufmerksam: Wurde die episodische Sekretion von endogenem LHRH überspielt durch kontinuierliche Infusion von LHRH oder intermittierende Zufuhr langwirksamer LHRH-Superagonisten, kam es nach initialer kurzdauernder Stimulation zu einer paradoxen Suppression der Hypophysen-Gonaden-Achse und damit der Gonadenfunktion. Ursache dieser Suppression ist eine Desensibilisierung der gonadotropen Zellen des Hypophysenvorderlappens gegenüber dem LHRH-Superagonisten durch Herunterregeln („downregulation") der LHRH-Rezeptorzahl an der Zelloberfläche. Diese reaktive Verminderung der Anzahl von Oberflächenrezeptoren als Schutzmechanismus vor zu hohen Wirkstoffkonzentrationen findet sich auch in anderen biologischen Systemen. Nach mehreren Dosen eines LHRH-Superagonisten sistiert die pulsatile Gonadotropinsekretion; eine gewisse Basalsekretion bleibt erhalten [65]. Die gonadotropen Zellen des Hypophysenvorderlappens reagieren nicht mehr auf endogenes oder exogenes LHRH, das positive Feedback in Zyklusmitte verschwindet. In den Gonaden, die nun einer geringeren Gonadotropinmenge in einem präpubertären Sekretionsmuster ausgesetzt sind, reduziert sich die Produktionsrate der gonadalen Steroide auf ein präpubertäres Maß. All diese Veränderungen sind nach Absetzen der LHRH-Superagonisten reversibel [12].

Ein Vorteil der LHRH-Superagonisten liegt in ihrer Spezifität: wesentliche extrahypophysäre Wirkungen sind beim Menschen nicht bekannt geworden [34]. Mindestens 9 LHRH-Superagonisten befinden sich zur Zeit in klinischer Erprobung bei der Therapie der Pubertus praecox. Ihnen allen ist gemeinsam, daß das Glycin in Position 6 des nativen LHRH-Moleküls durch D-Aminosäuren ersetzt worden ist [38]. Eine Übersicht über die wichtigsten Analoge mit relativer Wirkstärke und erforderlicher Dosierung bei der Therapie der Pubertas praecox gibt Tabelle 4.17.

Die meiste klinische Erfahrung ist bisher mit dem Präparat des Salk-Instituts, USA (LHRH$_a$) [12, 14, 15, 46, 49, 56, 57, 59, 79] und mit Buserelin (Fa. Hoechst, Bundesrepublik) [17, 48, 74, 83] gemacht worden.

Bei der subkutanen Applikation von LHRH$_a$ (4 μg/kg/Tag) kommt es, nach kurzem Anstieg an den ersten Behandlungstagen bereits in der 2. Behandlungswoche zu einem Absinken der basalen und stimulierten Gonadotropinkonzentrationen in den präpubertären Bereich. Am Ende der 2. Woche sind auch die Östrogenserumkonzentrationen in den präpubertären Normbereich abgesunken. In diese Zeit fällt bei einigen Patientinnen eine Abbruchblutung. Besonders die prämenarchealen Patientinnen und ihre Eltern müssen auf diese Möglichkeit vorbereitet werden. In den ersten 6 Monaten der Therapie kommt es bei fast allen Patientinnen zu einer Verminderung der Brustdrüsengröße; die Schambehaarung geht bei einem Teil der Patientinnen zurück. Bei allen postmenarchealen Patientinnen sistierten die Periodenblutungen nach Therapiebeginn.

Das Ovarvolumen geht zurück. Während in den ersten Behandlungswochen noch eine Vergrößerung vorhandener oder ein Auftreten neuer ovarieller Zysten beobachtet werden kann, verschwinden die Zysten später meist ganz oder das Ovar nimmt ein mikrozystisches Erscheinungsbild an.

Anderen Behandlungsmöglichkeiten entscheidend überlegen ist die Therapie mit LHRH$_a$ in der Beeinflussung von Wachstum und Knochenreifung. Bei fast allen Patientinnen sinkt die Wachstumsrate nach 6 Monaten auf altersentsprechende Normalwerte ab. Die Geschwindigkeit des Knochenalterfortschritts normalisiert sich, bei einer großen Zahl von Patientinnen schreitet das Knochenalter überhaupt nicht mehr fort, während das Längenwachstum altersgerecht verläuft. Hieraus erge-

Tabelle 4.17 Struktur – Wirkungs-Beziehung, Dosierung und Applikation von 5 in der Therapie der Pubertas praecox untersuchten LHRH-Superagonisten

Name	Hersteller	Aminosäuresequenz		Relative Wirkstärke (81, 88)	Dosierung	Klinische Studien bei Pubertas praecox
LHRH	–	1 2 3 4 5 6 7 8 9 10 pGlu – His – Trp – Ser – Tyr – Gly – Leu – Arg – Pro – Gly – NH_2		1	–	–
LHRHa	Salk Institut La Jolla, USA	D-Trp	NEt	144 (84–198)	(4) 8 µg/ kg/d s.c.	12, 14, 15, 46, 49, 56, 57, 59, 79
D-Trp^6-LHRH	Tulane University New Orleans, USA	D-Trp	NH_2	36 (26–56)	20–40 µg/d s.c.	42, 45
Buserelin	Hoechst Bundesrepublik Deutschland	D-Ser(Bu^t)	NEt	20	10–30 µg/ kg/d s.c. 600–1200 µg/d i.n.	17, 48, 74, 83
Nafarelin	Syntex Lab Palo Alto, USA	D-Nal(2)	NH_2	~200	2 µg/kg/d s.c. 800–1200 µg/d i.n.	76, 46a
D-Trp^6-LHRH mit DL-Lactid-coglycolid mikrover-kapselt	Debiopharm Lausanne, Schweiz	D-Trp	NH_2	–	60 µg/kg i.m. alle 4 Wochen	62

ben sich Hoffnungen auf eine Endlängenprognose, die besser ist als die unter Cyproteronacetatmedikation.

Wegen der Spezifität der LHRH$_a$-Therapie sind Nebenwirkungen selten. Bei wenigen Mädchen war das Absinken der Plasmagonadatropine und Östrogenkonzentrationen mit Hitzewellen verbunden, die denen der Menopause ähnelten. Bei wenigen Patientinnen entwickelte sich eine lokale Rötung und Schwellung an der Injektionsstelle, die aber in keinem Fall einen Abbruch der Therapie erzwangen [12, 14, 15, 46, 49, 56, 57, 59, 79]. Buserelin ermöglicht eine intranasale Applikation und erhöht damit die Akzeptanz der Behandlung für Patienten und Eltern. Die Dosis, mit der die klinischen Erscheinungen der Pubertas praecox kontrolliert werden kann, liegt bei 3- bis 6mal täglich je 100 µg pro Nasenloch (600–1200 µg/Tag). Die Brustentwicklung einiger Patienten schreitet jedoch bei der ausschließlich intranasalen Therapie fort, so daß sich in Ausnahmefällen ein Wechsel auf subkutane Applikationsart nicht vermeiden läßt [17, 48, 74, 83].

Verbesserung der Compliance bei gleicher Wirksamkeit in der Kontrolle von Pubertätszeichen, Wachstumsgeschwindigkeit und Knochenreifung ist das Ziel bei der Neuentwicklung von Präparaten mit verzögerter Freisetzung des LHRH-Superagonisten. Ein solches Präparat, in dem der Agonist D-Trp^6-LHRH an eine biokompatible, biodegradierbare polymere Matrix (DL-Lactidcoglycolid-Mikrokapseln) gebunden ist, ermöglicht eine Therapie mit einmal monatlichen i. m. Injektionen. Erste Ergebnisse [62] zeigen bei später eintretender Suppression der Hypophysen-Gonaden-Achse (7. Behandlungswoche) eine dem LHRH$_a$ vergleichbare klinische Wirksamkeit bei gleich guter Verträglichkeit. Sollte sich dies in Langzeitstudien bestätigen, ist die monatliche Injektion von mikroverkapselten LHRH-Agonisten die Behandlungsart, die vermutlich die höchste Akzeptanz erfahren wird.

Wie auch beim Cyproteronacetat fehlen noch Langzeitstudien zur Fertilität und Kanzerogenität im Alter.

Bei den Patientinnen, bei denen die Behandlung mit LHRH-Superagonisten beendet werden konnte, hat sich jedoch die Pubertätsentwicklung normal fortgesetzt, einschließlich der Entwicklung ovulatorischer Zyklen.

Psychosoziale Führung der Patientin mit Pubertas praecox und ihrer Familie

Neben der Durchführung und Überwachung der medikamentösen Therapie haben niedergelassener Kinderarzt und pädiatrischer Endokrinologe die gemeinsame Aufgabe der psychosozialen Beratung der durch die Ereignisse oft überforderten Familie. Neben genauer Aufklärung über das Krankheitsbild und die therapeutischen Optionen muß der Familie bewußt gemacht werden, daß die Unterschiede der Patientin zu ihren Altersgenossinnen zeitlich begrenzt sind und daß ernsthafte Störungen der psychischen Entwicklung nicht zu erwarten sind [18]. Eine dem jeweiligen intellektuellen Stand des Kindes angepaßte Sexualaufklärung durch die Eltern müssen dem Kind ermöglichen, mit seinen körperlichen Veränderungen umgehen zu lernen.

Literatur

1 Alvarez-Garijo JA, Albiach VJ, Vila MM, Mulas F, Esquembre V (1983) Precocious puberty and hypothalamic hamartoma with total recovery after surgical treatment. Case report. J Neurosurg 58: 583–585

2 Angeli A, Boccuzzi G, Bisbocci D, Fonzo D, Frajria R, de Sanctis C, Ceresa F (1976) Effect of cyproterone acetate therapy on gonadotropin response to synthetic luteinizing hormone-releasing hormone (LRH) in girls with idiopathic precocious puberty. J Clin Endocrinol Metab 42: 551–560

3 Balagura S, Shulman K, Sobel EH (1979) Precocious puberty of cerebral origin. Surg Neurol 11: 315–326

4 Banich F, Fox P (1970) Feminizing tumor of the adrenal gland in a five-year-old female. Proc Inst Med Chic 82: 82

5 Beas F, Vargas L, Spada RP, Merchak N (1969) Pseudoprecocious puberty in infants caused by a dermal ointment containing estrogens. J Pediatr 75: 127–130

6 Benedict P (1962) Endocrine features in Albright's syndrome (fibrous dysplasia of bone). Metabolism 11: 30–45

7 Bossi E, Zurbrügg RP, Joss EE (1973) Improvement of adult height prognosis in precocious puberty by cyproterone acetate. Acta Paediatr Scand 62: 405–412

8 Boyar RM, Finkelstein JW, David R, Roffwarg H, Kapen S, Weitzmann ED, Hellman L (1973) Twenty-four hour patterns of plasma luteinizing hormone and follicle-stimulating hormone in sexual precocity. N Engl J Med 289: 282–286

9 Boyar RM, Rosenfeld RS, Kapen S, Finkelstein JW, Roffwarg HP, Weitzman ED, Hellman L (1974) Human puberty-simultaneous augmented secretion of luteinizing hormone and testosterone during sleep. J Clin Invest 54: 609–617

10 Boyar RM, Wu RHK, Roffwarg H, Kapen S, Weitzman ED, Hellman L, Finkelstein JW (1976) Human puberty: 24-hour estradiol patterns in pubertal girls. J Clin Endocrinol Metab 43: 1418–1421

11 Brauner R, Rappaport R (1985) Precocious puberty secondary to cranial irradiation for tumors distant from the hypothalamo-pituitary area. Hormone Res 22: 78–82

12 Comite F, Cutler GB, Jr., Rivier J, Vale W, Loriaux DL, Crowley WF, Jr. (1981) Short-term treatment of idiopathic precocious puberty with a long-acting analogue of luteinizing homone-releasing homone. A preliminary report. N Engl J Med 305: 1546–1550

13 Comite F, Schiebinger RJ, Albertson BD, Cassorla FG, Vander Ven K, Cullen TF, Loriaux DL, Cutler GB, Jr. (1984) Isosexual precocious pseudopuberty secondary to a feminizing adrenal tumor. J Clin Endocrinol Metab 58: 435–440

14 Comite F, Pescovitz OH, Rieth KG, Dwyer AJ, Hench K, McNemar A, Loriaux DL, Cutler GB, Jr. (1984) Luteinizing hormone-releasing hormone analog treatment of boys with hypothalamic hamartoma and true precocious puberty. J Clin Endocrinol Metab 59: 888–892

15 Crowley WF, Jr., Comite F, Vale W, Rivier J, Loriaux DL, Cutler GB, Jr. (1981) Therapeutic use of pituitary desensitization with a long-acting LHRH agonist: a potential new treatment of idiopathic precocious puberty. J Clin Endocrinol Metab 52: 370–372

16 Dewhurst CJ (1981) Precocious sexual development of ovarian origin. In: Huffman JW, Dewhurst CJ, Capraro VJ (eds). The gynecology of childhood and adolescence, 2nd edn. Saunders, Philadelphia, pp 362–367

17 Donaldson MDC, Stanhope R, Lee TJ, Price DA, Brook CGD, Savage DCL (1984) Gonadotrophin responses to GnRH in precocious puberty treated with GnRH analogue. Clin Endocrinol 21: 499–503

18 Ehrhardt AA, Meyer-Bahlburg HFL, Bell JJ, Cohen SF, Healey JM, Stiel R, Feldman JF, Morishima A, New MI (1984) Idiopathic precocious puberty in girls: psychiatric follow-up in adolescence. J Am Acad Child Psychiatry 23: 23–33

19 Foster CM, Comite F, Pescovitz OH, Ross JL, Loriaux DL, Cutler GB, Jr. (1984) Variable response to a long-acting agonist of luteinizing hormone-releasing hormone in girls with McCune-Albright syndrome. J Clin Endocrinol Metab 59: 801–805

20 Foster CM, Pescovitz OH, Comite F, Feuillan P, Shawker T, Loriaux DL, Cutler GB, Jr. (1985) Testolactone treatment of precocious puberty in McCune-Albright syndrome. Acta Endocrinol 109: 254–257

21 Girard J, Baumann JB, Buhler U, Zuppinger K, Haas HG, Staub JJ, Wyss HI (1978) Cyproterone acetate and ACTH adrenal function. J Clin Endocrinol Metab 41: 581–586

22 Greulich WW, Pyle SI (1959) Radiographic skeletal development of the hand and wrist, 2nd edn. Stanford University Press, Stanford

23 Grumbach MM, Richards GE, Conte FA, Kaplan SL (1978) Clinical disorders of adrenal function and puberty: an assessment of the role of the adrenal cortex in normal and abnormal

puberty in man and evidence for an ACTH-like pituitary adrenal androgen stimulating hormone. In: James VHT, Serio M, Giusti G, Martini L (eds) The endocrine function of the human adrenal cortex. Academic Press, London, pp 583–612

24 Grumbach MM (1983) Control of the onset of puberty. In: Proceedings of the Seventh Asia and Oceania Congress of Endocrinology, Tokyo, Aug. 22–26, 1982. Excerpta Medica, Amsterdam, pp 3–14

25 Grumbach MM (1985) True or central precocious puberty. In: Krieger DT, Bardin CW (eds) Current therapy in endocrinology and metabolism 1985, 1986. Dekker, Toronto, pp 4–8

26 Haller JO, Friedman AP, Schaffer R, Lebensart DP (1983) The normal and abnormal ovary in childhood and adolescence. Sem Ultrasound 4: 206–225

27 Harris DA, Van Vliet G, Egli CA, Grumbach MM, Kaplan SL, Styne DM, Vainsel M (1985) Somatomedin-C in normal puberty and in true precocious puberty before and after treatment with a potent luteinizing hormone-releasing hormone agonist. J Clin Endocrinol Metab 61: 152–159

28 Heinze F, Teller WM, Fehm HL, Joos A (1978) The effect of cyproterone acetate on adrenal cortical function in children with precocious puberty. Eur J Pediatr 128: 81–88

29 Helge H, Weber B, Hammerstein J, Neumann F (1969) Idiopathic precocious puberty: Indication for therapeutic use of cyproterone acetate, an antigonadotropic and antiandrogenic substance? Acta Paediat Scand 58: 672

30 Helge H (1973) Frühreife. Monatsschr Kinderheilkd 121: 636–646

31 Heller ME, Dewhurst J, Grant DB (1979) Premature menarche without other evidence of precocious puberty. Arch Dis Child 54: 472–475

32 Hertz R (1958) Accidental ingestion of estrogens by children. Pediatrics 21: 203–206

33 Hondo H, Tanaka R, Yokoyama M, Sato H (1984) True precocious puberty due to hypothalamic hamartoma. Endocrinological cure by surgical removal. Neurol Med Chir (Tokyo) 24: 416–420

34 Hsueh AJW, Jones PCB (1981) Extrapituitary actions of gonadotropin-releasing hormone. Endocr Rev 2: 437–461

35 Hung W, August GP, Brallier DR, Milhorat TH (1980) Computerized tomography in the evaluation of isosexual precocity. Am J Dis Child 134: 25–27

36 Judge DM, Kulin HE, Page R, Santen R, Trapukdi S (1977) Hypothalamic hamartoma: a source of luteinizing hormone-releasing factor in precocious puberty. N Engl J Med 296: 7–10

37 Kaplan SL, Grumbach MM (to be published) Pathogenesis of sexual precocity. In: Grumbach MM, Sizonenko PC, Aubert M (eds) The control of the onset of puberty II. Willians & Wilkins, Baltimore

38 Karten MJ, Rivier JE (1986) Gonadotropin-releasing hormone analog design, structure-function studies towards the development of agonists and antagonists: rationale and perspective. Endocr Rev 7: 44–66

39 Kauli R, Pertzelan A, Prager-Lewin R, Grünebaum M, Laron Z (1976) Cyproterone acetate in treatment of precocious puberty. Arch Dis Child 51: 202–208

40 Kauli R, Prager-Lewin R, Keret R, Laron Z (1977) The LH and FSH responses to LH-releasing hormone (LH-RH) in girls with true precocious puberty treated with cyproterone acetate. Eur J Pediatr 125: 205–212

41 Kauli R, Laron Z (1980) Pubertal development in girls with sexual precocity after discontinuation of treatment with cyproterone acetate Helv Paediatr Acta 35: 149–154

42 Kauli R, Pertzelan A, Ben-Zeev Z, Prager-Lewin R, Kaufman H, Comaru-Schally AM, Schally AV, Laron Z (1984) Treatment of precocious puberty with LHRH analogue in combination with cyproterone acetate – further experience. Clin Endocrinol 20: 377–387

43 Kelch RP (1985) Management of precocious puberty. N Engl J Med 312: 1057–1058

44 Largo RH, Prader A (1983) Pubertal development in Swiss girls. Helv Paediatr Acta 38: 229–243

45 Laron Z, Kauli R, Ben-Zeev Z, Comaru-Schally AM, Schally AV (1981) D-Trp[6]-analogue of luteinizing hormone-releasing hormone in combination with cyproterone acetate to treat precocious puberty. Lancet 8253: 955–956

46 Laue L, Comite F, Hench K, Loriaux DL, Cutler GB, Jr., Pescovitz OH (1985) Precocious puberty associated with neurofibromatosis and optic gliomas. Treatment with luteinizing hormone-releasing hormone analogue. Am J Dis Child 139: 1097–1100

46a Lin T-H, LePage ME, Henzl M, Kirkland JL (1986) Intransal nafarelin: An LH-RH analogue treatment of gonadotropin-dependent precocious puberty. J Pediatr 109: 954–958

47 Liu N, Grumbach MM, de Napoli RA, Morishima A (1965) Prevalence of electroencephalographic abnormalities in idiopathic precocious puberty and premature pubarche: bearing on pathogenesis and neuroendocrine regulation of puberty. J Clin Endocrinol Metab 25: 1296–1308

48 Luder AS, Holland FJ, Costigan DC, Jenner MR, Wielgosz G, Fazekas ATA (1984) Intranasal and subcutaneous treatment of central precocious puberty in both sexes with a longacting analog of luteinizing hormone-releasing hormone. J Clin Endocrinol Metab 58: 966–972

49 Mansfield MJ, Beardsworth DE, Loughlin JS, Crawford JD, Bode HH, Rivier J, Vale W, Kushner DC, Crigler JF, Jr., Crowley WF, Jr. (1983) Long-term treatment of central precocious puberty with a long-acting analogue of luteinizing hormone-releasing hormone. N Engl J Med 309: 1286–1290

50 Marshall WA, Tanner JM (1969) Variations in pattern of pubertal changes in girls. Arch Dis Child 44: 291–303

51 Matthews MJ, Parker DC, Rebar RW, Jones KL, Rossman L, Carey DE, Yen SSC (1982) Sleep-associated gonadotropin and oestradiol patterns in girls with precocious sexual development. Clin Endocrinol 17: 601–607

52 McKiernan J (1978) Precocious puberty and nonaccidental injury. Br Med J 14: 1059

53 Money J, Clopper RR, Jr. (1974) Psychosocial and psychosexual aspects of errors of pubertal onset and development. Hum Biol 46: 173–181

54 Murram D, Dewhurst J, Grant DB (1983) Premature menarche: a follow-up study. Arch Dis Child 58: 142–156

55 Neumann F (1977) Pharmacology and potential use of cyproterone acetate. Horm Metab Res 9: 1–13

56 Pescovitz OH, Comite F, Cassorla F, Dwyer AJ, Poth MA, Sperling AM, Hench K, McNemar A, Skerda M, Loriaux DL, Cutler GB, Jr. (1984) True precocious puberty complicating congenital adrenal hyperplasia: treatment with a luteinizing hormone-releasing hormone analog. J Clin Endocrinol Metab 58: 857–861

57 Pescovitz OH, Hench K, Green O, Comite F, Loriaux DL, Cutler GB, Jr. (1985) Central precocious puberty complicating a virilizing adrenal tumor: treatment with a long-acting LHRH analog. J Pediatr 106: 612–614

58 Pescovitz OH, Rosenfeld RG, Hintz RL, Barnes K, Hench K, Comite F, Loriaux DL, Cutler GB, Jr. (1985) Somatomedin-C in accelerated growth of children with precocious puberty. J Pediatr 107: 20–25

59 Pescovitz OH, Comite F, Hench K, Barnes K, McNemar A, Foster C, Kenigsberg D, Loriaux DL, Cutler GB, Jr. (1986) The NIH experience with precocious puberty: Diagnostic subgroups and response to short-term luteinizing hormone releasing hormone analogue therapy. J Pediatr 108: 47–54

60 Rager K, Huenges R, Gupta D, Bierich JR (1973) The treatment of precocious puberty with cyproterone acetate. Acta Endocrinol 74: 399–408

61 Rieth KG, Comite F, Shaker TH, Cutler GB, Jr. (1984) Pituitary and ovarian abnormalities demonstrated by CT and ultrasound in children with features of the McCune-Albright-syndrome. Radiology 153: 389–393

62 Roger M, Chaussain JL, Berlier P, Bost M, Canlorbe P, Colle M, Francois R, Garandeau P, Lahlou N, Morel Y, Schally AV (1986) Long term treatment of male and female precocious puberty by periodic administration of a long-acting preparation of D-Trp^6-luteinizing hormone-releasing hormone microcapsules. J Clin Endocrinol Metab 62: 670–677

63 Sáenz de Rodriguez CA, Bongiovanni AM, Conde de Borrego L (1985) An epidemic of precocious development in Puerto Rican children. J Pediatr 107: 393–396

64 Salardi S, Orsini LF, Cacciari E, Bovicelli L, Tassoni P, Reggiani A (1985) Pelvic ultrasonography in premenarcheal girls: relation to puberty and sex hormone concentrations. Arch Dis Child 60: 120–125

65 Sandow J (1982) Inhibition of pituitary and testicular function by LHRH analogues. In: Jeffcoate SL, Sandler M (eds) Progress towards a male contraceptive. Current Topics in reproductive endocrinology, vol 2, pp 19–39. Wiley & Sons, Chichester

66 Shaul PW, Towbin RB, Chernausek SD (1985) Precocious puberty following severe head trauma. Am J Dis Child 139: 467–469

67 Shawker TH, Comite F, Rieth KG, Dwyer AJ, Cutler GB, Jr., Loriaux DL (1984) Ultrasound evaluation of female isosexual precocious puberty. J Ultrasound Med 3: 309–316

68 Sigurjonsdottir TJ, Hayles AB (1968) Precocious puberty: a report of 96 cases. Am J Dis Child 115: 309–322

69 Sklar CA, Conte FA, Kaplan SL, Grumbach MM (1981) Human chorionic gonadotropin-secreting pineal tumor: relation to pathogenesis and sex limitation of sexual precocity. J Clin Endocrinol Metab 53: 656–660

70 Sonis WA, Comite F, Blue J, Pescovitz OH, Rahn CW, Hench KD, Cutler GB, Jr., Loriaux DL, Klein RP (1985) Behaviour problems and social competence in girls with true precocious puberty. J Pediatr 106: 156–160

71 Sorgo W, Kiraly E, Haupenthal M, Homoki J, Heinze E, Bierich JR, Teller WM (1986) Precocious puberty (PP): effects on growth in patients treated with cyproterone acetate (CYP). Acta Endocrinol 111: 1 [Suppl 274]

72 Stahnke N, Ilicki A, Willig RP (1979) Effect of cyproterone acetate (CA) on growth and endocrine function in precocious puberty. Acta Paediatr Scand [Suppl] 277: 32–40

73 Stanhope R, Adams J, Jacobs HS, Brook CGD (1985) Ovarian ultrasound assessment in normal children, idiopathic precocious puberty, and during low dose pulsatile gonadotrophin releasing hormone treatment of hypogonadotrophic hypogonadism. Arch Dis Child 60: 116–119

74 Stanhope R, Adams J, Brook CGD (1985) The treatment of central precocious puberty using an intranasal LHRH analogue (buserelin). Clin Endocrinol 22: 795–806

75 Stanhope R, Pringle PJ, Adams J, Jeffcoate SL, Brook CGD (1985) Spontaneous gonadotrophin pulsatility and ovarian morphology in girls with central precocious puberty treated with cyproterone acetate. Clin Endocrinol 23: 547–553

76 Stephure DK, Silverman BL, Conte FA, Rosenthal SM, Kaplan SL, Grumbach MM (1985) Treatment of true precocious puberty (TPP) with an intranasal (IN) luteinizing hormone releasing factor (LRF) agonist (A). Pediatr Res 19: 193 (Abstract)

77 Stivel MS, Kauli R, Kaufman H, Laron Z (1982) Adrenocortical function in children with precocious sexual development during treatment with cyproterone acetate. Clin Endocrinol 16: 163–169

78 Stolecke H (1977/78) Physiologie and Pathologie der Pubertät 1. Klinische und endokrinologische Aspekte der normalen Reifeentwicklung. Pädiatr Praxis 19: 441–446

79 Styne DM, Harris DA, Egli CA, Conte FA, Kaplan SL, Rivier J, Vale W, Grumbach MM (1985) Treatment of true precocious puberty with a potent luteinizing hormone-releasing factor agonist: effect on growth, sexual maturation, pelvic sonography, and the hypothalamic-pituitary-gonadal axis. J Clin Endocrinol Metab 61: 142–151

80 Tanner JM (1962) Growth at adolescence, 2nd edn. Blackwell Scientific Publications, Oxford, pp 31–39

81 Vale W, Rivier C, Brown M, Leppaluoto J, Ling N, Monahan M, Rivier J (1976) Pharmacology of hypothalamic regulatory peptides. Clin Endocrinol [Suppl] 5: 261–273

82 Van Wyk JJ, Grumbach MM (1960) Syndrome of precocious menstruation and galactorrhea in juvenile hypothyroidism: An example of hormonal overlap in pituitary feedback. J Pediatr 57: 416–435

83 Ward PS, Ward I, McNinch AW, Savage DCL (1985) Reversible inhibition of central precocious puberty with a long-acting GnRH analogue. Arch Dis Child 60: 872–874

84 Weinberger LM, Grant FC (1941) Precocious puberty and tumors of the hypothalamus. Arch Intern Med 67: 762–769

85 Werder EA, Mürset G, Zachmann M, Brook CGD, Prader A (1974) Treatment of precocious puberty with cyproterone acetate. Pediatr Res 8: 248–256

86 Wierman ME, Beardsworth DE, Mansfield MJ, Badger TM, Crawford JD, Crigler JF, Bode HH, Loughlin JS, Kushner DC, Scully RE, Hoffman WH, Crowley WF, Jr. (1985) Puberty without gonadotrophins. An unique mechanism of pubertal development. N Engl J Med 312: 65–72

87 Yeh HC (1980) Sonography of the adrenal glands: normal glands and small masses. AJR 135: 1167–1177

88 Yeo T, Grossman A, Belchetz P, Besser GM (1981) Response of luteinizing hormone from columns of dispersed rat pituitary cells to a highly potent analogue of luteinizing hormone releasing hormone. J Endocrinol 91: 33–41

4.7 Prämature Teilentwicklung (H. STOLECKE)

4.7.1 Definition

Die Bezeichnung prämature Teilentwicklung orientiert sich an klinischen Merkmalen, wie sie z. Z. einer regelhaften pubertären Entwicklung entstehen; sie treten in dem hier diskutierten Zusammenhang jedoch mehr oder weniger verfrüht und isoliert auf. Sie sind also nicht im Sinne einer systematischen Pubertätsentwicklung zu deuten, wenngleich eine vorzeitige endogene Reifeentwicklung (Pubertas praecox vera hypothalamica) die typische Differentialdiagnose darstellt.

4.7.2 Prämature Thelarche

Die Brustdrüsenanlagen entwickeln sich deutlich sichtbar bis etwa zu einem Stadium Tanner III, selten darüber hinaus. Asymmetrien sind zu Beginn, ähnlich wie bei der zeitgerechten Pubertätsentwicklung, nicht selten. Eine Vergrößerung der Brustwarzen und der Warzenhöfe bleibt meist aus.

Die prämature Thelarche kann in allen Altersbereichen des Säuglings- und Kindesalters auftreten, es besteht allerdings eine auffällige Häufung zwischen dem 2. und 5. Lebensjahr. Wir finden in dieser Zeit eine lebhafte schlafabhängige Aktivität des FSH bei stark fluktuierenden Werten für Östradiol im Plasma (s. 4.1.3.7); die Annahme liegt nahe, daß bei Mädchen mit prämaturer Thelarche die periphere „Resistenz" gegenüber punktuell erhöhten Östradiolkonzentrationen nicht immer vollständig ist bzw. im Rahmen eines summativen Effektes der Stimulation u. a. auch der Rezeptorbesetzung modifiziert wird.

Die Diagnose ist eine Ausschlußdiagnose insofern, als grundsätzlich die Möglichkeit einer echten Pubertas praecox bedacht werden muß. Nicht weniger wichtig ist die differentialdiagnostische Diskussion symptomatischer Formen einer zumindest im Beginn weitgehend isosexuellen vorzeitigen Geschlechtsentwicklung, wie sie im Rahmen paraneoplastischer endokriner Aktivität, bei Ovarialtumoren, bei autonomer adrenaler Östrogenproduktion oder durch exogene Exposition mit östrogenhaltigen Präparaten vorkommt.

Fehlen Hinweise auf eine weitergehende und kontinuierliche hormonelle Aktivierung (Bestimmung von LH, FSH, Prolaktin, Östradiol im Serum), fehlt ein deutlicher Östrogeneffekt am Scheidenepithel und zeigt eine sorgfältige sonographische Untersuchung des Abdomen einschließlich des kleinen Beckens keine Besonderheiten, kann zunächst eine Verlaufskontrolle in monatlichen Abständen empfohlen werden. Plötzlich auftretende oder rasche Entwicklungsfortschritte sind in jedem Falle Anlaß zu einer *umfassenden Diagnostik*. Diese wird sich dann in erster Linie auf die Frage konzentrieren, ob eine zentrale Pubertas praecox vorliegt. Rasch progredient sind häufig auch entzündliche Veränderungen, die allerdings in der Regel einseitig und klinisch ausreichend exakt abzugrenzen sind. Ein Befund im Sinne einer prämaturen Thelarche im eigentlichen Sinne besteht dabei natürlich nicht.

Eine spezielle Therapie der prämaturen Thelarche ist nicht bekannt. Die Prognose ist in aller Regel gut. Der individuelle Verlauf variiert stark, Phasen einer weitgehend stationären Situation können mit Wachstums- oder Regressionsphasen abwechseln. In den meisten Fällen verschwindet die prämature Thelarche innerhalb von Wochen bis Monaten vollständig, wenngleich eine Prognose im Einzelfall nicht möglich ist. Wachstum und die spätere pubertäre Entwicklung werden durch eine prämature Thelarche nicht nachteilig beeinflußt.

Eine chirurgische Intervention ist nur in Fällen einer entzündlichen Abszeßbildung gerechtfertigt. Dabei muß besondere Sorgfalt auf eine Schonung des Brustdrüsengewebes verwandt werden (radiäre Inzision). Chirurgische Manipulationen anderer Art sind schwerwiegende Fehler.

4.7.3 Prämature Adrenarche

Die vorzeitige Entwicklung der Pubes wird meist als unmittelbares Symptom einer sexuellen Reifung angesehen. So werden die betroffenen Mädchen, ähnlich wie bei der prämaturen Thelarche, in einem recht frühen Stadium vorgestellt. Auch bei der prämaturen Adrenarche sind Zeichen einer weitergehenden Pubertätsentwicklung nicht festzustellen. Die individuelle Streuung hinsichtlich Ausmaß und Progredienz ist recht groß.

Die Adrenarche ist an sich ein physiologischer Reifungsprozeß mit selektiver Anhebung der adrenalen Androgenproduktion. Sie verläuft allerdings klinisch unauffällig, so daß auch bei der prämaturen Adrenarche die Frage nach einer Varianz der peripheren Sensibilität zu stellen ist. Da die Adrenarche wahrscheinlich zentralnervös gesteuert wird, ist die Bezeichnung prämature Teilentwicklung bei entsprechend vorzeitigem Auftreten zweckmäßig. Auch die Tatsache, daß eine prämature Adrenarche häufiger bei Kindern mit zerebralen Schädigungen auftritt, gibt einen Hinweis im Sinne einer zentralnervösen Regulationsstörung. Ein moderat voreilendes Knochenalter findet sich ziemlich regelmäßig bei derartigen Patienten, ansonsten wird die Diagnose durch die Bestimmung der adrenalen Androgene, Androstendion und Dehydroepiandrosteronsulfat belegt. Die Diagnose im Sinne einer prämaturen Teilentwicklung beinhaltet gleichzeitig, daß die Gonadotropine im Normbereich liegen, wobei allerdings Spontansekretionsstudien systematischer Art nicht vorliegen. Die Östradiolkonzentrationen finden wir in der Regel im präpubertären Bereich, wenngleich offenbar größere Fluktuationen der Werte möglich sind.

Differentialdiagnostisch ist in erster Linie an eine kongenitale Nebennierenrindenhyperplasie vom virilisierenden Typ zu denken, wobei es sich häufig um Schwachformen dieser Enzymdefekte handelt.

Eine Therapie der prämaturen Adrenarche ist nicht bekannt. Sie hat eine durchweg gute Prognose. In Einzelfällen mag ein psychologisches Problem entstehen.

4.7.4 Isolierte Menarche

Eine uterine Blutung vor einer endogenen Reifeentwicklung kommt als Rarität vor. Eine schlüssige Erklärung fehlt; allerdings sind genauere Studien der Situation bisher nicht durchgeführt worden. Differentialdiagnostisch muß nach einer akzidentellen Einnahme östrogenhaltiger Präparate gefahndet werden („Pillenintoxikation"). Eine sorgfältige gynäkologische Untersuchung sollte regelmäßig durchgeführt werden, um andere Ursachen einer genitalen Blutung zu erfassen (Fremdkörper, Verletzungen).

Literatur

1 Murram D, Dewhurst J, Grant DB (1983) Premature menarche: a follow-up study. Arch Dis Child 58: 142
2 Rayner PH (1982) Early puberty. In: Brook CGD (ed) Clinical paediatric endocrinology. Blackwell Scientific Publication, Oxford, pp 232–233
3 Stolecke, H (1982) Praemature Teilentwicklung. In: Stolecke H (Hrsg) Endokrinologie des Kindes- und Jugendalters. Springer, Berlin Heidelberg New York, S 441–443

4.8 Die Kontrazeption bei Jugendlichen (M. Mall-Haefeli)

4.8.1 Thematische Einführung

Die Normen unserer Gesellschaft haben sich in den letzten Jahrzehnten weitgehend geändert. Davon betroffen ist auch die Einstellung zur Sexualität. Es hat sich in allen sozialen Schichten die Erkenntnis durchgesetzt, daß die Sexualität nicht allein der Fortpflanzung dient, sondern, davon losgelöst, eigene Werte beinhaltet.

Dies führt zu einer immer größeren Freizügigkeit, die mit den Verhältnissen in unserer Wohlstandsgesellschaft mit immer längerer Freizeit und vermehrtem Konsum parallel geht. All dies gibt dem Sexualleben größere Möglichkeiten. Stimulierend wirken daneben die zunehmende materielle Unabhängigkeit unserer Jugendlichen und die vermehrte Beanspruchung der Eltern, die sie weniger Zeit für ihre Kinder finden läßt, die Überflutung durch äußere Reize, die durch die Massenmedien so freizügig zur Verfügung gestellt werden.

Diese Verhältnisse führen dazu, daß die junge Generation ihr erstes Petting, ihren ersten Koitus in immer jüngeren Jahren erlebt. So zeigte eine Umfrage nach der Intimsphäre junger Mädchen zwischen dem 16. und 18. Lebensjahr, die der Sozialmedizinische Dienst der Universitätsfrauenklinik Basel durchgeführt hat, daß die ersten sexuellen Erfahrungen bei vielen dieser Mädchen weit unterhalb des gesetzlichen Schutzalters erlebt wurden. Das Durchschnittsalter, in dem das erste Petting erfolgte, betrug 14,5 Jahre *(Abb. 4.17)*. Dem ersten Petting folgte der erste Koitus durchschnittlich 1,3 Jahre später [20] *(Abb. 4.18)*. Für die Jugendlichen ist aber das Alter, in welchem die ersten intimen Beziehungen stattfinden, für die psychische

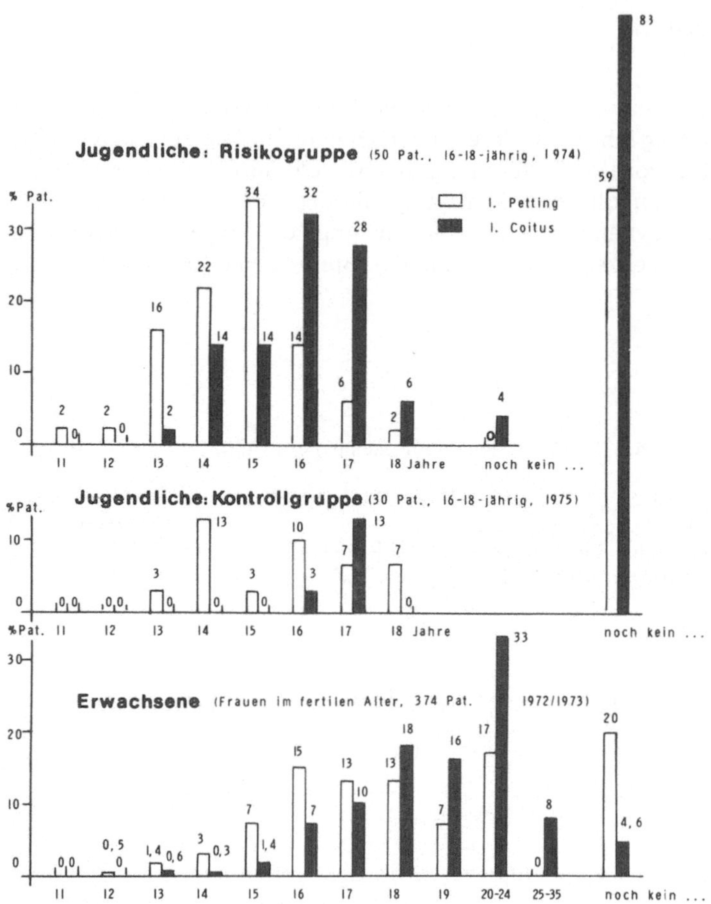

Abb. 4.17. Alter beim 1. Petting und beim Koitus. (Befragung Sozialmedizinischer Dienst, Universitätsfrauenklinik Basel)

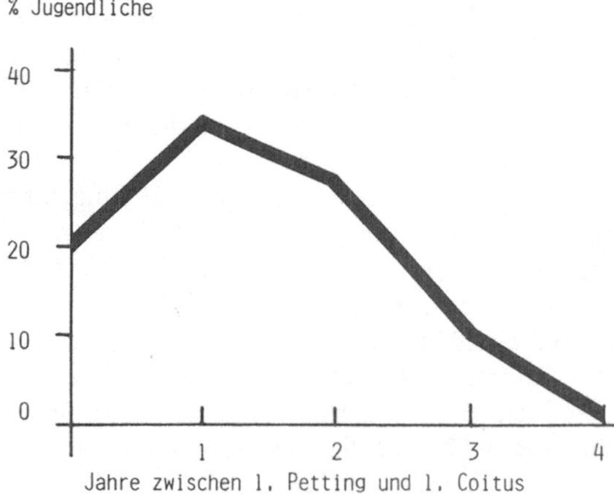

Abb. 4.18. Zeitspanne zwischen 1. Petting und 1. Koitus (Risikogruppe)

Verarbeitung des ganzen Problems und für ihre Weiterentwicklung von großer Bedeutung.

4.8.2 Aufklärung und psychosoziale Dynamik jugendlicher Sexualität

Anerkennen wir als Ärzte und Erzieher die Realität, so ist die Notwendigkeit der sexuellen Aufklärung Jugendlicher heute kaum mehr umstritten. Hingegen bestehen Meinungsverschiedenheiten darüber, wer diese Aufgabe übernehmen soll. In der Praxis hat es sich gezeigt, daß das Elternhaus mit diesen Pflichten oft überfordert ist. Der Erwachsene, der je nach seiner Erziehung vielleicht selbst Schwierigkeiten mit der Sexualität hat, indem sie im Widerspruch zu den traditionellen Normen seiner eigenen Erziehung steht, kann kein geeigneter Erzieher sein. Dazu kommt, daß das Inzesttabu bei der Aufklärung durch die Eltern eine wesentliche Rolle spielt. Bei der jüngeren Generation hingegen sehen wir schon deutliche Veränderungen im Verhalten der Eltern bei der Aufklärung ihrer Kinder.

So erklärten 68% der jungen Mädchen bei einer Befragung in Wien, sie möchten am liebsten von ihren Eltern aufgeklärt werden, an zweiter Stelle durch den Arzt und erst zuletzt durch die Schule [8]. Wird die Aufklärung der Schule übertragen, so sind es wiederum die Probleme des Erziehers, die die sexuelle Aufklärung beeinflussen. Eine akute Konfliktsituation entsteht vor allem, wenn die Einstellung des Sexualerziehers zu diesen Fragen wesentlich von der Einstellung des Elternhauses abweicht, und eine emanzipierende Sexualaufklärung einer repressiven gegenübersteht. Der mit diesen Problemen konfrontierte Jugendliche, der sich ohnehin in seiner Pubertätsphase befindet, kann das ganze Problem nicht mehr bewältigen und reagiert mit schweren psychischen Komplikationen.

Erfolgt die Aufklärung auf der Straße, so ist sie unsachlich und mit Zweideutigkeiten belastet, die dem späteren Erleben der Sexualität abträglich sind.

So haben 85% der von uns befragten Frauen die Aufklärung ohne Komplikationen erlebt, während 12% mit psychischen Störungen reagierten [20]. Eine fast gleich große Gruppe der von Hunger 1969 [7] befragten Mädchen, nämlich 13,2%, hielt die Geschlechtlichkeit für überflüssig, gefährlich oder gar sündhaft.

In dieser Situation kann wohl der Arzt als geeignete Vermittlerpersönlichkeit bei der Sexualaufklärung und Erziehung mithelfen. Sein Wissen über Biologie und Physiologie sollte ihm eine sachliche Einstellung zur Sexualität ermöglichen, um eine objektive Aufklärung durchführen zu können. Sein Arztberuf aber sollte ihn dazu befähigen, die körperliche und psychische Entwicklung des betreffenden Jugendlichen individuell zu erfassen.

Obwohl unsere Jugendlichen entsprechend unserer Umfrage bis zum 14. Lebensjahr aufgeklärt sind *(Abb. 4.19)*, wendet ¼ bis ⅓ beim ersten Koitus keine kontrazeptiven Maßnahmen an *(Abb. 4.20)*. Die ergriffenen Maßnahmen sind unabhängig vom Bildungsgrad der betreffenden Jugendlichen [9] (Abb. 4.20).

Als Argumente und Voraussetzungen, die den Gebrauch von Kontrazeptiva bei Jugendlichen unmöglich erscheinen lassen, wären zu erwähnen [1]:

a) Eine Entwürdigung der als ideal erlebten Liebe.
b) Furcht vor den Nebenwirkungen der verwendeten Verhütungsmittel.

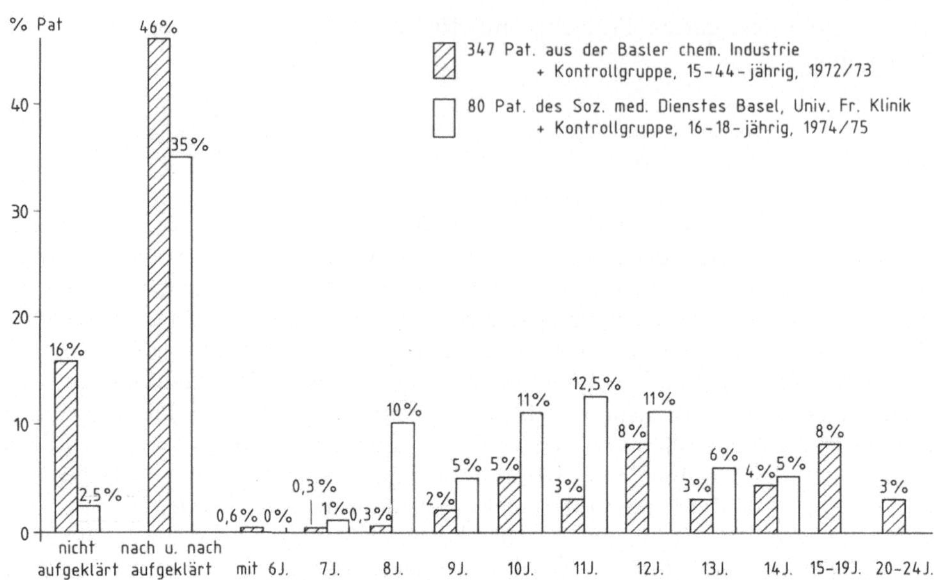

Abb. 4.19. Alter bei der sexuellen Aufklärung

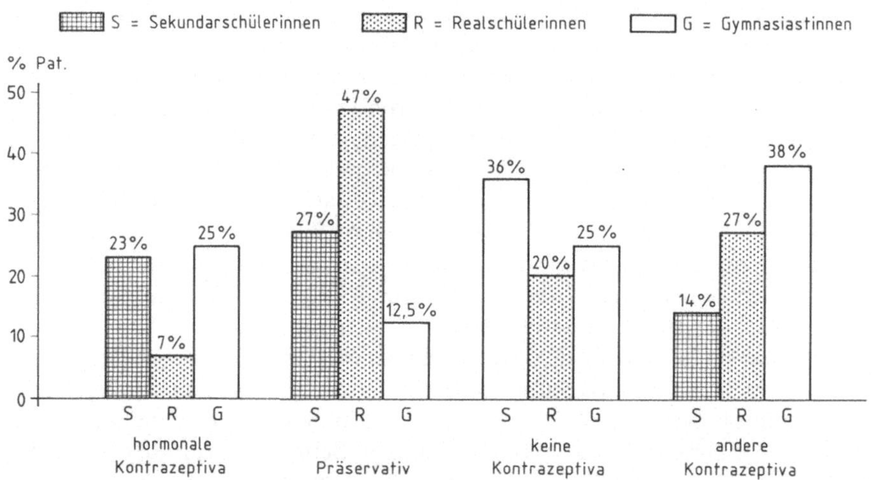

Abb. 4.20. Kontrazeptionsmaßnahmen beim 1. Koitus in Abhängigkeit vom Bildungsgrad (50 Patienten des Sozialmedizinischen Dienstes Basel, 1974, 16- bis 18jährig)

Die von den Massenmedien nicht immer kritisch gewerteten Auswirkungen der hormonalen Kontrazeptiva verstärken bei vielen Jugendlichen ihre rationalen und irrationalen Ängste.

c) Eine Streßsituation oder ein schockartiges Erlebnis, das die Jugendlichen für die Gefahren einer Schwangerschaft unempfindlich werden läßt.

d) Schließlich der geheime Wunsch, schwanger zu werden und durch eine Heirat

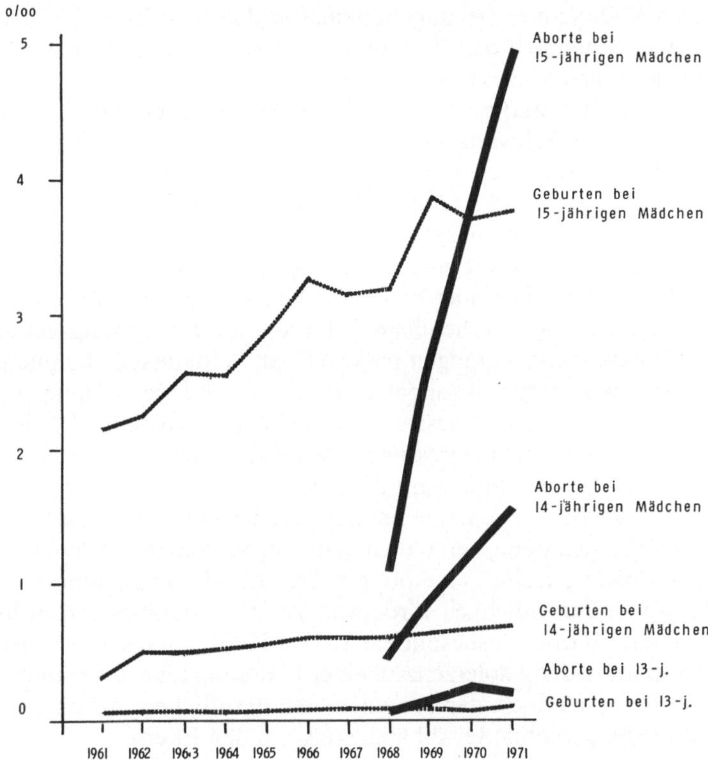

Abb. 4.21. Uneheliche Geburten und therapeutische Aborte bei jungen Mädchen in England und Wales bezogen auf 1000 Mädchen der entsprechenden Altersgruppe (Lane Report 1974)

den in dieser Pubertätszeit häufig bestehenden Schwierigkeiten im Elternhause zu entfliehen.

Gerade diese Jugendlichen aber sind es, die später, trotz ihrer ambivalenten Einstellung unter dem Druck ihrer Umgebung den Schwangerschaftsabbruch fordern und ihren Wunsch mit ihrem jugendlichen Alter motivieren.

In der ganzen Welt nimmt nicht nur die Zahl der Schwangerschaftsabbrüche bei Jugendlichen zu, sondern auch die Zahl der unehelichen Geburten bei ganz jungen Mädchen *(Abb. 4.21).* Auch die Untersuchungen des Allan-Guttmacher-Institutes 1976 zeigen eine relativ deutliche Zunahme bei den 12jährigen [3].

Die vorzeitigen Schwangerschaften sind nach Short [25] eine relativ neue Erscheinung in der Geschichte der Evolution. In den primitiven Gesellschaften beginnen die sexuellen Beziehungen mit der Pubertät. Diese tritt infolge des Mangels an proteinreicher Nahrung viel später ein als in den entwickelten Ländern.

Die ersten Schwangerschaften werden erst einige Jahre nach der Menarche beobachtet. Die nachpubertäre Unfruchtbarkeit ist ein Phänomen, das eigentlich nur Primaten eigen ist. Diese Zeitspanne dient dazu, die ersten sexuellen Erfahrungen zu sammeln und die Paarbindung zu stabilisieren. Die Empfehlung von kontrazeptiven Maßnahmen bei Jugendlichen in den westlichen Ländern erfüllt die gleiche Aufgabe, nämlich den Zeitraum der natürlichen Unfruchtbarkeit bis zum Eintritt der sexuellen Reife zu verlängern.

Aus einer Studie, die im Sozialmedizinischen Dienst von M. MERZ [21] an jugendlichen Schwangeren durchgeführt worden ist, geht hervor, daß der Abbruch einer unerwünschten Schwangerschaft in der Adoleszenz eine enorme Belastung für die betreffende Jugendliche bedeutet. Die Aktivierung von archaischen Vernichtungs- und Trennungsängsten sowie das Auftauchen massiver Schuldgefühle bewirkte in der Regel eine deutliche, manchmal anhaltende Beeinträchtigung des Selbstgefühles. Bei einer beträchtlichen Anzahl der Fälle waren auch nach einem halben Jahr noch erhebliche Schuld- und Entwertungsgefühle oder chronisch-depressive Verstimmungen nachweisbar. Andererseits konnte gezeigt werden, daß die unerwünschte Schwangerschaft in der Adoleszenz kaum eine zufällig sich ereignende Störung der adoleszenten Entwicklung darstellen dürfte. Vielmehr scheint es sich dabei um einen regressiven Lösungsversuch massiver unbewußter Konflikte zu handeln. Es wird in diesem Zusammenhang auf den verschärften Trennungskonflikt sowie die ausgeprägte narzißtische Problematik dieser Patientinnen hingewiesen [2]. In den wenigsten Fällen kann angenommen werden, daß mit dem Austragen der Schwangerschaft eine progressive, d.h. die Entfaltungsmöglichkeiten der adoleszenten Persönlichkeit fördernde Verarbeitung dieser Konflikte eingeleitet wird. Vielmehr dürften insbesondere 2 reale Konsequenzen der ausgetragenen Schwangerschaft in der Adoleszenz zu einer Fixierung regressiver und infantiler Tendenzen beitragen, nämlich der Abbruch der beruflichen Ausbildung und Entwicklung sowie die perpetuierte Abhängigkeit von den Eltern.

Der Arzt sieht sich immer wieder vor die Entscheidung gestellt, bei Jugendlichen eine sichere Kontrazeption anzuordnen oder eine ungewollte Schwangerschaft in Kauf zu nehmen.

4.8.3 Kontrazeptive Methoden

4.8.3.1 Die sog. konventionellen Methoden

Der Coitus interruptus, die Methode nach KNAUS-OGINO (Unterscheidung zwischen fruchtbaren und unfruchtbaren Tagen im Zyklus) und die Billings-Methode, die auf der Wahrnehmung des Zervixschleimes am Scheideneingang beruht (die Veränderung dieses Schleimes deutet auf den bevorstehenden Eisprung hin), können für Jugendliche wegen ihren hohen Versagerzahlen nicht empfohlen werden.

Die recht umständliche Verhütung mittels der Basaltemperaturmessung mit ihrer relativ niedrigen Versagerquote ist für junge Mädchen mit ihren physiologischerweise oft unregelmäßigen und zum Teil anovulatorischen Zyklen nicht zu empfehlen. Die Handhabung dieser Methode erfordert eine gewisse Übung und strenge Selbstdisziplin, die sich das junge Mädchen erst erwerben muß.

Die lokal anwendbaren Zäpfchen und Tabletten, die auf der Grundlage von Säuren (Milchsäure, Borsäure, Salicylsäure) und anderen spermiziden Stoffen (s. auch bei Benzaltex und Today-Schwamm) wirksam werden, sind wiederum abhängig von der regel- und vorschriftsmäßigen Anwendung. Ihre Versagerzahlen sind hoch. Die durch eine große Propaganda als so sicher wie die Pille empfohlenen Schaumovula haben in der Praxis eine recht hohe Versagerzahl. 9,6% der Patientinnen des Sozialmedizinischen Dienstes der Universitätsfrauenklinik Basel, die zur Begutachtung der Schwangerschaft erschienen sind, hatten Schaumovula als Kontrazeptivum verwendet.

Die sog. Barrieremethoden – das Kondom, das Diaphragma in Kombination mit einem chemischen Präparat – bereiten dem Ungeübten Schwierigkeiten. Besonders bei jungen Paaren spielt auch die Scheu und das Schamgefühl vor dem Partner eine große Rolle und hindert das Paar daran, diese Kontrazeptiva zu benutzen.

In den letzten Jahren wurde bei der Besprechung moderner Kontrazeptiva auf ein neues lokal wirkendes Verhütungsmittel, den sog. „Schwamm", hingewiesen. Die Versagerzahl dieser „Schwämme" oder Tampons wurde sehr unterschiedlich kommentiert. Diese lokalen Kontrazeptiva bestehen aus einem Trägerstoff, der mit einem Spermizid getränkt ist.

Die uns heute zur Verfügung stehenden Spermizide sind Benzalkoniumchlorid, Phenylquecksilbernitrat, Nonoxynol-9, Menfegol, Triton X; sie enthalten alle eine neutrale Grundmasse, welche den chemischen Wirkstoff, das Spermizid, in einer Dosierung von 60–100 mg enthalten. Die Wirkstoffe sind meist kationische Oberflächenspannungsstoffe mit bakteriziden und spermiziden Eigenschaften, die aufgrund ihrer benetzenden Wirkung den ganzen Vaginalraum bedecken. Die Zeitspanne vom Einführen des Tampons bis zum Eintritt der Wirkung ist bei den verschiedenen Präparaten unterschiedlich lang. Allergische Reaktionen treten selten auf. Bei den beobachteten Versagern ist weder ein erhöhtes Spontanabortrisiko noch ein erhöhtes Mißbildungsrisiko beobachtet worden. Die Grundsubstanz des einen Tampons besteht aus Polyvinylalkoholschaum, der mit Benzalkoniumchloridcrème getränkt ist, das sog. Benzaltextampon *(Abb. 4.22)*. Beim Today-Schwamm *(Abb. 4.23)* besteht die Trägersubstanz aus Polyurethan; die Form erinnert an ein Diaphragma, welches ein Band besitzt, an dem das Tampon entfernt werden kann. Getränkt ist die Trägermasse mit Nonoxynol-9, einem Spermizid, das seit 20 Jahren im Handel ist.
Die Wirkung dieser Schwämme soll eine 3fache sein:

▷ Freisetzung des Wirkstoffes,
▷ Auffangen der Spermien,
▷ Abdecken des Zervikalkanales.

Als Vorteile dieser Schwämme werden die sofort eintretende Wirkung, die Reversibilität der Wirkung, ihre bakterizide Wirkung, die einen zusätzlichen Schutz gegen

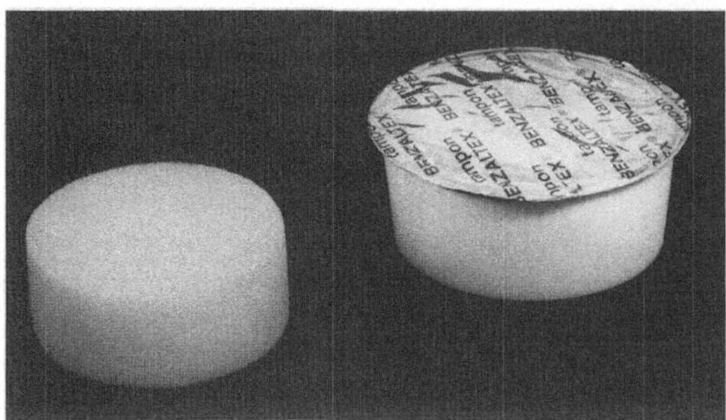

Abb. 4.22. Benzaltextampon (Sudipharm Atlantic Pharmaceutical Products, Carouge/GE)

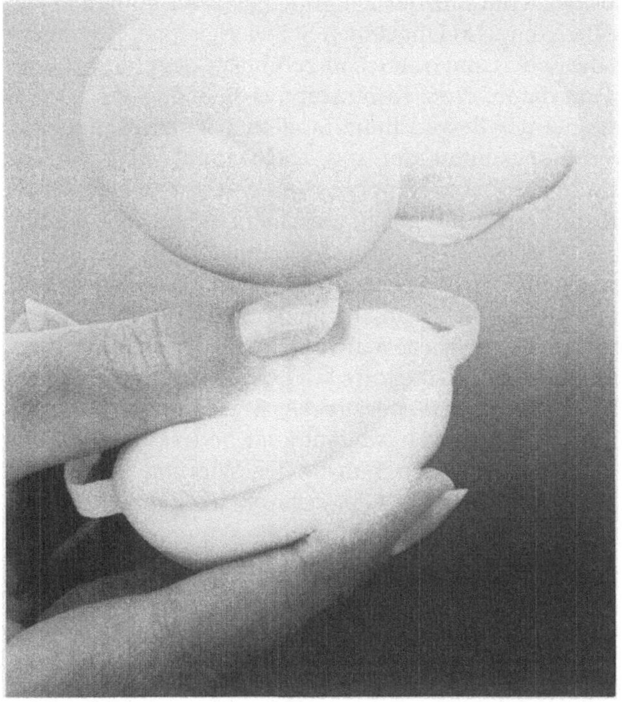

Abb. 4.23. Today-Schwamm (VLI-Corporation Costa Mesa, CA, USA)

venerische Erkrankungen bietet und die Saugwirkung des Schwammes, die einen entstehenden Fluor verhindert, hervorgehoben [4, 22].

Die Versagerzahl ist bei dieser Methode entsprechend unserer eigenen Studie höher als bei den IUP. Von 71 Patientinnen, die das Benzaltextampon über längere Zeit (total 641 Monate) regelmäßig angewendet hatten, wurden 8 gravid. Bei der Today-Studie fanden sich 4 Versager auf 86 Patientinnen bei regelmäßigem Gebrauch während total 463 Monaten.

Tabelle 4.18. Versager bei Null- und Multigravidae nach Altersgruppen in den verschiedenen Zyklen. (IUP Cu 250, Studie Sozialmedizinischer Dienst, Universitätsfrauenklinik Basel, 1.1. 1977–31.10. 1980, 1599 Einlagen, 23 379 Zyklen)

Zyklen	Nullgravidae		Primi- und Multigravidae		Total
	16–25 Jahre	> 25 Jahre	16–25 Jahre	> 25 Jahre	
1	0	0	0	0	0
2	0	1	0	0	1 = 0,06% Pat.
3	0	0	0	0	0
1– 3	0	1	0	0	1 = 0,06% Pat.
4– 6	0	0	4	1	5 = 0,31% Pat.
7–12	1	0	4	1	6 = 0,38% Pat.
13–24	1	0	4	6	11 = 0,69% Pat.
1–24	2 = 0,13%	1 = 0,06%	12 = 0,75%	8 = 0,5%	23 = 1,44% Pat.

4.8.3.2 Die IUP-Prophylaxe

Als sicherste Kontrazeptiva gelten die IUP und die hormonalen Verhütungsmittel.

Die Pillenmüdigkeit unserer Bevölkerung hat dazu geführt, daß heute viele Jugendliche die Familienplanungsstelle mit dem Wunsch nach einer anderen modernen und sicheren Kontrazeption aufsuchen. Als Alternative bietet sich das IUP an. Mit der IUP-Prophylaxe fällt die tägliche Motivation zur Pilleneinnahme weg. Viele Frauen empfinden das IUP im Vergleich zur steroidalen Kontrazeption als geringeren Eingriff in ihre körperliche Integrität.

Davon abgesehen ist bei einer kleinen Gruppe von Jugendlichen die hormonale Kontrazeption nicht durchführbar. Es sind dies junge Mädchen, denen die intellektuellen und charakterlichen Eigenschaften fehlen, die Voraussetzung für die tägliche Pilleneinnahme wären, oder Jugendliche, die aus therapeutischen Gründen Medikamente einnehmen müssen, die mit den hormonalen Kontrazeptiva interferieren.

In der Literatur wird angegeben, daß die Schwangerschaftsrate der IUP-Prophylaxe bei Jugendlichen nicht höher sei als bei der erwachsenen Frau. Eine Langzeitstudie des Sozialmedizinischen Dienstes der Universitäts-Frauenklinik Basel (1977–1980) [11] ergab ein etwas anderes Bild. In der Gruppe der 16- bis 25jährigen jungen Frauen traten die meisten Schwangerschaften bei den Primi- und Multigravidae auf *(Tabelle 4.18)*. Der Grund dazu dürfte in der höheren Fertilität, die durch vorhergegangene Schwangerschaften schon belegt war, und in der größeren sexuellen Aktivität dieser Gruppe zu finden sein.

Die häufigsten Nebenwirkungen bei der IUP-Prophylaxe sind Blutungen *(Abb. 4.24)* und Krämpfe. Die funktionellen Blutungsstörungen bei Jugendlichen, der kleinere Uterus mit seinem kleineren Lumen und die nicht adäquaten IUP sind die Ursache der erhöhten Prozentzahlen dieser Nebenwirkungen bei den Jugendlichen.

Die gefürchtetste Nebenwirkung der IUP bei jungen Mädchen ist jedoch die aufsteigende Genitalinfektion. Man spricht von der sog. High-risk-Gruppe der 15- bis 25jährigen, wobei nach einigen Autoren das Alter, nach anderen auch die Parität

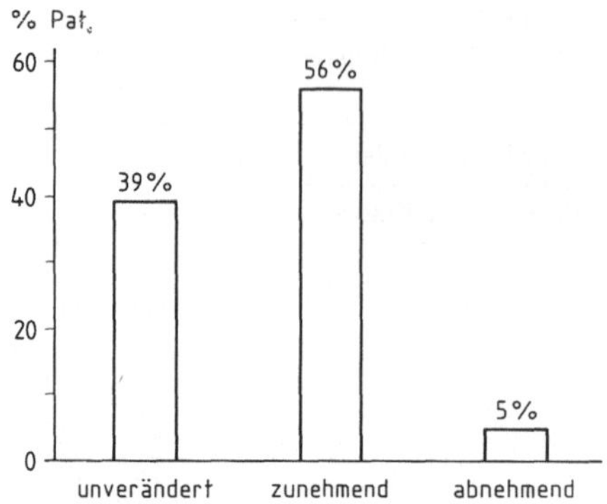

Abb. 4.24. Vergleich der Blutungsstärke vor und während der IUD-Prophylaxe bei Jugendlichen unter 22 Jahren. (Studie des Sozialmedizinischen Dienstes der Universitätsfrauenklinik Basel 1980)

Tabelle 4.19. Festgestellte Fälle von PID bei Null- und Multigravidae nach Altersgruppen (Alter bei Einlage) in den verschiedenen Zyklen. (IUD Cu 250, Studie Sozialmedizinischer Dienst, Universitätsfrauenklinik Basel, 1.1. 1977–31.10. 1980, 1599 Einlagen, 23379 Zyklen)

Zyklen	Nullgravidae		Primi- und Multigravidae		Total
	16–25 Jahre	> 25 Jahre	16–25 Jahre	> 25 Jahre	
1	0	2	2	1	5 = 0,31% Pat.
2	0	0	0	0	0 = 0% Pat.
3	1	0	2	0	3 = 0,18% Pat.
1– 3	1	2	4	1	8 = 0,50% Pat.
4– 6	0	0	1	3	4 = 0,25% Pat.
7–12	2	0	3	6	11 = 0,69% Pat.
13–24	3	1	5	11	20 = 1,25% Pat.
1–24	6 = 0,38%	3 = 0,18%	13 = 0,81%	21 = 1,31%	43 = 2,69% Pat.

dieser jungen Frauen der ausschlaggebende Faktor sein soll. Nach WESTRØM et al. [27] beträgt das Infektionsrisiko im Vergleich zur Durchschnittsbevölkerung für alle behandelten Frauen 3,1, für die Multiparen 1,7, für die Nulliparen 6,9; nach ESCHENBACH [5] besteht ein 4,4faches Risiko für alle behandelten Patientinnen, ein 9faches Risiko für die Nulliparen. Eine erhöhte Gefahr soll besonders zwischen dem 12. und dem 30. Monat der Tragdauer bestehen.

Die oben erwähnte Langzeitstudie des Sozialmedizinischen Dienstes [11] zeigte während einer 3jährigen Beobachtungszeit bei der Gruppe der Nulligravidae kein erhöhtes Infektionsrisiko gegenüber den Primi- und Multigravidae *(Tabelle 4.19).* Das höchste Infektionsrisiko beobachteten wir jedoch bei den über 25 Jahre alten Primi- und Multigravidae. Heute wird allgemein vor der IUP-Prophylaxe bei Jugendlichen gewarnt. Die aufsteigende Genitalentzündung kann zur sekundären Sterilität führen, was für die Jugendliche schwerwiegendere Folgen hat als für die ältere Frau, die schon Kinder besitzt. Bei auftretender Infektion erfolgte, ganz besonders bei allen Jugendlichen, die sofortige Entfernung des IUP.

Während die Folgen der hormonalen Kontrazeption heute erfolgreich behandelt werden können, ist die durch ein IUP verursachte sekundäre Sterilität in vielen Fällen eine bleibende.

4.8.3.3 Die hormonale Kontrazeption

Die niedrig dosierten Ovulationshemmer

Die niedrigeren Östrogen- und Gestagendosen der neueren Ovulationshemmer verändern den Pearl-Index nicht. Diese Verhütungsmittel sind sicher, vorausgesetzt, es werden keine Einnahmefehler gemacht. Dabei sind die monoformen Präparate noch etwas zuverlässiger als die Zwei- und Dreiphasenpräparate.

Während die Östrogene einen aktivierenden Einfluß auf die hypophysäre Gonadotropinbildung besitzen, hemmen die Gestagene die Gonadotropinausschüttung je nach ihrer Dosis und chemischen Struktur. So hemmen Nortestosteronderivate die Funktion der funktionellen Achse stärker als Progesteronderivate.

Die vor der Ovulationshemmereinnahme voll funktionierende Hypophyse ist 3–7 Tage nach Absetzen der Ovulationshemmer wieder voll stimulierbar [23]. Auch die Dauer der Ovulationshemmereinnahme scheint sich nicht auf diese Zusammenhänge auszuwirken. Durch die Verminderung der Östrogendosis kann es im Sinne einer positiven Rückkoppelung zu Versagern kommen. Die neuen Mikropillen haben durch ihre niedrigere Dosierung eine geringere suppressive Wirkung, die sich auf das Ovar auswirkt. Die Folge davon ist ein zwar verzögertes Wachstum ovarieller Follikel, was zu einer Zunahme der endogenen Östrogensekretion führen und sich klinisch in Unterbauchbeschwerden (zystische Ovarien), Durchbruchblutungen und Brustschmerzen äußern kann. All diese Zeichen während der Pilleneinnahme sind streng zu beachten und sollten nicht über mehrere Monate anhalten. Sie müssen in ihren Auswirkungen ähnlich wie immer wieder auftretende anovulatorische Zyklen und Corpus-luteum-insuffiziente Zyklen gewertet werden [18].

Eine Verminderung der FSH-Suppression bewirkt die Veränderung des LH-FSH-Quotienten mit den sich daraus ergebenden klinischen Folgen [16].

Die früher gefürchteten Nebenwirkungen sind selten geworden. Die heute verwendeten Dosen von Steroidhormonen in den sog. Mikropräparaten bewirken nur geringe metabolische Veränderungen, insbesondere, was den Glukose- und den Lipidstoffwechsel betrifft [19, 26, 28]. Die Entwicklung neuer Gestagene (Desogestrel, Gestoden) mit ihrer größeren Wirkungsdissoziation (d.h. das Überwiegen der gestagenen Wirkung über die androgene Partialwirkung) hat wesentlich dazu beigetragen. Die auch heute noch nicht völlig geklärte Wirkung der Steroidhormone auf das Gerinnungssystem, die sich als thrombo-embolisches Geschehen im venösen Schenkel des Kreislaufes zeigen kann, ist durch die Senkung der Östrogendosis bedeutend geringer geworden, aber nicht verschwunden.

Eine regelmäßige ärztliche Kontrolle ist deshalb bei der Ovulationshemmereinnahme weiterhin unbedingt indiziert.

Eine Schädigung der Funktion der hypothalamo-hypophysären-ovariellen Achse bei Jugendlichen durch die Hemmwirkung der Ovulationshemmer konnte ausgeschlossen werden.

Die Postpill-Amenorrhö

Die Inzidenz der sog. Postpill-Amenorrhö wird heute mit 0,2% [6]–1% [24] angegeben. Diese Inzidenz unterscheidet sich demnach nicht mehr von der Inzidenz der spontan auftretenden sekundären Amenorrhö in der Durchschnittsbevölkerung. Bei den beobachteten Postpill-Amenorrhöen sollen Nulliparae häufiger betroffen sein als Multiparae. Unter den Postpill-Amenorrhö-Patientinnen fällt der große Anteil an Frauen auf, die vor der Pilleneinnahme oligomenorrhoische Zyklen aufwiesen. Es kann gesagt werden, daß das frühere Verhaltensmuster des Zyklus nach Absetzen der Ovulationshemmer verstärkt auftritt.

Während noch vor 10 Jahren die Abgabe von Ovulationshemmern an Jugendliche mit unreifen Zyklen wegen der gefürchteten Suppressionswirkung auf die hypothalamo-hypophysäre-ovarielle Achse als Kunstfehler betrachtet wurde, können diese Präparate heute *bei guter Überwachung* auch bei dieser Altersgruppe als risikoarmes und sicheres Kontrazeptivum verwendet werden.

Niedrig dosierte Ovulationshemmer als Therapie bei der androgenisierten Jugendlichen

In einem jugendlichen Patientengut ist ein großer Anteil, nämlich 40–50% der reifenden Mädchen androgenisiert [19]. Die Behandlung mit niedrig dosierten Kombinationspräparaten – Ovostat micro, Marvelon, Trinordiol – führt bei vorbestehenden, hochnormalen basalen und überhöhten stimulierten Gonadotropinwerten zu einer signifikanten Erniedrigung des basalen und stimulierten LH und FSH *(Abb. 4.25)* [17].

Die Prolaktinwerte blieben während der Behandlung im Vergleich zum Vor- und Nachbehandlungszyklus unverändert. Die beiden Östrogene Östron und Östradiol,

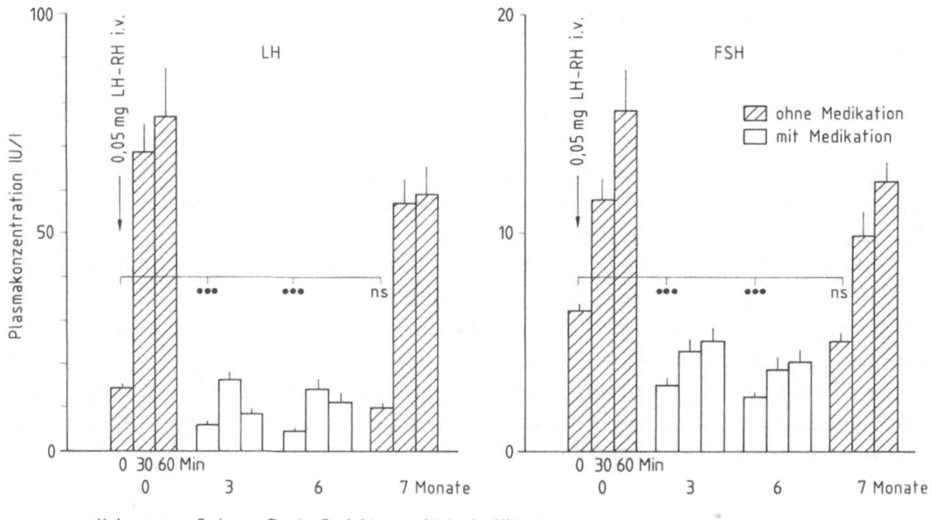

Abb. 4.25. LH-RH-Stimulation bei Marvelonprophylaxe. Blutentnahme am 21. Zyklustag bei 32 Patienten. (Studie des Sozialmedizinischen Dienstes der Universitätsfrauenklinik Basel 1980/1981)

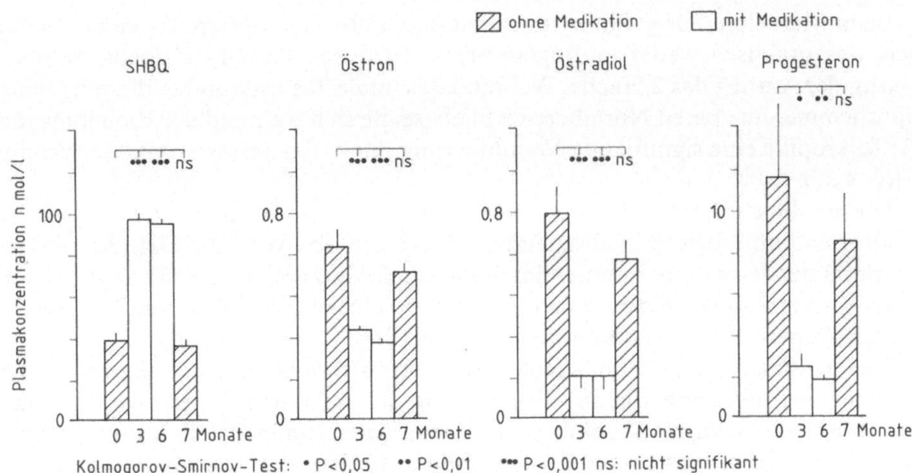

Abb. 4.26. Ovarielle Steroidhormone bei Marvelonprophylaxe. 32 Patientinnen mit Blutentnahme am 21. Zyklustag. (Studie des Sozialmedizinischen Dienstes der Universitätsfrauenklinik Basel 1980/81)

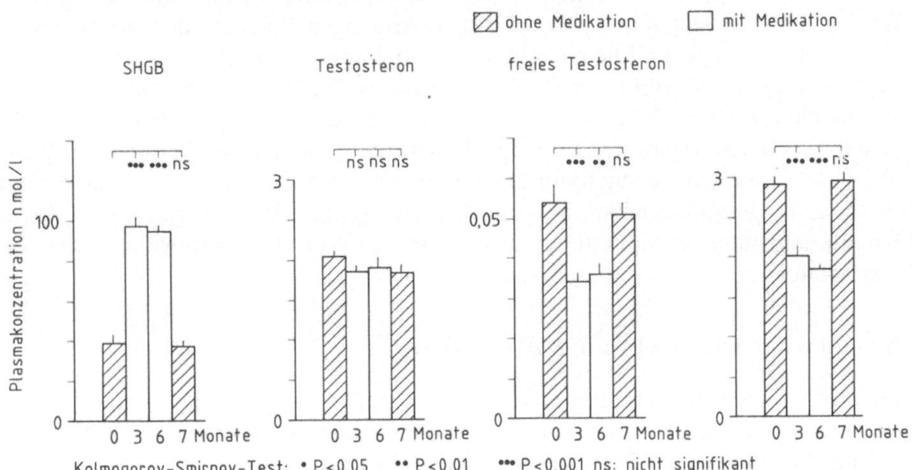

Abb. 4.27. SHBG- und Testosteronwerte bei Marvelonprophylaxe. Blutentnahme am 21. Zyklustag bei 32 Patientinnen. (Studie des Sozialmedizinischen Dienstes der Universitätsfrauenklinik Basel 1980/81)

ebenso wie das Progesteron waren während der Behandlung signifikant erniedrigt *(Abb. 4.26)*. Diese Werte sind statistische Mittelwerte; betrachtet man die Einzelwerte, so finden sich bei den verschiedenen Hormonen große Unterschiede, die teilweise zu einem Follikelwachstum im Ovar führen. Die SHBG-Konzentrationen fanden sich vor der Behandlung im unteren Normbereich, im Verlauf der Behandlung stiegen sie an; dieser Anstieg war abhängig von dem beigefügten Gestagen und seiner androgenen Partialwirkung.

Beim Marvelon (30 µg Ethinylestradiol und 150 µg Desogestrel) – einem Gestagen, das praktisch weder androgene noch östrogene Partialwirkungen besitzt – betrug der Anstieg das 2,5fache. Während das totale Testosteron bei diesem Ovulationshemmer im oberen Normbereich blieb, zeigte sich während der Einnahme dieser Mikropille eine signifikante Verminderung der freien Testosteronkonzentration *(Abb. 4.27)*.

Die im Blut erhöhten DHEA-Werte sanken nicht signifikant, diejenigen von Androstendion 3 bzw. 3-Androstendiol signifikant ab. Auch für DHEAS wurden während der Ovulationshemmereinnahme signifikant erniedrigte Werte gemessen. Die Konzentrationen der einzelnen Parameter kehrten im Nachbehandlungszyklus zu den Werten vor Behandlungsbeginn zurück [14].

Die in dieser Studie untersuchten oligomenorrhoischen Patientinnen zeigten Hormonausgangswerte, die auf eine Störung im gonadalen Regelkreis hinwiesen, die durch die relative Erhöhung der Androgene zumindestens mitunterhalten wurde. Ähnliche hormonale Zustandsbilder finden sich sowohl während der Zyklusreifung, als auch bei Patientinnen mit polyzystischen Ovarien [29]. Während der Behandlung mit dem oben erwähnten niedrig dosierten Ovulationshemmer kam es zu einer signifikanten Reduktion des freien Testosterons sowie der androgenen Metaboliten im Blut. Durch die östrogenbedingte Erhöhung des SHBG und die starke LH-Suppression kommt es zu einer Verminderung der Androgenwirkung und zu einer ausgeglicheneren Östrogen-Androgen-Balance der vorher oligomenorrhoischen Zyklen. Die einzelnen Nachbehandlungszyklen unseres Patientinnengutes zeigten während der Beobachtungszeit eher eine Verbesserung als eine Verschlechterung des Zyklusverlaufs. Diesen Vorgängen entsprachen auch die klinischen Beobachtungen, nämlich die Besserung einer vorbestehenden Akne und Seborrhö. Diese klinischen Symptome können vor allem dann erwartet werden, wenn der Hyperandrogenismus vorwiegend ovariellen Ursprungs ist und das im Ovulationshemmer enthaltene Gestagen eine zentral stark supprimierende Wirkung ausübt.

Die „Pille danach" – Morning-after-pill

Nach unvorhergesehenem, ungeschütztem Geschlechtsverkehr kann eine Schwangerschaft vermieden werden, wenn binnen 48 Stunden postkoital 2 Dragees zu 0,05 mg Aethinylöstradiol + 0,5 mg Norgestrel und 12 Stunden später nochmals die gleiche Dosis eingenommen werden (Präparat: Tetragynon®).

Dieses Verfahren muß als „Notfall" – und Ausnahme-Maßnahme gelten! Nebenwirkung: Übelkeit, Erbrechen. Ggfs. Einnahme wiederholen, wenn Erbrechen bis zu 2 Stunden nach Erstmedikation auftritt.

4.8.4 Schlußbemerkung

Die hormonale Kontrazeption ist heute die sicherste Methode zur Fertilitätskontrolle. Negative Nebenwirkungen können durch eine niedrige Dosierung vermindert werden. Zu beachten sind hingegen die Auswirkungen der einzelnen Präparate auf die funktionelle Achse; Kombinationen, welche eine ausgewogene Östrogen-Gestagen-Balance aufweisen, sollte bei der Erstadministration der Vorzug gegeben werden.

Literatur

1 Anselmier R (1975) Les résistances à la contraception chez les adolescentes. Vortrag, Schweiz. Gesellschaft für Familienplanung, Basel, Sept. 1975
2 Blos P (1978) Adoleszenz. Eine psychoanalytische Interpretation, 2. Aufl. Verlagsgemeinschaft Ernst Klett - J.C. Cotta'sche Buchhandlung, Stuttgart
3 Committee on the Working of the Abortion Act (1974) Lane Report on working of the abortion act. Alexander Fleming House, Elephant and Castle, London S.E.I.
4 Crimail Ph (1978) Indications, limites et résultats de la contraception intra-vaginale. Le Journal des Agrégés, Vol. 11, No 12 bis, décembre 1978 Paris
5 Eschenbach DA, Harnish JP, Holmes KK (1977) Pathogenesis of acute pelvic inflammatory disease: Role of contraception and other risk factors. Am J Obstet Gynecol 128: 838
6 Golditch IM (1972) Postcontraceptive Amenorrhoe. Obstet Gynecol 39: 20
7 Hunger H (1969) Das Sexualwissen der Jugend. München, Basel. Ernst Reinhardt, München
8 Husslein A (1976) Geschlechtsverkehr, Kontrazeption und Aufklärung. Sexualmedizin 11: 796–801
9 Mall-Haefeli M, Werner-Zodrow I, Uettwiller A (1976) Kontrazeption: Mädchen und junge Frauen. Z Sexualmedizin 5: 868–878
10 Mall-Haefeli M, Werner-Zodrow I, Uettwiller A (1977) Vergleichende Hormonprofile während der Behandlung mit Progesteron und vier synthetischen Gestagenen, insbesondere bei Jugendlichen. In: Husslein H (Hrsg) Gynäkologie und Geburtshilfe, Forschungen - Erkenntnisse. VIII. Akademische Tagung deutschsprechender Hochschullehrer in der Gynäkologie und Geburtshilfe. Egermann, Wien
11 Mall-Haefeli M (1982) Eine prospektive Langzeitstudie mit dem IUD Cu 250 (Multiload). In: Semm K, Schirren C (Hrsg) Fortschritte der Fertilitätsforschung 10 - Die intrauterine Kontrazeption. Internationales IUD-Symposium Helsinki-Kiel, 1981. Grosse, Berlin, S 211–223
12 Mall-Haefeli M, Sarasin C (1982) Das IUD, insbesondere das Multiload Cu 250, als Kontrazeptivum bei Jugendlichen. In: Semm K, Schirren C (Hrsg) Fortschritte der Fertilitätsforschung 10 - Die intrauterine Kontrazeption. Internationales IUD-Symposium Helsinki-Kiel 1981. Grosse, Berlin, S 150–161
13 Mall-Haefeli M (1982) Kontrazeption bei Jugendlichen entsprechend den neueren wissenschaftlichen Erkenntnissen. Therapeutische Umschau 39: 448–457
14 Mall-Haefeli M, Werner-Zodrow I, Huber P, Weijers MJ (1982) Klinische und biochemische Resultate bei der Behandlung mit Marvelon - einem neuen steroidalen Ovulationshemmer. Geburtshilfe Frauenheilkd 42: 215–222
15 Mall-Haefeli M, Werner-Zodrow I, Huber PR (1983) Normale und gestörte Reifung der weiblichen Genitalfunktion. In: Da Rugna D (Hrsg) Festschrift Prof. Dr. Otto Käser. Schwabe, Basel, S 187–199
16 Mall-Haefeli M (1983) Zentrale Suppression verschiedener Ovulationshemmer mit unterschiedlichen Gestagenen. In: Hormonale Kontrazeption: Eine Standortbestimmung. Int. Symp. Basel 1983, Karger, Basel, S 19–32
17 Mall-Haefeli M, Werner-Zodrow I, Huber PR (1984) Der kontrazeptive Effekt niedrig dosierter Ovulationshemmer mit verschiedenen Gestagenen. Geburtshilfe Frauenheilkd 44: 177–179
18 Mall-Haefeli M, Werner-Zodrow I, Birkhäuser M, Huber PR (1985) Advantages and disadvantages of low-dose hormonal contraceptive agents. In: Runnebaum B, Rabe T, Kiesel L (eds) Proceedings of an international symposium: Future aspects in contraception, 5–8 September 1984, Heidelberg. MTP Press, Boston
19 Mall Th, Huber PR, Oberhänsli A, Stähelin HB (Basel) (1983) Einfluß verschiedener Ovulationshemmer auf die Serumlipide. In: Hormonale Kontrazeption: Eine Standortbestimmung. Int. Symp. Basel 1983. Karger, Basel, S 114–122
20 Meier H (1980) Sexualwissen und Sexualverhalten Jugendlicher. Dissertation, Basel

21 Merz M (1979) Unerwünschte Schwangerschaft und Schwangerschaftsabbruch in der Adoleszenz. Eine psychoanalytische Untersuchung. Hans Huber, Bern
22 Population Reports (1984) Barrier Methods, Series H, No 7. Population Information Program, The Johns Hopkins University, Baltimore, Maryland, USA
23 Römmler A (1982) Hypophyseotrope Wirkungen von Ethinylestradiol und kontrazeptiven Gestagenen. Vortrag, gehalten am 26. Symposium der Deutschen Gesellschaft für Endokrinologie, Salzburg, 24.-27.2. 1982
24 Shearman RP (1975) Secondary amenorrhoea after oral contraceptives – treatment and follow up. Contraception 11/2: 123–132
25 Short R (1977) Die Evolution der menschlichen Fortpflanzung. Proc R Soc [Biol] 195: 3–24
26 Skouby SO (1983) Erfahrungen mit synthetische und natürliche Östrogene enthaltenden hormonalen Kontrazeptiva bei Diabetikerinnen. In: Hormonale Kontrazeption: Eine Standortbestimmung. Int. Symp. Basel 1983. Karger, Basel, S 70–76
27 Weström L et al. (1976) The risk of pelvic inflammatory disease in women using intrauterine contraceptive devices as compared to non-users. Lancet II: 221–224
28 Wynn V (1983) Einfluß gonadaler Steroide auf den Kohlenhydrat- und Lipidstoffwechsel. In: Hormonale Kontrazeption: Eine Standortbestimmung. Int. Symp. Basel, 1983. Karger, Basel, S 69–70
29 Yen SSC (1980) The polycystic ovary syndrom. Clin Endocrinol 12: 177–208

5 Spezielle klinische und diagnostische Probleme

5.1 Entzündliche Erkrankungen des weiblichen Genitale im Kindes- und Jugendalter (W. GEIGER)

5.1.1 Erläuterungen und allgemeine Gesichtspunkte zur gynäkologischen Untersuchung

5.1.1.1 Welche Bedeutung hat die Vulvovaginitis im Kindesalter?

Ähnlich wie der infektiöse Fluor der häufigste Konsultationsgrund der erwachsenen Frau in der gynäkologischen Sprechstunde ist, stellen auch die entzündlichen Veränderungen des Genitale die häufigste Ursache für eine Vorstellung von Kindern und Jugendlichen in der gynäkologischen Sprechstunde dar (etwa 50%) [1, 2, 8, 9, 12, 14, 17]. Wahrscheinlich leidet jedes Mädchen im Laufe seiner Entwicklung wenigstens einmal unter einer Vulvovaginitis, aber nur selten wird deshalb ein Arzt konsultiert. Der Grund hierfür liegt zum Teil am Kind bzw. seiner Mutter und zum Teil am Arzt.

5.1.1.2 Warum eine notwendige kinder- und jugendgynäkologische Untersuchung häufig unterbleibt

Von Seiten des Kindes:	– Angst vor Schmerzen,
	– Schamgefühl,
	– Angst vor Entdeckung.
Von Seiten der Eltern:	– „Schamgefühl",
	– Angst vor Verletzung des Hymens,
	– Unkenntnis der Erkrankung.
Von Seiten des Arztes:	
(Pädiater)	– „Hemmschwelle" zur genitalen Untersuchung;
(Gynäkologe)	– ungewohnter Umgang mit Kindern,
	– Unkenntnis der geschlechtsspezifischen und entwicklungsbedingten Anatomie und Physiologie,
	– Unkenntnis der adäquaten Untersuchungstechnik,
	– ungeeignetes (oder gar kein) Instrumentarium.
Von allen Seiten:	– schlechte Erfahrung bei früherer Untersuchung.

5.1.1:3 Warum soll das Kind oder das heranwachsende Mädchen bei Verdacht auf Vulvovaginitis trotzdem dem Arzt vorgestellt werden?

▷ Weil das Mädchen sowohl körperlich als auch psychisch während der Erkrankung sehr leiden kann;
▷ weil ein intravaginaler Fremdkörper als Ursache einer unspezifischen Infektion ausgeschlossen werden muß;
▷ weil spezifische Infektionen zur Chronizität neigen und kausal therapiert werden müssen;
▷ weil sekundär (chronische) urologische Infektionen auftreten können;
▷ weil anatomische Fehlbildungen als Ursache ausgeschlossen werden müssen;
▷ weil Entwicklungsstörungen erkannt werden können;
▷ weil eine primäre Infektion im HNO-Bereich aufgedeckt werden kann;
▷ weil Eigen- oder Fremdverletzung Auskunft und Einwirkungsmöglichkeit auf das soziale Umfeld ermöglichen;
▷ weil bei kleinen Mädchen die Aufklärung über Genitalhygiene (an die Mutter) und bei pubertierenden Mädchen die individuelle Sexualaufklärung durchgeführt werden kann.

5.1.1.4 Wer soll die Untersuchung durchführen und welche Voraussetzungen müssen gegeben sein [3]?

Die weitaus größte Zahl der in unserer kinder- und jugendgynäkologischen Sprechstunde vorgestellten Mädchen wird vom Kinderarzt überwiesen, der sie etwa zur Hälfte selbst vom praktischen Arzt vorgestellt bekommt. Letztlich ist also das technische Know-how und das Instrumentarium maßgebend für die endgültige Untersuchungsstelle. Folgende (subjektive) Vorbehalte sollen bedacht werden:

1. Ein weibliches Kind zwischen 0 und 12 Jahren entspricht durchaus nicht einer „verkleinerten Frau", weder anatomisch, noch physiologisch, noch psychisch.
2. Auch ein technisch versierter Gynäkologe hat meist keine Ausbildung und Erfahrung in der Untersuchung des kindlichen Genitale und entspricht in seiner Mentalität oft nicht dem Kinderarzt, während der mehr internistisch eingestellte Kinderarzt der gynäkologischen Untersuchung gegenüber technische und emotionelle Hemmungen zu überwinden hat.
3. Eine gynäkologische Untersuchung von Kindern und Jugendlichen erfordert Ruhe und damit Zeit, sie ist deshalb kaum in einer üblichen Sprechstunde durchzuführen. Schließlich sollten auch die Räumlichkeiten in ihrer „Stimmung" den jungen Patienten angepaßt sein (s. 2.1).

Fast alle kinder- und jugendgynäkologischen Probleme, so auch die entzündlichen Erkrankungen, lassen sich in 2 große Gruppen einteilen.

Gruppe 1: Äußerlich erkennbare Anomalien oder Affektionen ohne Beteiligung der Vagina oder der inneren Genitalorgane.

Gruppe 2: Anomalien oder Affektionen, die wahrscheinlich auch die obere Vagina oder die inneren Genitalien betreffen und spezifische oder komplexe Ursachen haben; hier bedarf es dann einer eingehenden Diagnostik und Therapie.

Beide Gruppen können zunächst in der Praxis des allgemeinen Arztes, des Pädiaters oder des Gynäkologen vorgestellt werden, Patienten der Gruppe 2 sollten aber in eine Spezialambulanz weitergeleitet werden. Eine Verbindung dieser Ambulanz mit einer Klinik empfiehlt sich, da bei notwendigen Eingriffen in Allgemeinnarkose oder bei einem stationären Aufenthalt der mit den Problemen des Kindes- und Jugendalters vertraute Arzt zur Verfügung steht und eine getrennte neuerliche Überweisung der jungen Patientin in eine entsprechende Klinik nicht mehr notwendig ist.

5.1.2 Bakteriologische Untersuchung des Scheidensekrets

Zur Sekretentnahme eignen sich eine Tropfpipette, ein Einmalharnblasenkatheter und ein Neugeborenenabsauggerät aus Kunststoff.

Für eine bakteriologische Untersuchung sind Objektträger, entsprechende Lösungen und Färbematerialien sowie ein Phasenkontrastmikroskop notwendig; eine Nativsekretuntersuchung und die Anfertigung eines gefärbten Ausstriches sind mit vergleichsweise einfachen Mitteln möglich.

Die Untersuchung des Nativsekretpräparates mit dem Phasenkontrastmikroskop ist die wichtigste diagnostische Maßnahme bei der Abklärung einer Vulvovaginitis oder eines Fluors. Sie sollte grundsätzlich vom untersuchenden Arzt selbst vorgenommen werden. Folgende Strukturen lassen sich mit dem Phasenkontrastmikroskop sicher beurteilen:

1. Vaginalepithel (Proliferationsgrad),
2. Leukozyten,
3. Erythrozyten,
4. Bakterien (Stäbchen, Kokken, Besonderheiten wie z. B. Clue-cells),
5. Trichomonaden,
6. Pilze (Hyphen, Sporen),
7. Spermien.

Zur *Nativsekretuntersuchung* wird zunächst ein Tropfen NaCl-Lösung auf den Objektträger gegeben, dann der Rand des in die Vagina eingeführten Instrumentes in diesen Tropfen getaucht und bei trockener Vagina ein durch das Vaginoskop entnommener Sekrettropfen (Watteträger oder Platinöse) mit dem Kochsalztropfen vermengt. Hierauf wird sofort ein Deckglas gegeben und das Präparat im Phasenkontrastmikroskop betrachtet. Nach Zugabe von Kalilauge (20%ig, in 2-ml-Spritze mit Kanüle Nr. 12) werden die körpereigenen Zellen zerstört und Pilzstrukturen treten deutlich hervor.

Zusätzlich kann ein Ausstrich zur *Methylenblaufärbung* angefertigt werden. Diese Färbung ist eine Suchfärbung, bei der sich insbesondere Gonokokken tiefblau darstellen und so leicht erkannt werden können. Im Falle ihres Nachweises soll ein zweiter Ausstrich nach Gram gefärbt werden. Es besteht auch die Möglichkeit, den Methylenblauausstrich zu entfärben und ihn nach Gram umzufärben.

Zur Färbung wird das Abstrichmaterial am Ende eines Objektträgers aufgebracht und der Tropfen mit einem zweiten Objektträger über die Länge des ersten Objektträgers ausgestrichen. Nach völliger Lufttrocknung wird der Ausstrich kurz durch die Flamme eines Gasfeuerzeugs oder eines Spiritusbrenners gezogen und damit kurz fixiert. Der lufttrockene Ausstrich wird vollständig mit Methylenblaulösung übergossen und nach 1minütigem Einwirken unter dem fließenden Leitungswasser wieder abgewaschen, mit Filterpapier getrocknet, mit einem Tropfen Zedernholzöl versehen und mit der Immersionsoptik des Mikroskops betrachtet.

Die oft erhobene theoretische Forderung eines exakten Erregernachweises durch *Bakterienkulturen* hat bisher keine praktische Bedeutung erlangt. H. L. GARDNER [6], verdienter Forscher auf dem Gebiet des infektiösen Fluors, nach welchem der Haemophilus vaginalis in Gardnerella vaginalis umbenannt wurde, schreibt in einem Handbuchbeitrag 1982:

„Kliniker neigen dazu, den Wert der Bakterienkulturen zu überschätzen. Sie werden nur gelegentlich zur Differentialdiagnose der Vaginitis benötigt. In meiner praktischen Tätigkeit dienten sie im wesentlichen zur Erstellung wissenschaftlicher Protokolle und zur Bestätigung der Diagnose Gonorrhö. Der kulturelle Nachweis eines Bakteriums, auch wenn es der dominierende Keim ist, beweist nicht den ätiologischen Zusammenhang zwischen den Bakterien und dem Fluor bzw. der vorliegenden Vaginitis."

Diese Aussage weist auf die derzeitige Problematik der Bakterienkulturen hin, ist aber in dieser Form nicht uneingeschränkt akzeptabel. Die Mehrzahl der Infektionen wird heute nicht mehr durch die bekannten „pathogenen Erreger" erzeugt, sondern durch die „fakultativ-pathogenen Erreger", die gleichzeitig auch Bestandteil der physiologischen Vaginal- oder Darmflora sind [4, 7]. Weiterhin sind nunmehr Erreger züchtbar, die in normalen Kulturen nicht nachweisbar sind, so z. B. Viren und Chlamydien, die einen Lebendnährboden benötigen, andere sind nur schwer züchtbar, wie z. B. die Anaerobier oder auch die Gonokokken, welche einen Blutagar bzw. eine sauerstoffarme Atmosphäre zum Wachstum benötigen [4, 6, 15, 20]. Bei der *unspezifischen Vulvovaginitis* ist durchaus zu überlegen, ob der Aufwand einer Bakterienkultur im Verhältnis zum therapeutischen Ziel gerechtfertigt ist, zumal das therapeutische Ziel meist relativ einfach durch *hygienische Maßnahmen* und *Lokalbehandlung* zu erreichen ist. Im Falle eines Versagens der Therapie, oder in jedem Falle bei Entzündung der inneren Genitalien ist aber eine Diagnose des Erregers anzustreben, auch wenn die Therapie schon vor Bekanntwerden des Kulturergebnisses begonnen werden muß.

5.1.3 Ätiologie und Klinik der Vulvovaginitis

Das klinische Erscheinungsbild der Vulvovaginitis ist ziemlich monoton [11]. Für spezifische Ursachen oder Erreger lassen sich aber doch bestimmte Charakteristika erkennen. Prinzipiell ist zu unterscheiden zwischen Vulvitis, Vaginitis (Kolpitis) und Vulvovaginitis.

Während die erregerbedingte Vaginitis fast immer mit einer Vulvitis vergesellschaftet ist, tritt die Vulvitis auch häufig isoliert auf. Der Fluor vaginalis ist zwar das Kardinalsymptom der erregerbedingten Vaginitis, ist aber nicht zwangsläufig Ausdruck einer Infektion („hormoneller" Fluor, zervikaler Fluor).

Die häufig zu hörende subjektive Angabe von „Brennen oder Jucken in der Scheide" ist objektiv immer falsch, da entsprechende sensible Rezeptoren in der Vagina nicht vorhanden sind. Die Angabe beruht zum Teil auf dem Irrtum in der Lokalisation, in dem der Scheideneingang (das Vestibulum) der Vagina gleichgesetzt wird; zum Teil aber auch auf dem Fehlen eines (volkstümlichen) Ausdrucks für die Vulva. „Es tut weh beim Pippimachen" bedeutet schmerzhafte Miktion oder Dysurie. Die Dysurie hat verschiedene Ursachen und kann anamnestisch und ätiologisch differenziert werden:

Dysurie bei:
Vulvitis: Geringer Schmerz nach Beginn der Miktion (warmer Urin fließt über die
           entzündete Vulva). Kaum Angst vor Miktion.
Urethritis: Starker Schmerz zu Beginn der Miktion. Angst vor Miktion.
Zystitis: Geringer Schmerz am Ende der Miktion. Kaum Angst vor Miktion.

5.1.3.1 Anamnese

Subjektive Angaben: Brennen, Schmerzen, Jucken an der Vulva. Das kleine Kind weint häufig bei der Miktion (vulvare Dysurie). Hingegen steht im chronischen Stadium der Juckreiz im Vordergrund. Eine sorgfältige Anamnese klärt vielfach die Ursache der Vulvovaginitis [5].

5.1.3.2 Epidemiologie

In den verschiedenen Entwicklungsphasen des Kindes trifft man jeweils typische Ursachen der Vulvovaginitis. Dies hängt einerseits vom Ausmaß der Östrogenwirkung am Genitale und zum anderen von der Exposition des Genitale ab (s. auch 3.1). Die hormonelle Situation, sichtbar am Östrogeneffekt (Proliferationsgrad des Epithels und Sekretion der Zervixdrüsen) schafft unterschiedliche Nährböden für bakterielle Erreger in den verschiedenen Höhenabschnitten des Genitale: Vulva – Vagina – Zervix – Endometrium – Tube.

Als *Faustregel* kann gelten: Je höher der Östrogenspiegel, um so höher der befallene Abschnitt.

Die Verhältnisse in den einzelnen Entwicklungsabschnitten des Mädchens sind in Abb. 5.1 dargestellt.

Hieraus läßt sich ableiten, daß Infektionen des inneren Genitales erst mit der Pubertät relevant werden können. Nach entsprechender Exposition (Geschlechtsverkehr) hat das adoleszente Mädchen die gleichen Genitalinfektionen zu erwarten wie die erwachsene Frau. Diagnostik und Therapie dieser Störungen sind Gegenstand der Erwachsenengynäkologie.

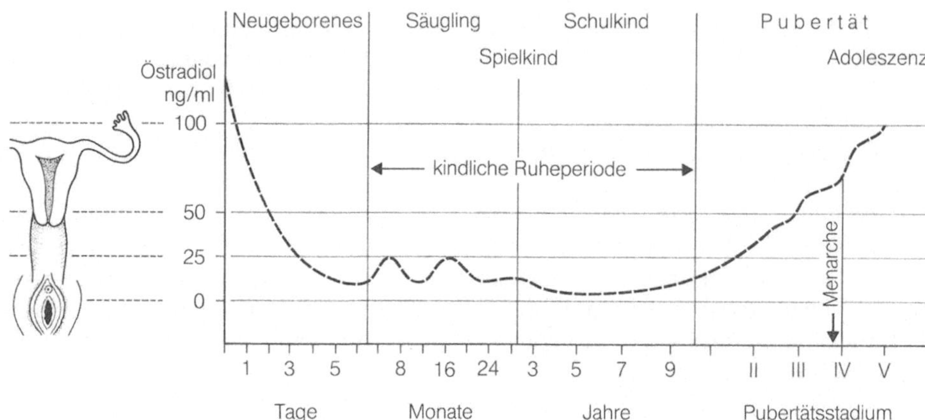

Abb. 5.1. Zusammenhang zwischen Höhe des Östrogenspiegels und Höhenlokalisation der Infektion

Tabelle 5.1. Epidemiologie der Vulvovaginitis im Kindes- und Jugendalter

Alter	Typisches Bild der Infektion	Betroffene Organe	Pathophysiologischer Hintergrund
1. Neugeborenes	Soorvulvitis (Stomatitis)	Vulva Vagina Zervix	„Sexual Transmitted Disease" (STD), Mutter → Kind bei infiziertem Geburtskanal
2. Säugling	Windeldermatitis	äußere Haut (meist nur bis Labia majora)	Intertriginöse Dermatitis mit Beteiligung der Vulva
3. Kleinkind	Sandkastenvulvitis Fremdkörpervaginitis	Vulva (große und kleine Labien, Introitus vaginae) Orificium urethrae externum	Mechanische Irritation + exogene bakterielle Kontermination des dünnen, abwehrschwachen Gewebes
3. +4.	Unspezifische Vulvitis → Labiensynechie unspezifische Vaginitis	Vulva Vagina	Durch mangelhafte Hygiene, bedingte Schmierinfektion der Vulva, fremdkörperbedingte Entzündung
4. Schulkind	„Gynäkologischer Schnupfen" Vagina Vulva	Genitale Beteiligung bei Infektion der oberen Luftwege u. verminderter Resistenz	
5. Prämenarchale Pubertät	„Hormoneller Fluor" = physiologischer Fluor	Zervix Vagina (Vulva)	Östrogenbedingte, vermehrte, zervikale Sekretion
6. Adoleszenz	Jede Form der unspezifischen Vulvovaginitis wie bei der geschlechtsreifen Frau	Vulva Vagina Zervix Endometrium Adnexe Abdomen	Kontaktinfektion „STD"

In der Kindheit ist eine Infektion des inneren Genitale (Adnexitis) äußerst selten und auch dann nahezu ausschließlich als Begleitreaktion auf eine Appendizitis anzutreffen (*Mandausova* fand in 40 beobachteten Fällen von Adnexitis im Kindesalter 39mal als Ursache eine Appendizitis). Die unterschiedliche Disposition (Östrogeneffekt) und Exposition des Genitale in den verschiedenen Entwicklungsphasen bedingt jeweils typische Erkrankungsbilder, die in Tabelle 5.1 dargestellt sind.

Vom Erregerspektrum her gesehen steht während der hormonellen Ruhepause – also nahezu während der gesamten Kindheit – die unspezifische Vulvovaginitis im Vordergrund. Die spezifischen Erreger werden dagegen fast ausschließlich durch sexuellen Kontakt übertragen, also bei der Geburt von der Mutter oder nach der Pubertät vom „Partner". Ausnahme: Die Genitalmykose nach Antibiotikatherapie als weitaus häufigste „spezifische" Erkrankung im Kindesalter.

5.1.3.3 Symptomatologie

Die typischen Symptome der Vulvitis bzw. Vaginitis sind in Tabelle 5.2 dargestellt; parallel zu den Symptomen sind die häufigsten Ursachen mit aufgelistet.

5.1.3.4 Ursachen und entsprechende Therapie

Ursachen der Vulvovaginitis:

Mikrobiell (Erregerbedingt)

1. Lokalinfektionen:
- *Unspezifische Erreger, Mischinfektionen als Folge*
  mangelhafter Genital- oder Analhygiene,
  einer Fremdkörperreaktion (u. a. Tampon),
  einer Infektion der Atmungsorgane,
  einer Harnwegsinfektion,
  einer Darminfektion (u. a. Oxyuren),
  einer allgemeinen Abwehrschwäche (Rekonvaleszenz),
  einer nichtinfektiösen Allgemeinerkrankung (Diabetes),
  einer nichtinfektiösen lokalen Hauterkrankung (Lichen sclerosus et atrophicus),
  einer antibiotischen Allgemeintherapie,
  sexueller (auto-) Inokulation (Masturbation).
- *Spezifische Erreger:*
  Gonokokken,
  Mykosen,
  Trichomonaden,
  Chlamydien,
  Gardnerella vaginalis (Haemophilus),
  Herpes simplex (Typ II),

Tabelle 5.2. Symptomatologie der Vulvovaginitis

	Symptome	mögliche Ursachen
Vulvitis	Rötung Schwellung Ödem, Anschoppung	Unspezifisch
	trockene Rötung, weißlicher Belag	Candida
	Kratzspuren	Oxyuren
	Juckreiz	Trichomoniasis
	Brennen	Candida, Allergie
	Schmerzen	Staphylo-Streptokokken Herpes
	Dysurie	s. u.
Vaginitis	Rötung	
	diffus	Unspezifisch
	punktförmig (Colpitis granularis)	Trichomonaden oder unspezifisch
	Beläge (weiß)	Candida
	Trockenheit	Candida
	Ulzerationen	Staphylokokken (Fremdkörper)
	Atrophie	Das Ausmaß der Atrophie ist ein Ausdruck des Schweregrades der Erkrankung (Trichomonaden, Candida, Kokken) bei vorhandener Ovarialfunktion. Sie ist physiologisch in der Kindheit und in der Postmenopause.
	Fluor	
	wäßrig	„Physiologisch" „hormonell"
	bröckelig (trocken)	Candida
	milchig (weiß)	unspezifisch (physiologisch)
	rahmig (gelb)	leukozytär
	blutig (braun)	erythrozytär
	schleimig	zervikal (hormonell)
	Menge: reichlich	unspezifisch, Trichomonaden
	wenig	(trocken, bröckelig) Candida
	Fötor	
	geruchlos	„Physiologisch" „hormonell"
	stechend	Kokken
	stinkend	Enterobakterien, Coli
	Fischgeruch	Gardnarella vaginalis (Hämophilus)
	pH 3,8–4,2	Physiologisch
	5,0	pathologisch (Trichomonaden, Gardnarella u. a.)

Condylomata acuminata,
Molluscum contagiosum,
sonstige spezifische Erreger (nicht gonorrhoische venerische Erkrankungen).
2. *Genitale Beteiligung bei Allgemeininfektionen und infektiösen Hauterkrankungen*
   Allgemeininfektionen:
Masern,
Windpocken,
Scharlach,

Infektiöse Hauterkrankungen:
Windeldermititis,
Intertrigo,
Tinea curis,
Impetigo contagiosa,
Erysipel
Nichtinfektiöse Hauterkrankungen:
Lichen sclerosus et atrophicans [18],
seborrhoische Dermatitis

3. Physikalisch-chemische Ursachen
- *Physikalische Ursachen:*
  - Mechanische Ursachen
    Trauma (Reiten, Radfahren, Turnen),
    sexuelle Aktivität (Masturbation, Petting, Stupor),
    falsche Genitalhygiene (Austrocknung durch lange Liegezeit eines Tampons).
  - Thermisch
    Verbrühung (Brause),
    lokale Unterkühlung (Vaginaldusche, langes Sitzen auf kaltem Untergrund).
  - Aktinisch (Nach Bestrahlung eines Unterbauchtumors)
- *Chemische Ursachen:*
  - Chemisch-toxisch (direkte Wirkung)
    Schaumbad, Seife (intravaginal!),
    Kontrazeption: Schaumovulum, Schaumspray,
    Gleitmittel (Fett, Öl, Vaseline)
  - Chemisch-allergisch (indirekte Wirkung)
    medikamentös (Reaktion auf Vaginaltherapeutika: Jod, Antibiotika)
    Kontrazeptiva: Schaumovula, Schaumsprays
    Gummiallergie: Kondom, Diaphragma, Gummihose, Windeln
    Intrauterinpessar: Kupfer
    Waschmittel
    Nylon u. andere Textilien (Ballettänzerinnen-Popo)
    Intimspray
    Toilettenpapier

Mangelhafte Genitalhygiene

Sie ist die weitaus häufigste Ursache.

Die unspezifische Vulvovaginitis
Pathophysiologie: Kleine Labien und Vaginalhaut des Kindes sind aufgrund des Östrogenmangels dünn, atrophisch, die Zellen enthalten kein Glykogen, dadurch können Döderlein-Bakterien nicht gedeihen und ihre Schutzfunktion entfalten, der pH-Wert der Vagina ist neutral, der Nährboden für unspezifische Erreger günstig.
Erreger: Alle pathogenen und fakultativ pathogenen Bakterien, die auf der Haut oder im Darm zu finden sind, kommen als Erreger in Frage. Die kulturelle Anzüchtung hat keinen wesentlichen Unterschied der Flora bei Vulvovaginitis und nicht vorhandener Entzündung ergeben [7].

Die am häufigsten gefundenen Bakterien sind:

aerobe: Enterokokken
           Escherichia coli
           Staphylokokkus epidermidis
           Proteus mirabilis
           Streptokokken Gruppe B und G
           Staphylokokkus aureus.
anaerobe: Peptokokken
           Eubakteriaceae
           Veillonella
           Propionibakterien
           Bacterium acnes
           Bacterioidis melaninogenicus
           Pacterioidis fragilis

Erscheinungsbild
Zu unterscheiden ist die primäre Vulvitis mit eventuell sekundärer distaler Vaginitis
von der primären Vaginitis mit sekundärer Vulvitis.
Häufigste Form: *Primäre Vulvitis*

Akutes Stadium: Vulva einschließlich Introitus vaginae entzündlich gerötet,
                     Rötung unscharf begrenzt;
                     ödematöse Schwellung der kleinen Labien und des Hymens
                     gelblich-klebrige Auflagerungen,
                     Kratzspuren,
                     perianal Stuhlreste.

Chronisches   Lachsfarbene Rötung, dazwischen weißliche Zonen, Kratzspu-
Stadium: ren, Borken. Der leicht gerötete Bezirk umfaßt meist noch den
                     Anus und ist scharf begrenzt (erythrasmaähnlich)

Beim *Kleinkind* spielt die falsche Windelhygiene eine besondere Rolle: Zu seltener
Wechsel der Windel oder „Überfürsorge" mit permanentem Zukleistern der Geni-
talspalte mit zinkoxydhaltigen Cremes. Beim *Spielkind* ist die „Sandkastenvulvitis"
ebenfalls ein hygienisches Problem. Das Kind sitzt lange im feuchten verunreinig-
ten Sand. Die mechanische Irritation der Vulva und das Kratzen mit schmutzigen
Fingern ermöglicht die bakterielle Infektion und ihre Ausbreitung. Auch die hygie-
nischen Verrichtungen auf der Toilette, die das Kind in diesem Alter häufig schon
selbst durchführt, sind mangels ausreichender Anleitung vielfach mangelhaft und
Ursache von Infektionen. Die Therapie besteht in der Korrektur der falsch durchgeführten Genitalhygiene (s. auch 6).

Fremdkörper

Bereits die Sandkastenvulvitis beruht teilweise auf einer Fremdkörperreaktion. Bei
Einbringen eines *Fremdkörpers* in die Vagina entsteht zwangsläufig eine Vaginitis

(Kolpitis). Je länger der Fremdkörper unentdeckt in der Vagina bleibt, um so schwerer ist die (eitrige) Entzündung. Sie äußert sich in massivem, fast immer fötidem und sanguinolentem Fluor.

Der besonders oft zu findende Fremdkörper in der Vagina ist Toilettenpapier oder Watte, welcher im Rahmen der Genitalhygiene in die Scheide gelangt. Andere Fremdkörper sind kleine Spielsachen jeder Art (Brettspielfiguren, Murmeln, Knöpfe), die beim Spielen mit den Genitalien oder aber auch bei der Masturbation in die Vagina gelangen und vom Kind nicht mehr entfernt werden können. Hier bedingt ein gewisses Schuldgefühl häufig die Verzögerung der Diagnose. .

Bei eitrigem Fluor muß unbedingt primär vaginoskopiert werden! Nur bei bekanntem glattwandigem Fremdkörper (z. B. Murmel), der nicht länger als 1 Tag in der Vagina verblieben ist – diese Angaben sind jedoch selten verläßlich – darf mit dem ins Rektum eingeführten Finger der Fremdkörper aus der Vagina gestreift werden. Bei längerer Liegedauer haben sich oft entzündliche Strukturen ausgebildet. Die Untersuchung und Entfernung des Fremdkörpers sollte – wenn nicht anders möglich – am anästhesierten Kind mit geeignetem Instrumentarium erfolgen [18]. Anschließend unterstützen Spülungen (z. B. Betaisodona, Uronebacetin o. ä.) die rasche Abheilung der lokalen Entzündung.

Nach der Menarche ist auch an einen Tampon in der Vagina zu denken, der „verloren" oder „vergessen" wurde. Hier bildet sich bereits nach wenigen Tagen eine massive fötide eitrige Kolpitis aus. Die Entfernung gelingt auch bei der Virgo mühelos unter Einstellung der Vagina mit schmalen Spekula.

Infektionen der Atem- und Harnwege

Schließlich ist auf den Zusammenhang zwischen Infektionen der Atemwege und einer Vulvovaginitis hinzuweisen, wobei die Sanierung des Nasen-Rachen-Raumes mit Bestandteil der Therapie anzustreben ist [13]. Auch Harnwegsinfektionen können zur Vulvitis oder Vulvovaginitis führen. Dies wird um so eher möglich sein, wenn anatomische Anomalien (Sinus urogenitalis, Meatusstenose, Hymen altus, Labiensynechie) den normalen Abfluß des Harns behindern [21]. Umgekehrt ist die Harnwegsinfektion häufig Folge einer Vulvovaginitis, insbesondere bei den genannten Anomalien (s. 5.2).

Darminfektion

Pathogene Darmbakterien können naturgemäß ihre Infektiösität auch an der Vulva oder Vagina entfalten. Gelegentlich ist die Wurmerkrankung, insbesondere die Oxyuriasis, Ursache der Vulvovaginitis. Im Vordergrund stehen subjektiv der nächtliche Pruritus und objektiv die perianalen Kratzeffekte. Die Oxyuren lassen sich durch den Klebestreifentest leicht nachweisen.

Durchführung: Tesafilmstreifen auf die Perianalregion kleben, sofort wieder abziehen und unter dem Mikroskop die Klebeseite betrachten. Oxyurieneier sind bohnenförmig, der Längsdurchmesser ist etwa 70 µm, also 10mal größer als der Durchmesser eines Erythrozyten.

Therapie: Mebendazol (Panthelmin, einmalig 100 mg).

Allgemeine Abwehrschwäche

Bei Kindern mit allgemeiner Abwehrschwäche oder in der Rekonvaleszenz findet sich häufig eine Anfälligkeit für Lokalinfektionen sowohl im Nasen-Rachen-Raum wie auch am Genitale im Sinne einer Vulvovaginitis. Wichtiger als die Lokaltherapie ist die allgemeine Roborierung oder die Aufdeckung eines Immundefektes. Ähnlich ist die bekannte Anfälligkeit für Sekundäraffektionen bei Diabetes mellitus zu werten.

Zustand nach antibiotischer Therapie

Enterale oder parenterale Antibiotikagaben bedingen eine Störung der lokalen Vaginalflora und in der Folge ein Überwuchern mit pathogenen Bakterien oder Candida albicans.

Therapie der unspezifischen Vulvovaginitis [20]

Es gilt der allgemeine Grundsatz, die Genitalregion sauber, trocken und luftig kühl zu halten. Dies wird erreicht durch richtige mechanische Reinigung, insbesondere nach Stuhlgang und Wasserlassen, evtl. Abbrausen mit lauwarmem Wasser und Trocknen mit eigenem Handtuch (noch besser Papierhandtuch). Vermeiden von synthetischer Wäsche oder gar Gummi- oder Kunststoffhöschen.

Sitzbäder sind (z.B. Kaliumpermanganat, roséfarben, 5 min 3mal täglich) zur Unterstützung sinnvoll. Bei Kolpitis ist zur Abkürzung der Symptomatik eine Lokalbehandlung oft nicht zu umgehen, unspezifische Salben wie Betaisodona-Vaginalcreme oder tetrazyklinhaltige Salben wie Terramycin-Creme können mit einem Einmalblasenkatheter intravaginal appliziert werden. Bei Rezidiven kann eine kurzzeitige Behandlung mit Östrogensalbe indiziert sein.

Spezifische Erreger

Therapeutische Prinzipien

Jede Behandlung einer Vulvitis bzw. Vulvovaginitis muß sich aus der jeweiligen Ursache ergeben. In der Praxis wird man viel erreichen können, wenn eine Unterscheidung zwischen unspezifischer und spezifischer Ursache getroffen wird. Während man bei der unspezifischen Vulvitis nach Klärung der Ursache lokal mit Sitzbädern und Bepanthen-Creme o. ä. unter Kontrolle einer korrekten Genitoanalhygiene bis zur Abheilung gut zurechtkommt, sind spezifische Infektionen gezielt zu behandeln. Organpathologische Ursachen, wie auch nichtinfektiöse Haut- und Allgemeinerkrankungen sind indessen meist Anlaß, eine klinische Konsultation zu empfehlen.

Bei den spezifischen Erregern haben im Kindes- und Jugendalter die Gonorrhö, Mykosen und die Trichomoniasis eine eher geringe Bedeutung. Ihre Übertragung, Klinik, Diagnostik und Therapie geben die folgenden Übersichten wider.

Gonorrhö

Übertragung: Die Übertragung von Mutter auf Kind bei der Geburt führt meist zur Gonoblenorrhö, selten zur Genitalgonorrhö. Im Kindesalter wird sie weniger durch Sexualkontakt als durch Schmierinfektion mittels gemeinsamer Waschlappen, Toiletten oder Bett indirekt übertragen.

Klinik: Wegen des neutralen pH-Wertes der Vagina gibt es im Kindesalter eine Gonokokkenvaginitis, außerdem wie bei der erwachsenen Frau eine Urethritis aber kaum eine Zervizitis.
Dysurie, Pollakisurie, entzündliche Rötung des schmerzhaften Hymenalringes und gelblicher Fluor vaginalis stehen im Vordergrund.

Diagnostik: Mikroskopisch: Methylenblau- und Gramfärbung: gramnegative intrazelluläre, semmelförmige Diplokokken. „Granulozyten sind voll wie ein Kartoffelsack." Kulturell: Selektivnährböden (Thayer-Martin). Immunologisch vom Watteträger-Abstrich: Gonozym.

Therapie: Benzyl-Penicillin G + Probenecid (Megacillin forte i.m. + Benemid, 2mal 0,5 g), bei Penizillinallergie oder resistenten Gonokokken: Spectinomycin (Stanilo i.m.).

Mykosen

Häufigster Erreger: Candida albicans.

Übertragung: Bei der Geburt von Mutter auf Kind; Lokalisation vorwiegend im Mund und im Genitalbereich.
Später breitet sich der Pilz, der bei etwa 40% gesunder Frauen gefunden wird, nur aus, wenn zusätzliche Faktoren auftreten wie: dauernde Feuchtigkeit der Haut (Windelhose, Nylonwäsche, Hautfalten), Diabetes mellitus, Kortikoidtherapie (Verminderung der Lokalabwehr), Antibiotikatherapie, Immunsuppression, schwere allgemeine Infektion.

Klinik: Quälender brennender Juckreiz und trockene Rötung der Vulva und Vagina mit weißlich krümmeligen Auflagerungen, scharfe Begrenzung der Bezirke; bei Chronizität Lichenifizierung und Rhaggaden.

Diagnostik: Nativpräparat mit 20% Kalilauge versetzt. Kultur: Sabouraud-Agar, Nickerson-Medium.

Therapie: *Oral* (bei generalisiertem Befall): Breitspektrumantibiotikum: Ketoconazol 2,5–5 mg/kg KG, 1–3 Wochen lang (Nizoral).
Lokal: Imidazolderivate als Creme, Miconazol (Daktar, Gynomonistat), Econnazol (Gyno-Pevaryl), Clotrimazol (Canesten), Isoconazolnitrat (Gyno-Travogen).

Achtung: Definierte Krankheitsbilder wie Windeldermatitis und Erythrasma sind oft mit einer Candidainfektion vergesellschaftet.

Trichomoniasis

Übertragung: Übertragungsmodus wie bei Gonorrhö, also meist Schmierinfektionen. Das Neugeborene kann von der Mutter infiziert sein. (Nach der Pubertät vorwiegend Übertragung durch Sexualkontakt.)

Klinik: Reichlich schaumiger, weißlicher Fluor, süßlicher Geruch, häufig, aber nicht immer Juckreiz, nicht quälend wie bei Candidiasis. Bevorzugt befallen wird östrogenisiertes Epithel, prinzipiell ist aber auch eine Vaginitis im Kindesalter (Ruheperiode) möglich [8, 16]. Meist

Mischinfektionen mit Kokken- oder Darmbakterien bei Colpitis granularis.

Diagnostik: Frisches Nativbild (bewegliche Flagellaten sind gut erkennbar). Kulturell wird auch ein klinisch nicht relevanter Fall nachweisbar, diese Diagnostik scheint aber bedeutungslos zu sein.

Therapie: Nitroimidazolderivate oral oder (und) lokal
Metronidazol (Clont, Flagyl oral und lokal)
Tinidazol (Simplotan, oral)
Ornidazol (Tiberal, Einmaldosis je nach Gewicht bis 3mal 500 mg)

Allgemeine Infektionen, wie Masern, Windpocken, Scharlach u. a. weisen im Genitalbereich eine besonders große Zahl von juckenden Effloreszenzen auf. Durch Kratzen wird eine Superinfektion mit unspezifischen Erregern provoziert.

Hauterkrankungen

Wie die allgemeine Infektion schafft die infektiöse Hauterkrankung den Boden für eine genitale Mitbeteiligung und eventuelle Superinfektion. Eine für den Pädiater besonders wichtige Mischinfektion ist die Windeldermatitis, bei der die ätiologischen Bedingungen von Kontaktdermatitis (Gummiwindelhosen) und Intertrigo (feuchte, unbelüftete Okklusionsräume) gegeben sind. Die Ausbreitung der roten Effloreszenz entspricht den von der Windelhose bedeckten Hautgebiete, die Art der Effloreszenzen variiert je nach dominierendem Erreger (Candida, Staphylokokken u. a.). Die Therapie besteht in der Verwendung von Baumwollartikeln ohne Gummihose (Frischluftbehandlung!).

Im späteren Kindes- u. Erwachsenenalter tritt eine ähnliche Erscheinung wie die Windeldermatitis auf, die als „Ballettänzerinnenpopo" bekannt wurde [2]. Ursächlich sind starkes Schwitzen, gefolgt von untätigem Herumsitzen auf kalten Böden und die okklusierende synthetische Ballettkleidung.

Labiensynechie

Die Labiensynechie wird oft als Genitalmißbildung fehlgedeutet. Es handelt sich um eine sekundäre Verklebung der Ränder der kleinen Labien. Bevorzugt werden 1- bis 6jährige Mädchen. Bei vollständiger Verklebung entsteht ein Pseudosinus urogenitalis. Bei der Miktion kann der Urin retrograd in die Vagina fließen und nach Beendigung der Miktion der unkontrollierte Harnabgang eine Harninkontinenz vortäuschen. Aufwendige urogenitographische Untersuchungen sind unnötigerweise schon gemacht worden, um einer vermeintlichen Vesikovaginalfistel auf die Spur zu kommen.

Die Therapie besteht im Einmassieren einer östrogenhaltigen Creme genau an der Synechielinie innen und außen (mittels Wattestäbchen mehrmals täglich). Nach wenigen Tagen - oder sofort - löst sich die Synechie. Eine Operation ist in der Regel nicht indiziert.

Lichen sclerosus et atrophicus

Diese vorwiegend postmenopausal auftretende perigenitale und perianale Hautatrophie findet sich auch im Kindes- und Jugendalter. Die Ursache ist unbekannt. Der für beide Lebensphasen typische Östrogenmangel ist allenfalls ein begünstigender Faktor aber nicht die Ursache des Krankheitsbildes. Manchmal sind Mädchen mit Gonadendysgenesie betroffen [18].

Klinisch steht der oft quälende Juckreiz im Vordergrund. Objektiv ist die Haut der Vulva oftmals dünn, faltenlos, verletzlich; oft sind petechiale Blutungen zu sehen, die auf mechanische Einwirkung zurückzuführen sind. Als Begleitentzündung findet sich gelegentlich eine Candidiasis, die zunächst als alleinige Ursache des Juckreizes angesehen wird. Das Fortbestehen der (gemilderten) Beschwerden wird dann als Therapieversagen gedeutet. Mit Beginn der endogenen Östrogenproduktion kann sich das Bild bessern. Kortikoidhaltige Salben sollen allenfalls kurzfristig zur Besserung der Symptome gegeben werden. Weiterbehandlung mit inerten Salben (PH 5-Eucerin) unter besonderer Beachtung der Genitalhygiene.

Seborrhoische Dermatitis

Die seborrhoische Dermatitis, erkennbar an Krusten, Fissuren und Erythemen hinter den Ohren und am Rande der Kopfhaare, äußert sich nicht selten an der Vulva in Rhagaden am Damm und zwischen den kleinen und großen Labien sowie seitlich der Klitoris. Es besteht starker Juckreiz, vorwiegend nachts, was wieder Kratzspuren mit Superinfektion zur Folge hat. Als Kleinkinder hatten die betroffenen Mädchen oft Milchschorf.

Hiervon ist die atopische Dermatitis (Neurodermitis) abzugrenzen, welche überleitet zu den *psycho-neuro-vegetativen und hormonellen Ursachen.*

Eine erhebliche psychovegetative Komponente ist bei Kindern mit *atopischer Dermatitis* unverkennbar. Es besteht offenbar auch ein Defekt der zellulären Immunabwehr [1, 2]. Das Leiden tritt familiär auf. In der Eigenanamnese finden sich Heuschnupfen, Asthma, allergische Rhinitis. Zunächst bestehen ekzematöse Veränderungen an Wangen, Armen, Beinen und an der Vulva. Im jugendlichen Alter ist die Lichenifikation typisch, Juckreiz besteht in allen Stadien.

Der Begriff *allergische Diathese* ist nicht klar definiert und umfaßt z. T. Kinder mit atopischer Dermatitis, aber auch solche mit allgemeiner Neigung zu allergischer Reaktion auf verschiedene Medikamente. Diese Kinder klagen über Schmerzen und Jucken an der Vulva ohne objektivierbare pathologische Veränderungen zu haben. Nach der gynäkologischen Untersuchung ist allerdings oft eine intensive Rötung zu erkennen. Hierfür wurde der Begriff *„psychosomatische Vulvitis"* geprägt. Die Mädchen sind meist zart und intelligent, haben oft geschiedene Eltern und eine besonders fürsorgliche Mutter [2]. Die Behandlung besteht in der Verminderung jeglicher Lokalmedikation, guter Genitalhygiene und Stärkung des kindlichen Selbstbewußtseins.

Pädagogische Ursachen

Diese exotisch anmutende Ursache sprengt eigentlich den Rahmen des Schemas, da sie nicht den Patienten, sondern seinen Erzieher betrifft. Die überfürsorgliche

Mutter kontrolliert regelmäßig die Unterhöschen der Tochter und vermutet in jedem physiologischen Fleckchen einen pathologischen Fluor. Mit der Zeit überträgt sich die Genitalneurose der Mutter auf das Kind. Manchmal fehlt es der Mutter auch nur am Wissen über die physiologischen Vorgänge wie z. B. das Auftreten des prämenarchalen Fluors.

Literatur

1 Altchek A (1972) Pediatric vulvovaginitis. Pediatr Clin North Am 19: 559–580
2 Altchek A (1981) Vulvovaginitis, Vulvar skin disease and pelvic inflammatory disease. Pediatr Clin North Am 28: 397–433
3 Cowell CA (1981) The gynecological examination of infants, children and young adolescents. Pediatr Clin North Am 28: 247–266
4 Decker K (1983) Diagnostik und Therapie genitaler Infektionen während Kindheit, Pubertät und Adoleszenz. Gynäkologe 16: 56–60
5 Esser J (1977) Sexualhygienische und hygienische Probleme in Kindheit und Adoleszenz. In: Huber A, Hiersche HD (Hrsg) Praxis der Gynäkologie im Kindes- und Jugendalter. Thieme, Stuttgart
6 Gardner HL (1982) Infections vulvovaginitis. In: Monif GRG (ed) Infections disease in obstetrics and gynecology. Harper & Row, New York
7 Gerstner GJ, Grünberger W, Boschitsch E, Rotter M (1982) Vaginal organisms in prepubertal children with and without vulvovaginitis. Arch Gynecol 231: 247
8 Huber A (1977) Entzündliche Genitalerkrankungen. In: Huber A, Hiersche HD (Hrsg) Praxis der Gynäkologie im Kindes- und Jugendalter. Thieme, Stuttgart
9 Huber A (1977) Vulvovaginitis bei Kindern und Jugendlichen (Diagnostik). Gynäkol Praxis 1: 511–519
10 Huber A (1977) Vulvovaginitis bei Kindern und Jugendlichen (Therapie). Gynäkol Praxis 1: 703–712
11 Huber A (1980) Gynäkologische Sprechstunde für Kinder und Jugendliche. Gynäkol Praxis 4: 75–80
12 Huber A (1983) Gynäkologische Untersuchung während Pubertät und Adoleszenz. Gynäkologe 16: 13–16
13 Huffman JW (1977) Premenarchal vulvovaginitis. Clin Obstet Gynecol 20: 581–593
14 Huffman JW, Dewhurst CJ, Capraro VJ (1981) The gynecology of childhood and adolescence. Saunders, Philadelphia
15 Russo JF, Ronkin S, Furness G (1981) Preliminary study of the flora in the lower genital tracts of sexually active adolescent females in relation to symptoms and inflammatory response. J Adolesc Health Care 1: 217–220
16 Soyka E, Milek E (1980) Trichomoniasis vaginalis im Kindesalter; Vorkommen, Frequenz und Symptomatologie. Gynäkol Praxis 4: 473–478
17 Stone MJK, Masterson BJ (1985) Sexually transmitted disease. In: Lavery JP, Sanfilippo JS (eds) Pediatric and Adolescent Obstetrics and Gynecology. Springer, Berlin Heidelberg New York Tokyo
18 Terruhn V (1980) Lichen sclerosus et atrophicus in der Kinder- und Jugendgynäkologie. Gynäkol Praxis 4: 81–86
19 Terruhn V (1979) Vaginoskopie mit dem Ballonvaginoskop. Geburtshilfe Frauenheilkd 39: 61–65
20 Wedgwood RJ, Davis SD, Ray CG, Kelley VC (1982) Infections in children. Harper & Row, Philadelphia
21 Weissenbacher G, Wiltschke H (1974) Chronischer Harnwegsinfekt und Vulvitis bei Mädchen mit hoher hinterer Kommissur. Pädiatr Pädol 9: 60

5.2 Urologische Probleme
in der Kinder- und Jugendgynäkologie (P. Strohmenger)

5.2.1 Vorbemerkungen

Fehlbildungen und Erkrankungen des weiblichen Genitale können die Harnorgane beeinflussen und Harnwegssymptome hervorrufen; umgekehrt können scheinbar eindeutig gynäkologische Symptome ihre Ursache in abnormen Zuständen der Harnwege haben.

5.2.2 Anomalien des äußeren Genitale

5.2.2.1 Hymenalatresie

Die komplette Atresie des Hymens stört die Miktion nicht.

5.2.2.2 Hymen altus

Dagegen kann ein Hymen, das seine Öffnung ventral hat und wie ein Segel, wie eine Klappe, auf der äußeren Harnröhrenmündung liegt, die Miktion behindern. Dabei kann wohl kaum Harn rückwärts wieder in Harnröhre und Blase eindringen. Während der Miktion wird dies durch die Kraft des Harnstrahls ohnehin verhindert; nach der Miktion schließt der Beckenbodenverschlußmechanismus die Urethra. Es ist jedoch zu vermuten, daß Harn in die Vagina eindringt, dort verbleibt und einen entzündungsfördernden Reizzustand unterhält.

Therapie. Resektion des Hymenalsegels soweit, daß der Meatus urethrae freiliegt.

5.2.2.3 Synechie der kleinen Labien (s. S. 192)

5.2.3 Anomalien der Harnröhre

5.2.3.1 Hypospadie

Die Hypospadie beim Knaben – die *ventrale* Spalte der Harnröhre – ist allgemein bekannt, weil sie häufig und ohne weiteres erkennbar ist. Beim Mädchen besteht eine Hypospadie selten; noch seltener wird sie diagnostiziert werden. Die Mündung der Harnröhre liegt dann mehr oder weniger weit nach innen an der vorderen Vaginalwand. Liegt sie wenige Millimeter zu weit proximal, hat das wohl keine pathologische Bedeutung; rückt sie weiter nach innen, kommt es zur intravagina-

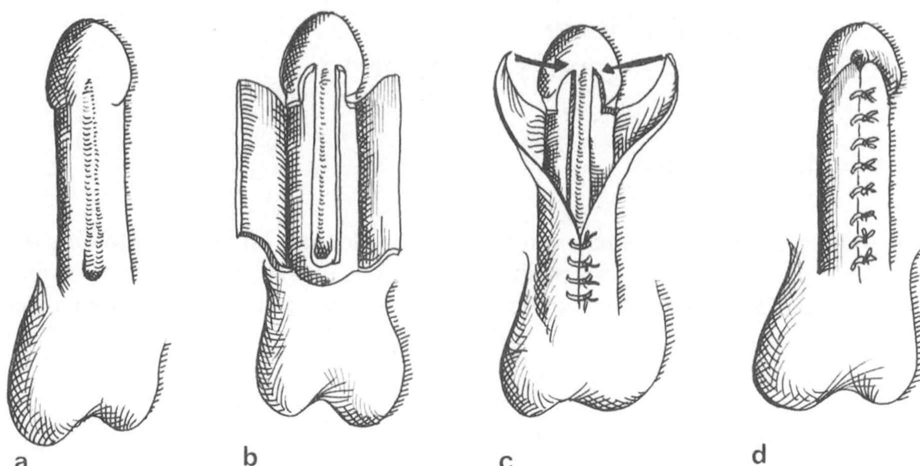

Abb.5.2a–d. *Operation nach Dennis Browne.* Prinzip: Aus einem subkutan verlagerten Epithelstreifen regeneriert spontan ein epithelialisiertes Rohr. **a** Hypospadia penoskrotalis. **b** Der dystope Meatus der Harnröhre ist U-förmig umschnitten; die Schenkel des U werden weit nach vorne bis zur Glans verlängert. Die seitlichen Hautlappen werden weit mobilisiert. **c** Die seitlichen Hautlappen werden über dem umschnittenen Streifen miteinander vernäht. **d** Zustand nach Abschluß der Operation. Nach 12 bis 14 Tagen hat sich aus dem versenkten Hautstreifen ein epithelisiertes Rohr gebildet; der Harnstrom, vorher über einen suprapubischen Katheter abgeleitet, kann freigegeben werden

len Miktion (evtl. mit vaginaler Harnretention) mit entzündlichen Reizerscheinungen.

Eine intra- oder gar suprasphinktäre Hypospadie – die naturgemäß mit einer totalen Inkontinenz einhergehen müßte – ist extrem selten.

Wir beobachteten einen Fall, bei dem keinerlei Trennung zwischen Harnblase und Vagina bestand (totaler Sinus urogenitalis); er war kombiniert mit Fehlbildung der Niere (Ureterozele, Drehungsanomalie der Niere).

Therapie. Die Indikation zu einer operativen Korrektur ist mit größter Vorsicht zu stellen. Nur dann, wenn Symptome vorliegen, die durch keine andere urologische Anomalie erklärt werden können, kommt eine plastische Verlängerung der Harnröhre nach außen hin in Frage (Prinzip des Harnröhrenaufbaus nach DENNIS BROWNE – Abb.5.2).

Bei totaler Hypospadie mit Inkontinenz wird man die definitive Harnableitung nach außen diskutieren müssen.

Vor operativen Korrekturversuchen einer Hypospadie ist immer eine komplette urologische Diagnostik (Ausscheidungsurogramm, Miktionsurethrozystogramm, Zystoskopie in Narkose und Kalibrierung der Harnröhrenweite) unerläßlich.

5.2.3.2 Epispadie

Bei der Epispadie ist *dorsal* der Schluß der Harnröhre ausgeblieben. Beim Knaben ist der oben offenliegende Penis deutlich erkennbar. Beim Mädchen fehlt die vor-

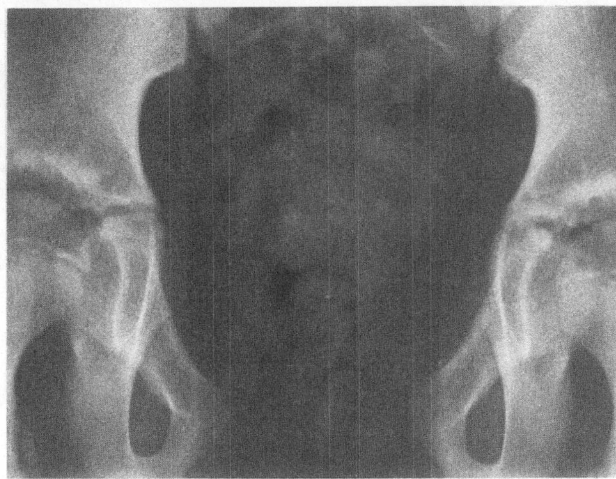

Abb. 5.3. Beckenübersichtsaufnahme eines 8jährigen Mädchens mit Epispadie. Man beachte den weiten Abstand der vertikalen Schambeinäste

dere Kommissur der Harnröhrenöffnung; statt eines rundlichen Meatus urethrae externus sieht man eine offene Harnröhrenrinne, die sich zwischen die 2 lateralen Teile einer gespaltenen Klitoris fortsetzt.

Bei der klinischen Untersuchung nicht sichtbar, wohl aber tastbar, auf der röntgenologischen Beckenübersichtsaufnahme leicht zu erkennen (Abb. 5.3) ist die weite Distanz der Schambeinäste, die zu *breite Symphysenspalte.*

In einem hohen Prozentsatz der Fälle betrifft der mangelnde ventrale Schluß auch die Muskulatur des Beckenbodens. Ein großer Teil der Mädchen mit gespaltener Klitoris (Epispadie) ist daher harninkontinent.

Therapie. Eine „kosmetische Korrektur" der Clitoris bipartita ist nicht erforderlich. Die Schambehaarung kann den Befund später verdecken. Über funktionelle Ausfälle ist nichts bekannt; sie werden – falls doch vorhanden – durch Operation nicht zu beheben sein.

Ein sehr großes, oft unlösbares Problem ist die Behandlung der mit der Spaltbildung des knöchernen, muskulären und urethralen Gewebes kombinierten Harninkontinenz. Das einzig bisher zur Verfügung stehende Verfahren zur Erzielung einer Harnkontinenz ist der Versuch, aus dem Blasenboden eine kontraktionsfähige Harnröhre aufzubauen (Operation nach Leadbetter–Young–Dees, Abb. 5.4). Dazu ist eine Verlegung der Harnleitermündungen weiter nach kranial in die Blase (Ureterneueinpflanzung mit Antirefluxschutz beiderseits) und oft auch dann noch eine Erweiterung der durch diese Manipulationen zu klein gewordenen Blase durch ein Darmsegment erforderlich.

Die mehrstündige, komplizierte Operation hat eine Erfolgsaussicht von ca. 60% bezüglich der Kontinenz. Sie wird dennoch empfohlen, weil als Alternative zur Versorgung einer dauernden, totalen Inkontinenz des Mädchens nur die endgültige Harnableitung nach außen über ein Darmconduit (Ileum, Transversum oder Sigma) oder die Implantation der Harnleiter in das nicht aus der Darmkontinuität ausgeschaltete Sigma (Ureterosigmoideostomie, „Coffey-Operation") bleibt.

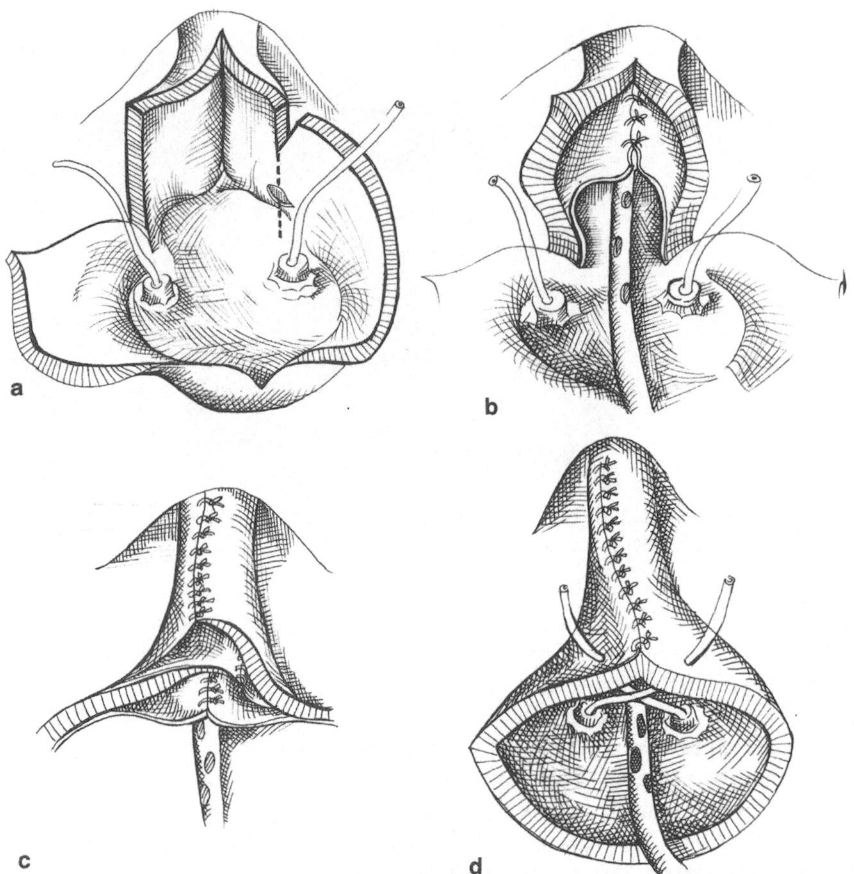

Abb. 5.4 a–d. Inkontinenzoperation nach Leadbetter-Young-Dees. Prinzip: Aus dem dem Blasenausgang nahen Anteil des Blasenbodens wird ein muskuläres Rohr zur Verlängerung der Harnröhre nach hinten geformt. **a** Die beiden Harnleiter sind einige Zentimeter höher neu in die Blase implantiert worden, um Platz für die Bildung des zum Harnröhrenaufbau benötigten Blasenbodenlappens zu bekommen. Zwei seitliche Einschnitte in Verlängerung der Harnröhre bilden den Lappen. **b** Die Schleimhautnaht bildet die erste Schicht der verlängerten Harnröhre. **c** Mit durchgreifenden Nähten wird die Muskulatur des Lappens fest über einem Katheter zu einem Rohr zusammengezogen. **d** Situs vor endgültigem Verschluß der Blase. Ist deren Volumen durch die Umformung des basalen Teils zur Urethra zu klein geworden, kann man sie durch Aufsetzen eines Pouches aus einem ausgeschalteten Darmsegment (Ileum oder Kolon) vergrößern

5.2.3.3 Blasenextrophie

Der ausgeprägteste Grad der Epispadie, der dorsalen Spaltbildung, ist die Blasenextrophie. Die Blase liegt wie eine Platte aufgeklappt in der Mitte des Unterbauches; der Harn tritt kontinuierlich bzw. im Rhythmus der Harnleiterperistaltik, aus den sichtbaren Ostien heraus.

Therapie.

1. Versuch der Blasenerhaltung

Bei genügend großer extrophischer Blasenplatte wird in manchen Zentren der Versuch gemacht, die Platte zu umschneiden, zu einem Hohlorgan zu verschließen und unter die Bauchdecke zu versenken.

Das (bisher weitgehend ungelöste) Problem liegt darin, diesem Hohlorgan Reservoirfunktion, d. h. Kontinenz zu geben.

Oft führen auch zahlreiche operative Eingriffe nur zu einem unbefriedigenden Ergebnis und enden mit der Harnableitung nach außen (Ileum- oder Sigmaconduit) oder in den nicht ausgeschalteten Dickdarm (Ureterosigmoideostomie).

2. Zystektomie und Harnableitung

Wegen dieser Schwierigkeiten wird vielerorts der primären Exstirpation der Blase mit definitiver Harnableitung (Ileum- oder Sigmaconduit, „Coffey") der Vorzug gegeben. Auch dabei drohen in manchen Fällen auf lange Sicht Komplikationen (Stomastenose, zunehmende Dilatation von Ureter und Nierenbecken, aszendierende Infektionen und Pyelonephritis).

Ein alle Anforderungen und Erwartungen erfüllendes Behandlungskonzept für die Blasenextrophie gibt es noch nicht.

5.2.4 Anomalien des Harnleiters

5.2.4.1

Von den angeborenen Fehlbildungen des Harnleiters sind im gynäkologisch-urologischen Grenzgebiet in erster Linie die ektopen Harnleitermündungen von Interesse.

Orthotop mündet ein Harnleiter im Trigonum vesicae; beide Harnleiterostien bilden die oberen Eckpunkte des Blasendreiecks. Jede Position des Ostiums außerhalb dieses gleichschenkligen Dreiecks ist streng genommen eine Ektopie.

Von klinischer Bedeutung in diesem Zusammenhang ist allein die kaudale, extravesikale Ektopie: der Harnleiter mündet außerhalb der Blase, in Urethra, Vestibulum oder Vagina. Die Folge davon ist ein vom Blasenschließmuskel unkontrollierter Abgang von Flüssigkeit nach außen. Klinisch äußert sich das als „Harnträufeln", Einnässen, Inkontinenz oder „Fluor". Ein *gynäkologisch nicht eindeutig zu erklärender* Fluor vaginalis beim Kind bedarf zwingend auch einer urologisch-röntgenologischer Abklärung.

Kasuistische Beobachtung: 2jähriges Mädchen, das wegen „putriden Fluors" wochenlang mit Vaginalspülungen behandelt worden war. Bei Inspektion des Genitale mit Palpation des Abdomens tritt Eiter aus der Harnröhre. Katheterisierung der Blase: Klarer Harn. Schlußfolgerung: Verbindung zu eitergefülltem Hohlraum innerhalb der Harnröhre.

Urogramm zeigt Tiefstand der Niere, Achsenkippung, Harnleiterverdrängung und Blasenimpression (Abb. 5.5a). Damit sicherer Hinweis auf Doppelnieren mit urographisch stummem oberem Anteil. Die Operation bestätigt den in Abb. 5.5b skizzierten Befund.

Heilung durch beidseitige obere Heminephrektomie und Ureterektomie mit Einpflanzung der zu den unteren Nierenanteilen gehörenden Ureteren in die Blase.

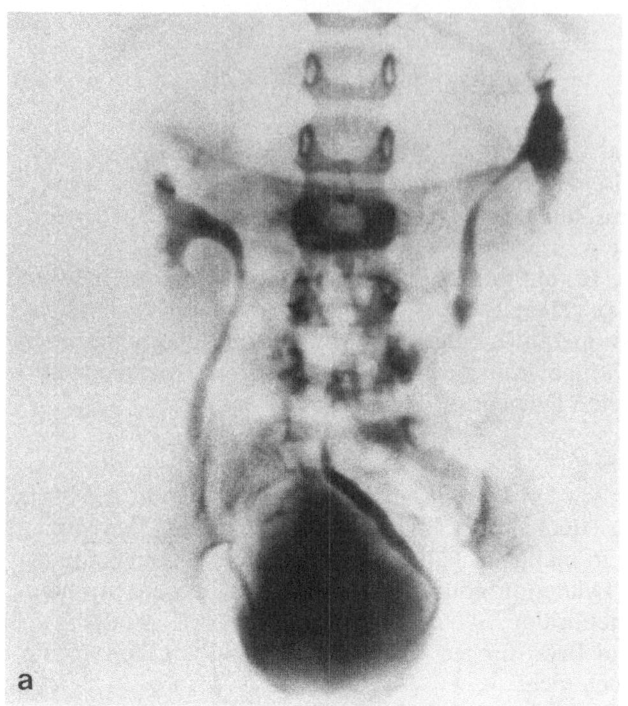

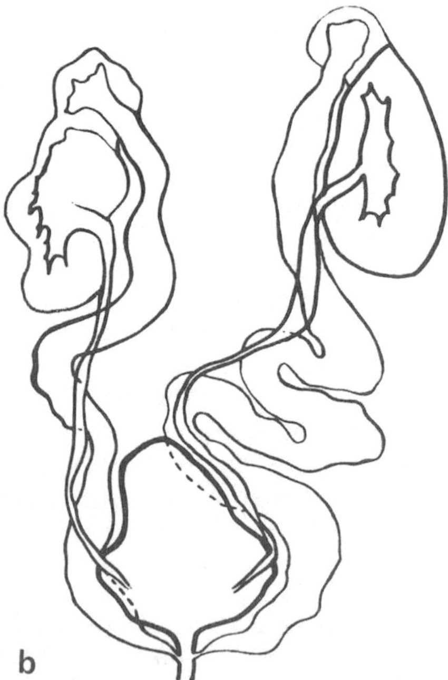

Abb. 5.5. **a** Ausscheidungsurogramm eines 3jährigen Mädchens mit „eitrigem Fluor vaginalis"
(s. Text). Tiefstand der Nieren, Achsenkippung, Harnleiterverdrängung und Impression der Blase
lassen Doppelnieren mit pyelonephritisch veränderten oberen Hohlsystemen, Megalureter und
ektoper Harnleitermündung vermuten. **b** Die Skizze stellt die Verhältnisse dar, wie sie intraopera-
tiv bestätigt werden konnten

In der Mehrzahl der Fälle ist eine ektope Harnleitermündung gleichbedeutend mit dem Vorliegen einer Doppelniere (besser ausgedrückt: eines gedoppelten Nierenhohlsystems, weil nicht die Niere, sondern Nierenbecken und Harnleiter gedoppelt sind).

Nach der Regel von Meyer-Weigert mündet immer der zum oberen Nierensegment gehörende Ureter weiter kaudal als der zur unteren Nierenhälfte führende.

Therapie. Der ektop mündende Harnleiter ist meist extrem gestaut (Megalureter), der zugehörige obere Nierenanteil hydronephrotisch erweitert, pyelonephritisch geschrumpft oder primär zystisch-dysplastisch, auf jeden Fall aber funktionell minderwertig. Die Therapie der Wahl ist deshalb die Entfernung der geschädigten Nierenhälfte mit dem zugehörigen Ureter (Heminephroureterektomie).

Meist muß dann gleichzeitig an dem verbliebenen, zum unteren Nierenteil gehörenden Ureter eine Antirefluxplastik gemacht werden, weil oft ein Reflux besteht oder operationsbedingt eintritt.

5.2.4.2 Ureterozele

Eine Ureterozele ist eine kugelige Einstülpung des terminalen Harnleiters in die Blase hinein (Abb. 5.6). Sie ist angeboren und beruht wohl auf einer punktförmigen Enge des Orificium urethrae. Bei Doppelnieren ist sie häufiger und betrifft dann immer den Ureter von der oberen Nierenhälfte; sie kommt aber auch bei nichtgeteiltem Hohlsystem vor. Wie die ektope Harnleitermündung führt sie meist zu einer erheblichen Dilatation von Ureter und zugehörigem Nierenanteil.

Intravesikal gelegen und klein hat sie oft keine Bedeutung, nie differentialdiagnostische zwischen Gynäkologie und Urologie. Anders ist das mit großen Ureterozelen, deren Mündung in die Harnorgane auch wieder ektop sein kann (Abb. 5.7). Eine große Ureterozele kann durch die Harnröhre nach außen prolabieren.

Klinisches Bild. Blutflecken in der Wäsche oder Windel bis zu starker Arrosionsblutung; Harnverhaltung. Bläulich-livider, papillomatöser Polyp oder sogar „Tumor" im Vestibulum. Austrittsstelle Urethra nicht immer als solche sofort erkennbar.

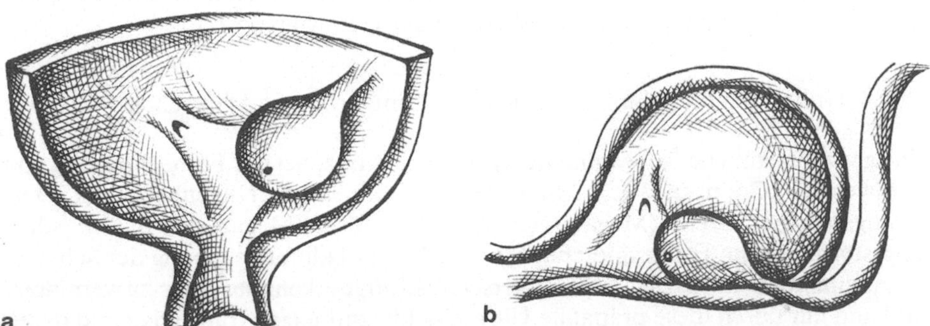

Abb. 5.6. a Intravesikale Ureterozele (ohne Doppelung des Hohlsystems). Anlagemäßig punktförmig enges Ostium. Die Widerstandsperistaltik des Ureters hat das untere Harnleiterende in die Blase „hineinballoniert". **b** Seitliche Ansicht

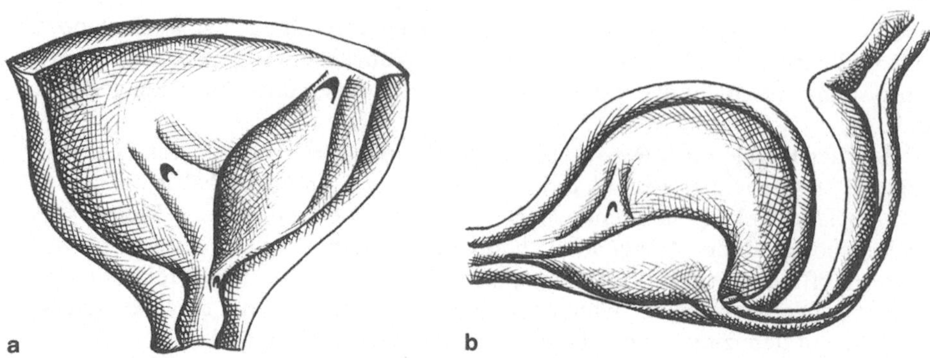

Abb. 5.7. a Ektope (urethrale) Ureterozele bei Doppelniere. Die enge Mündung des oberen Nierenanteils liegt in der hinteren Harnröhre (sie kann sogar extrasphinktär liegen), die Vorwölbung der Ureterozele geht in die Blase hinein. Das Ostium am Oberrand der Ureterozele gehört zur unteren Nierenhälfte. Da diesem Ureter der schräge submuköse Verlauf fehlt, besteht oft ein Reflux. **b** Seitliche Ansicht

DD: Prolaps eines Blasentumors (Rhabdomyosarkom).
Diagnose. Urogramm obligatorisch (Doppelniere? Harnstauung? Megalureter?).
Therapie. Eröffnung der Blase; Retraktion der Ureterozele; Abtragung; Heminephroureterektomie.

Cave: Die Abtragung eines aus der Harnröhre eines Mädchens austretenden Gebildes von außen ist streng kontraindiziert.

5.2.4.3 Andere Harnwegsfehlbildungen

Die klinisch bedeutsamen, weil häufigen Fehlbildungen der Harnorgane (Reflux, Ureterabgangsstenose, Megalureter, Blasenentleerungsstörungen, Zystennieren) werden hier nicht besprochen, weil sie keine Beziehung zum Genitale des Mädchens haben. Jede, vom Gynäkologen als „Nebenbefund" festgestellte Harnwegsinfektion, insbesondere dann, wenn sie rezidiviert, sollte Anlaß für eine urologisch-röntgenologische Untersuchung sein (Ausscheidungsurogramm, Miktionsurethrozystogramm, evtl. Zystoskopie und Messung der Harnröhrenweite).

5.2.4.4 Früherkennung von Harnwegsfehlbildungen durch Ultraschall

Eine ganz wesentliche Rolle kann heute der Frauenarzt bei der Früherkennung von Harnwegsfehlbildungen spielen. Stärkere Dilatationen von Nierenbecken (Ureterabgangsstenose), Ureter (Megalureter) und/oder Blase (Megazystis, Blasenentleerungsstörung) beim Föten sind anläßlich der Ultraschalluntersuchung der Schwangeren zumindest im letzten Schwangerschaftsdrittel erkennbar oder zu vermuten. Oft kann nur durch diese pränatale Ultraschalldiagnose eine frühzeitige und damit erfolgversprechende Behandlung schwerster Fehlbildungen in die Wege geleitet werden, Fehlbildungen, die Symptome in vielen Fällen erst Jahre später im Stadium der dann manifest gewordenen Niereninsuffizienz machen.

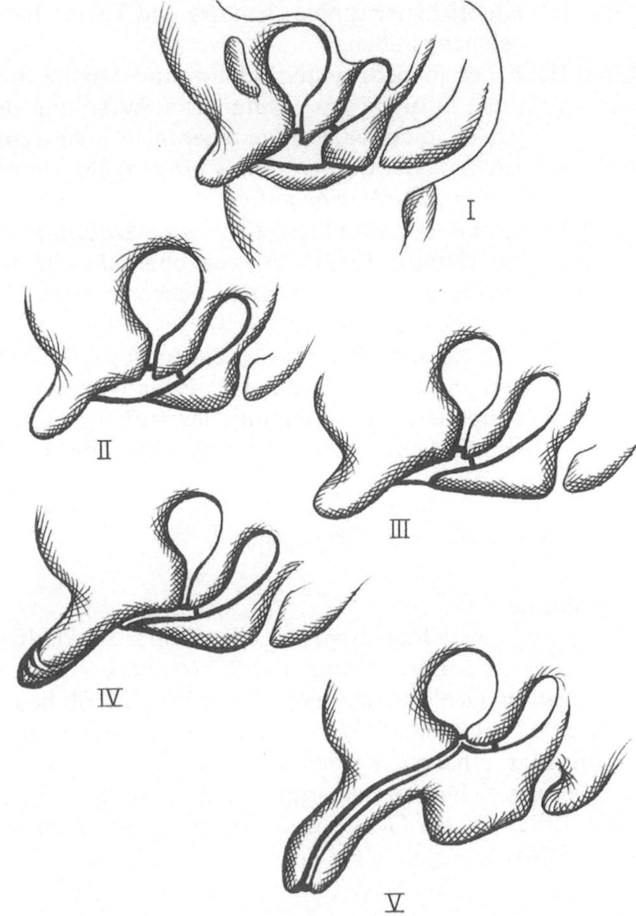

Abb. 5.8. Intersexuelles Genitale. Einteilung nach Prader. Stadien I–V (Erläuterung s. Text)

5.2.5 Operative Behandlung des virilisierten weiblichen Genitale

Am Beispiel des virilisierenden kongenitalen adrenogenitalen Syndroms (cong. AGS) lassen sich die Prinzipien der operativen Behandlung am besten darstellen.

Durch eine Störung in der Synthese der Nierenrindenhormone kommt es beim Föten unter anderem zur Erhöhung androgen wirkender Steroide. Beim weiblichen Föten bewirken diese eine Virilisierung der äußeren Geschlechtsorgane: Vergrößerung der Klitoris (bis zum Bild eines voll ausgebildeten „Penis") und Persistenz des Sinus urogenitalis, des ursprünglich gemeinsam angelegten Ausführungsganges von Harnröhre und Scheide. Mädchen mit AGS sind genetisch und gonadal weiblich; das innere Genitale mit Uterus, Tuben und Ovarien, ist regelrecht angelegt (Übersicht bei STOLECKE 1982 [4]). PRADER hat die Veränderungen nach Schweregraden I bis V eingeteilt (Abb. 5.8).

Grad I: Klitorishypertrophie; Urethra und Vagina haben aber getrennte Öffnungen nach außen.
Grad II: Klitorishypertrophie. Urethra und Vagina münden durch eine gemeinsame Öffnung am Damm. Die Aufteilung des Sinus urogenitalis liegt jedoch unmittelbar unter einer mehr oder weniger dicken Hautbrücke.
Grad III: Klitorishypertrophie; Sinus urogenitalis, der sich erst weiter oberhalb in Urethra und Vagina aufteilt.
Grad IV: Große, penisähnliche Klitorishypertrophie; Sinus urogenitalis mündet am Damm, trennt sich weit oberhalb der Mündung, gelegentlich erst oberhalb des muskulären Beckenbodens, d.h. oberhalb des Blasensphinkterverschlusses.
Grad V: Vollständige Virilisierung. Sinus urogenitalis mündet auf der Glans einer großen, wie ein „normaler" Penis wirkenden hypertrophierten Klitoris. Durch eine Verkrümmung dieses Pseudopenis entstehen differentialdiagnostische Schwierigkeiten (Abgrenzung zur Hypospadie eines Knaben).

5.2.5.1 Feminisierende Genitalplastik

1. Problem:

Beseitigung der Klitorishypertrophie. Früher wurde häufig die totale Entfernung der gesamten Klitoris, Glans und Schwellkörper, bis zum Ansatz am Schambein durchgeführt (Klitoridektomie). Dieser Eingriff gilt heute als obsolet.

In dem Bestreben, die für die sexuelle Sensibilität des Mädchens wichtige Glans clitoridis zu erhalten, werden Operationen zur Verkleinerung durchgeführt (Raffung durch ziehharmonikaartige Nähte (Abb. 5.9) Resektion des Klitorisschaftes unter Erhaltung der Glans an einem neurovaskulären ventralen oder dorsalen Stiel (Abb. 5.10)).

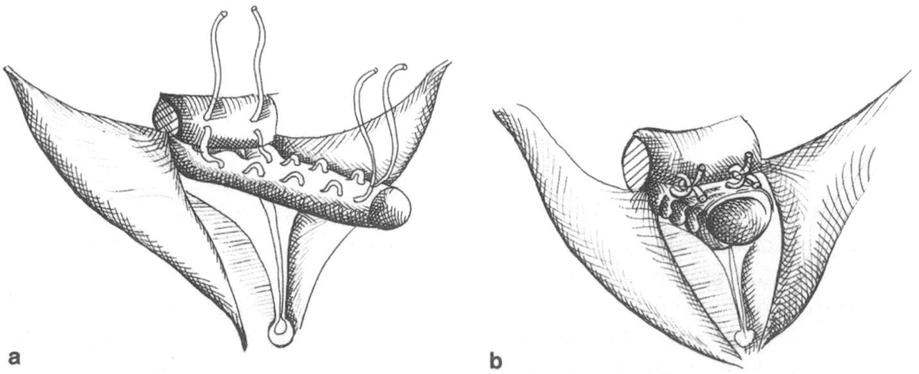

a   b

Abb. 5.9 a, b. Raffung zur Verkleinerung. **a** Der Schaft der Klitoris ist aus seinem Hautschlauch herausgelöst. Zwei parallele „Ziehharmonikanähte" sind durch die Albuginea der Schwellkörper gelegt. Der obere Stich dieser Naht faßt das Periost des Schambeines. **b** Nach dem Zusammenziehen der Nähte faltet sich die Klitoris zusammen. Die oberste Naht fixiert das verkleinerte Klitorisgebilde am Schambein. Die (hier nicht dargestellte) Schafthaut deckt anschließend die geraffte Klitoris

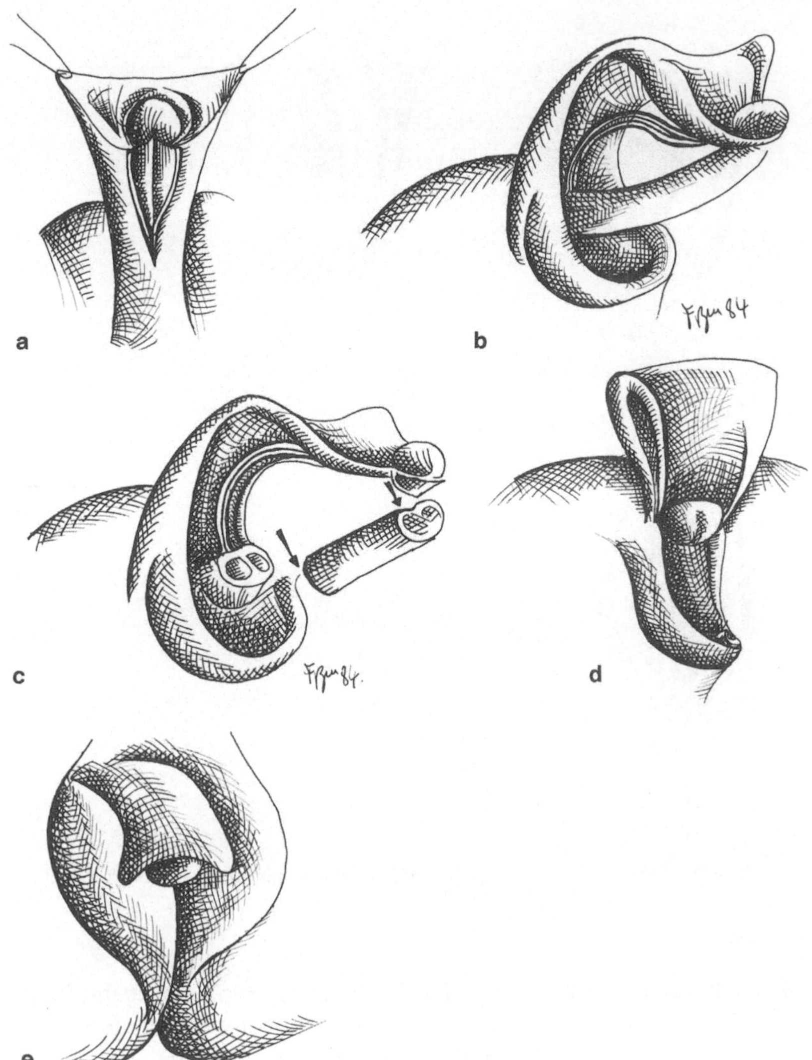

Abb. 5.10 a–e. Klitorisreduktionsplastik. **a** Schnitt auf der Klitorisunterseite. **b** Der Klitorisschaft ist aus seinem Hautschlauch herausgelöst. Das dorsale Gefäß-Nerven-Bündel der Glans ist vom Schaft abgelöst. **c** Ein ausreichend langes Stück des Klitorisschaftes wird reseziert. **d** Die von ihrem dorsalen Bündel versorgte Glans wird auf den proximalen Schwellkörperstumpf aufgenäht. Die Haut kann entsprechend etwas reseziert werden. **e** Abschlußsitus nach Klitorisreduktionsplastik

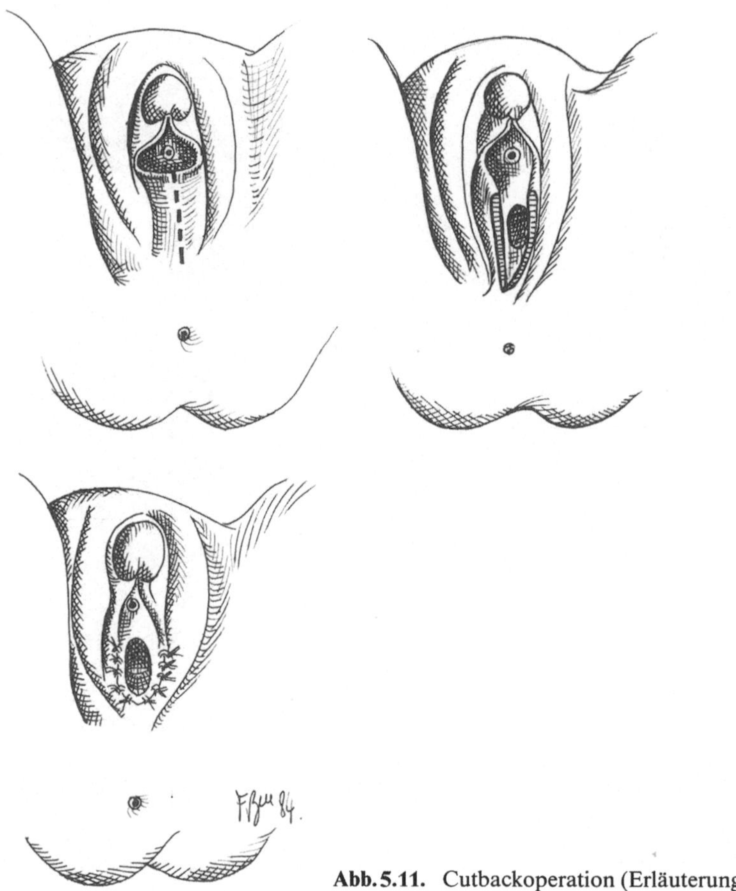

Abb. 5.11. Cutbackoperation (Erläuterung s. Text)

Diese kosmetische Korrektur der Klitorishypertrophie sollte im frühen Kindesalter (2.–3. LJ.) durchgeführt werden, um psychologische Schwierigkeiten beim heranwachsenden Kind und seiner Umgebung zu vermeiden.

2. Problem:
Trennung des Sinus urogenitalis und Schaffung separater Öffnungen für Urethra und Vagina.

a. Prader II: Cut-back-Operation. Relativ einfacher Eingriff, der die Hautbrücke am Damm durchtrennt und – nach Vernähung der Schnittränder – die beiden Öffnungen getrennt an der Oberfläche beläßt (Abb. 5.11).
b. Prader III: Bei den weiter oberhalb, aber *extra*sphinktär kommunizierenden Ausführungsgängen reicht die einfache Cut-back-Methode nicht aus. In diesen Fällen umschneidet man einen breitbasigen Hautlappen am Damm, spaltet dann die Rückseite des Sinus urogenitalis bis in die Vagina hinein, schlägt den Hautlappen ein und vernäht die Spitze im oberen Winkel der Längsinzision

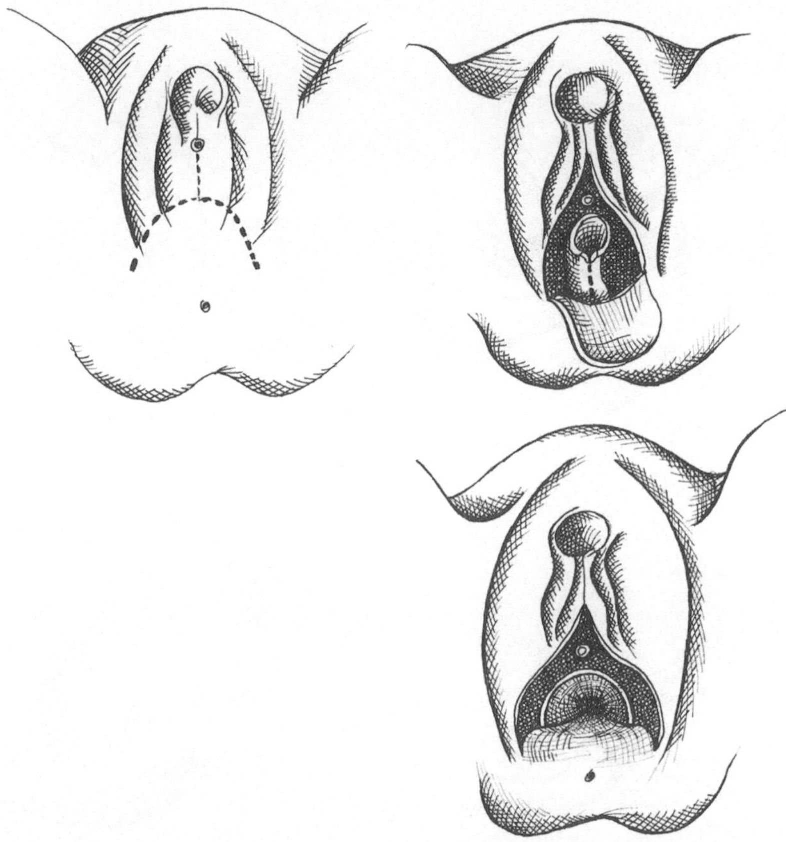

Abb. 5.12. Perineale Hautlappenplastik zur Korrektur des intersexuellen Genitale Prader III

(Abb. 5.12). Auf diese Weise entsteht ein von Haut ausgekleideter „Eingangstrichter" zur Vagina.

c. Sehr schwierig ist die Korrektur der *intra-* oder suprasphinktären Formen (Prader IV bzw. V). Die Spaltung der Hinterwand des Sinus bis zur Aufteilung würde eine Durchtrennung des Blasensphinkters mit nachfolgender Inkontinenz bedeuten.

HENDREN hat folgende Methode angegeben (Abb. 5.13): Durch die Öffnung des Sinus wird in die Vagina ein Ballonkatheter eingeführt – evtl. unter zystoskopischer Sicht – und der Ballon aufgeblasen (a). Zugang von bogen- oder sternförmigem Schnitt am Damm, Präparation auf den tastbaren Ballon zu (b).

Nachdem die Vagina so aufgefunden und ihre Verbindung zum Sinus dargestellt ist, wird sie am Sinus abgetrennt (c). Der durch Einzelnähte an dieser Stelle verschlossene Sinus urogenitalis wird damit zur Urethra. Der Vaginalschlauch wird mobilisiert, der primär umschnittene Hautlappen in den Wundtrichter eingeschlagen und mit dem Rand der Vagina vernäht (d u. e).

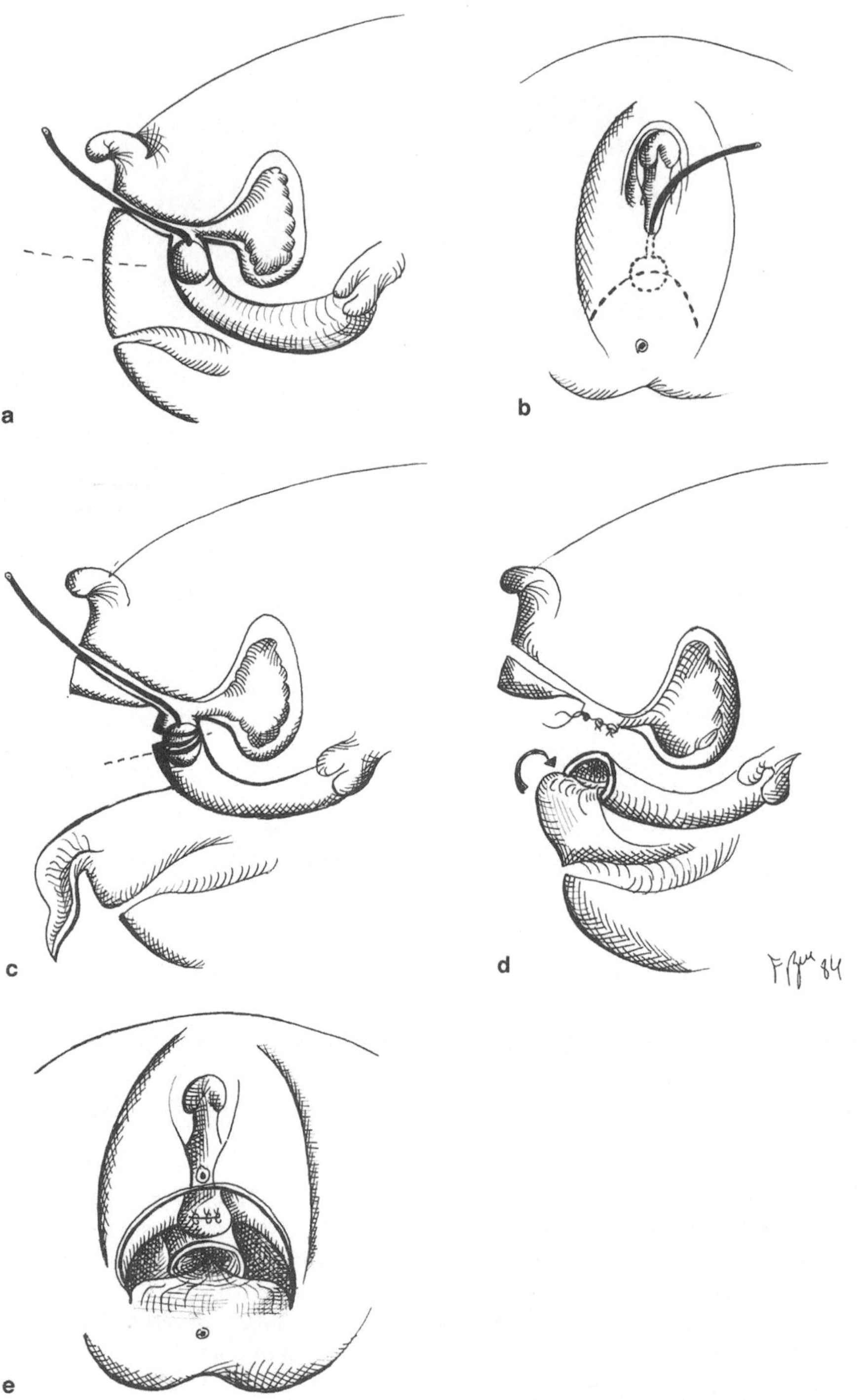

Abb. 5.13a–e. Aufbau des intersexuellen Genitale Prader IV–V nach Hendren (Erläuterungen s. Text)

Der Eingriff ist schwierig, die Ergebnisse sind nicht immer gut (Tendenz zur narbigen Stenosierung).

Der günstigste Zeitpunkt ist - im Gegensatz zur kosmetischen Korrektur der Klitorishypertrophie - nicht das Kleinstkindesalter, sondern die *beginnende* Pubertät, wenn unter dem Einfluß der weiblichen Sexualhormone eine Wachstumstendenz der Vagina besteht, die einer Schrumpfung entgegenwirkt.

5.2.5.2 Maskulinisierende Genitalplastik

Sie ist beim kongenitalen adrenogenitalen Syndrom selten indiziert, weil intersexuelle Fehlbildungen, der Pathogenese entsprechend, nur bei genetisch gonadal eindeutig definierten Mädchen mit regelrecht ausgebildetem inneren Genitale vorkommen. Ein solches Kind wird man nur dann operativ in die gegengeschlechtliche Richtung umwandeln können, wenn eine große penisähnliche Klitorishypertrophie besteht, die die aufbauende Harnröhrenplastik wie bei einer Hypospadie (DENNIS BROWNE) erlaubt. Ein solcher Weg ist sicher nur dann zu diskutieren, wenn die intersexuelle Situation primär verkannt worden und das Kind schon mehrere Jahre lang als Junge aufgewachsen ist.

Literatur

1 Altwein JE (1981) Surgical treatment of intersex. In: Westenfelder M, Whitaker RH (eds) Malformations of the External Genitalia. Karger, Basel (Monographs in paediatrics, 12) pp 62–79
2 Flach A, Feller AM (1981) Plastic surgery of the external female genitalia in childhood for the adrenogenital syndrome. In: Westenfelder M, Whitaker RH (eds) Malformations of the external genitalia. Karger, Basel (Monographs in paediatrics, 12) pp 89–92
3 Schulman CC (1972) Les implantations ectopiques de l'uretère. Acta Medica Belgica, Brüssel
4 Stolecke H (1982) Kongenitale Nebennierenrinden-Hyperplasie mit Androgen-Überproduktion. In: Stolecke H (Hrsg) Endokrinologie des Kindes- und Jugendalters. Springer, Berlin Heidelberg New York, S 547–564
5 Strohmenger P (1981) Clitoridectomy or plastic reduction of the clitoris in the adrenogenital syndrome. In: Westenfelder M, Whitaker RH (eds) Malformations of the external genitalia. Karger, Basel (Monographs in paediatrics, 12) pp 80–85
6 Williams DI, Barratt TM, Eckstein HB, Kohlinsky SM, Newns GH, Polani PE, Singer JD (1974) Urology in childhood. Springer, Berlin Heidelberg New York (Handbuch der Urologie, Bd 15 [Suppl])
7 Whitaker RH (1981) Reconstruction of the genitalia in the adrenogenital syndrome. In: Westenfelder M, Whitaker RH (eds) Malformations of the external genitalia. Karger, Basel (Monographs in paediatrics, 12) pp 86–88

Die Skizzen zu den Operationssitus hat Herr Dr. F. Bui angefertigt.

5.3 Hormonelle Hochwuchsbehandlung (H. Stolecke)

5.3.1 Definition

Hochwuchs ist in erster Linie ein auxologischer Befund. Er ist definiert als eine Körperlänge oberhalb des Bereiches $\bar{x} + 2$ SD. Dieser Bereich liegt bei normal verteiltem Kollektiv oberhalb der 97. Perzentile der Normstreuung des Längenmaßes. Dies bedeutet, daß etwa 3% der als hochwüchsig bezeichneten Menschen noch innerhalb einer Normverteilung liegen. Die beidseitige Unendlichkeitsfunktion einer Gaus-Verteilung bedingt jedoch die vorgegebene Definition.

Auxologische Beurteilungen sind primäre Thematik der Pädiatrie, speziell der pädiatrischen Endokrinologie. Eine Diskussion der Hochwuchsproblematik in diesem Buch erscheint dadurch gerechtfertigt, daß bei jungen Mädchen eine hochdosierte Sexualhormonbehandlung die Endlänge vermindern kann. Eine derartige Therapie berührt somit auch gynäkologische Beurteilungskriterien.

5.3.2 Wertende Anmerkungen zum Thema

Eine Therapie mit Sexualhormonen zur Bremsung übermäßigen Längenwachstums hat zur Voraussetzung, daß krankhafte Ursachen eines stimulierten Wachstums auszuschließen sind. Diese Aufgabe ist dem pädiatrischen Endokrinologen zu übertragen. Die ganz überwiegende Mehrzahl der wegen übermäßigen Längenmaßes vorgestellten Mädchen haben einen konstitutionellen (familiären) Hochwuchs, der keine Krankheit darstellt. Die in Mitteleuropa in letzter Zeit fast zur Mode gewordene Einstellung, Längenmaße außerhalb einer sehr engen durchschnittlichen Streuung als psychosozial belastend und für eine weitere Entwicklung des jungen Menschen behindernd anzusehen, hat dazu geführt, daß eine „psychosoziale Indikation" in unkritischer Weise ausgeweitet wurde. Hochwüchsigkeit widerspricht beim weiblichen Geschlecht tradierten Vorstellungen über die Körperlänge der Frau im Verhältnis zum Mann; hier wird in einer bedauerlichen Weise nicht nur eine gesellschaftliche Intoleranz sichtbar, sondern auch ein altes Rollenverständnis über eine sog. Normalität der weiblichen Körperlänge perpetuiert. Man mag diesen Gesellschaftscharakter, der Durchschnittlichkeit und Marketingverhalten [4] zum normativen Maß erhebt, aus verschiedenen Perspektiven beklagen; es ändert nichts an der gegenwärtigen Tatsache, daß hochwüchsige Kinder spätestens z. Z. der Pubertät durch ihre „unnormale" Körperlänge in der Altersgruppe auffallen und durch viele bewußte oder unbewußte Reaktionen der Umwelt psychisch erheblich belastet werden.

Als Arzt hat man in einer solchen Situation eine besondere Verantwortung und wird sich sehr sorgfältig in jedem Einzelfall für oder gegen eine ganz und gar unphysiologische Behandlung entscheiden müssen.

5.3.3 Diagnose

Die *Diagnose* konstitutioneller (familiärer) Hochwuchs muß differentialdiagnostisch exakt etabliert sein. Die Längenmaßbestimmung sollte am Antropometer erfolgen. Die Auswertung der Röntgenaufnahme des Handskeletts erfordert spezielle Erfahrung. Grundsätzlich sollte die Berechnung der Wachstumsprognose nach BAILEY und PINNEAU [1] sowie nach TANNER [9] vorgenommen werden. Über die Wertigkeit der Prognose geben verschiedene systematische Erhebungen Auskunft [7, 10].

Die Erstellung einer Wachstumsprognose ohne einen ausführlichen klinischen Status ist unzureichend. Da die jungen Mädchen meist im Verlauf des pubertären Wachstumsschubes vorgestellt werden, ist eine entsprechende Dokumentation der pubertären Entwicklung als Ausgangsbefund bedeutsam. Ob eine gynäkologische Untersuchung notwendig ist, wird unterschiedlich beurteilt. Wir befürworten eine derartige Untersuchung einschließlich einer sonographischen Darstellung der inneren Genitalorgane. Wir dokumentieren darüber hinaus, z. T. aus differentialdiagnostischen Erwägungen, punktuelle Werte für Wachstumshormon, Somatomedin C, LH, FSH, Prolaktin, Östradiol, Testosteron, 17-α-Hydroxy-Progesteron, Androstendion und Dehydroepiandrosteronsulfat.

5.3.4 Wachstumsprognose und Therapieindikation

Bei der Diskussion der Wachstumsprognose sieht man sich oft irrationalen Wertungen der Eltern wie auch der jungen Mädchen gegenüber. Vielfältige allgemeine Probleme und Konflikte der pubertären Reifungsphase werden auf die Hochwüchsigkeit projiziert und von der Behandlung eine fast mechanische Auflösung der Schwierigkeiten erwartet. Es ist daher notwendig, in einem strukturierenden Gespräch auf die Möglichkeiten der Behandlung einzugehen, ihre Grenzen aufzuzeigen und bei dieser Gelegenheit unangemessene Erwartungen an die Therapie hinsichtlich spezifischer Konfliktlösungen behutsam aber unmißverständlich abzubauen.

Wenngleich jede Indikation individuell zu diskutieren ist, hat sich unter den Fachleuten der pädiatrischen Endokrinologie eine inhaltliche Übereinkunft insofern herausgebildet, als Wachstumsprognosen bis 180 cm eine Entscheidung für eine hormonelle Hochwuchsbehandlung ausschließen. Bei Prognosen im Bereich zwischen 180 und 185 cm ist im Einzelfall eine Behandlung in Erwägung zu ziehen, man sollte sich allerdings sehr restriktiv entscheiden. Auch jenseits einer zu erwartenden Endlänge von 185 cm besteht sicherlich keine grundsätzliche Indikation, sie existiert nicht schon deshalb, weil eine durchschnittliche Meinung über praktikable Längenmaße besteht. Es ist oftmals eindrucksvoll zu sehen, wie Endlängenmaße von 190 cm und darüber problemfrei integriert werden, auch wenn dies eben nicht die Regel ist. So bleibt die Indikation zur hormonellen Hochwuchsbehandlung auch bei einer Endlängenerwartung von mehr als 185 cm eine individuelle Entscheidung und ganz sicher keine Routinetherapie.

Schließlich ist in diesem Zusammenhang anzumerken, daß eine Behandlung überhaupt nur diskutiert werden sollte, wenn die Differenz zwischen aktuellem

Längenmaß und der korrigierten Wachstumsprognose einen durchschnittlichen Behandlungserfolg (s. unten) möglich erscheinen lassen.

5.3.5 Therapie und Therapieerfolg

Das Therapieschema ist prinzipiell in allen Zentren gleich. Es werden hohe Dosen von Sexualhormonen bis zu einem fast vollständigen Schluß der Epiphysenfugen verabreicht. Beim Mädchen ist bei einem Knochenalter von 15 Jahren die Endlänge zu 99% erreicht; eine Behandlung über diese Situation hinaus ist gänzlich unangemessen, auch wenn die aktuelle Länge noch um 1–2 cm zunimmt.

Die Behandlungsmodalitäten werden unterschiedlich gehandhabt, wobei die Östrogendosis, die Art des Östrogenpräparates, der Verabreichungsmodus und die zeitliche Struktur der Östrogenmedikation (zyklisch, kontinuierlich) variiert. Unstrittig ist, daß ein Abbau des proliferierten Endometriums notwendig ist. Auch hierzu gibt es variierende Angaben (s. bei [7]).

Wir selbst behandeln mit kontinuierlicher Östrogengabe und verordnen zusätzlich in jeder 4. Woche für 7 Tage ein Gestagen. Mit Rücksicht auf die zu Beginn der Behandlung häufiger auftretende Übelkeit empfehlen wir einen stufenweisen Aufbau der Östrogendosis. Die Enddosis beträgt 3mal 0,1 mg/Tag Äthinylöstradiol oder 7,5 mg/Tag konjugierte Östrogene in 3–6 Einzelgaben kontinuierlich, *zusätzlich* werden in jeder 4. Woche 7 Tage lang 10 mg/Tag Norethisteronacetat oder Retroprogesteron verabreicht.

Die Wirkung der hochdosierten Sexualhormonbehandlung besteht in einer rascheren Progredienz des Knochenalters gegenüber dem Fortschritt des chronologischen Alters, außerdem ist bei Mädchen eine Absenkung der Somatomedinspiegel im Serum beschrieben worden [6]. Somit verkürzt sich einmal die Zeit des Längenwachstums, zum anderen wird die spezifische Stimulation des Wachstumsvorganges supprimiert. Es resultiert somit eine Verringerung der potentiellen Endlänge.

In der Literatur sind verschiedene Erhebungen zum sog. Erfolg der hormonellen Hochwuchsbehandlung vorgelegt worden [2, 5, 6, 7, 8]. Es zeigte sich, daß der Therapieerfolg insbesondere vom Knochenalter zu Beginn der Behandlung abhängt. Dabei wurde das Ausmaß der Endlängenreduktion aus der Differenz zwischen Wachstumsprognose und der tatsächlich erreichten Endlänge nach Behandlung berechnet. In diesem Zusammenhang stellte sich natürlich die Frage nach der Richtigkeit der verwendeten Wachstumsprognosen.

Die Ergebnisse unserer eigenen Erhebungen sind in der Abb. 5.14 dargestellt. Diese Ergebnisse veranlassen uns, eine hormonelle Hochwuchsbehandlung jenseits eines Knochenalters von 13 Jahren nicht mehr zu empfehlen.

Über Veränderungen endokriner Parameter wurde an anderer Stelle berichtet [8]. Man kann davon ausgehen, daß sich das während der Behandlungsphase vollständig supprimierte hypothalamo-hypophysär-ovarielle System meist wieder ausreichend aktiviert, wenn die Behandlung beendet wird.

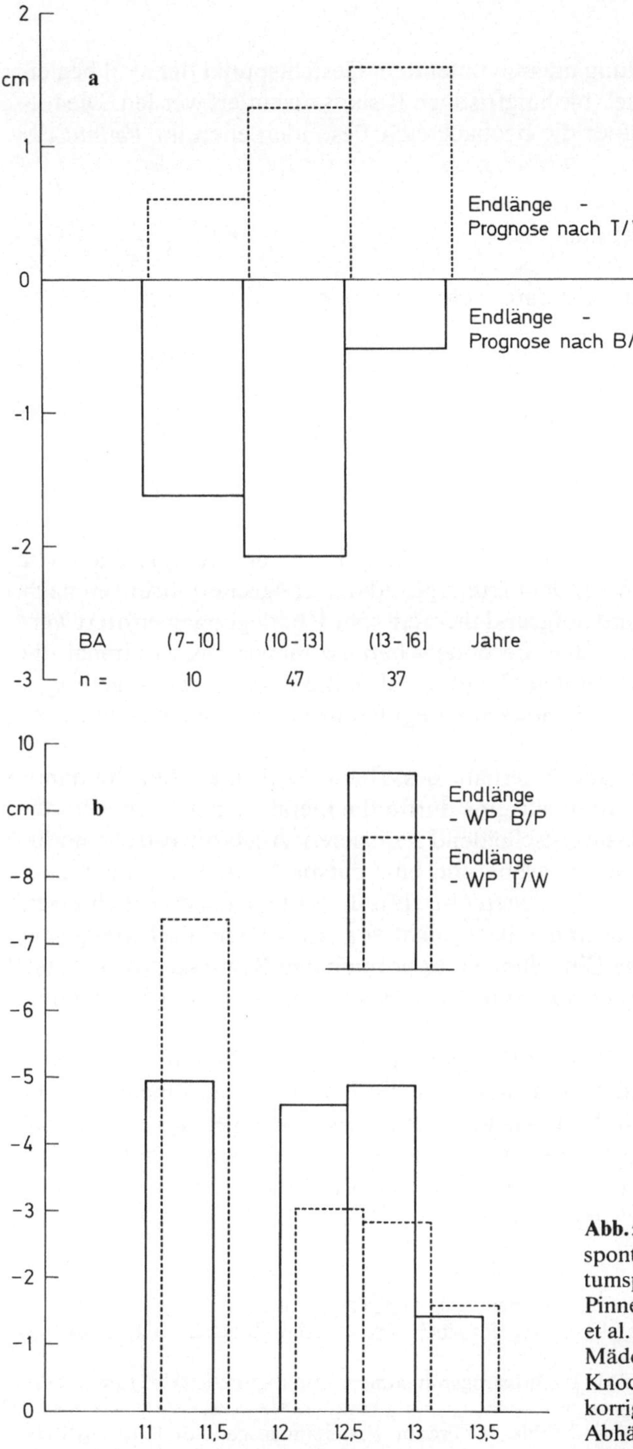

Abb. 5.14 a, b. **a** Abweichung der spontanen Endlängen von Wachstumsprognosen nach Bailey und Pinneau *(B/P)* bzw. RUS II (Tanner et al. *T/W*) bei 94 hochwüchsigen Mädchen in Abhängigkeit vom Knochenalter. **b** Entsprechend **a** korrigierter Therapieerfolg in Abhängigkeit vom Knochenalter bei Beginn der Behandlung (n = 39)

5.3.6 Nebenwirkungen

Nebenwirkungen der Behandlung müssen unter dem Gesichtspunkt der akut begleitenden Effekte und eines mittel- bis langfristigen Risikos diskutiert werden. Die folgende Übersicht informiert über die beobachteten Besonderheiten im *Verlauf der Behandlung.*

1. Nausea, meist zu Beginn der Therapie,
2. nachhaltige Gewichtszunahme,
3. Striae distensae,
4. Pigmentierung und ggf. Hyperkeratose der Mamillen,
5. Hypertonie,
6. Muskelkrämpfe,
7. Hyperlipidämie,
8. Verminderung des Antithrombin III
9. Irreguläre Blutungen,
10. Ausbleiben der Abbruchblutung
11. Parovarialzysten

Mittel- oder langfristige Komplikationen oder Schädigungen der Therapie sind nicht bekannt und können lediglich vor dem Hintergrund der Langzeiterfahrungen nach hormoneller Kontrazeption und aufgrund theoretischer Überlegungen erörtert werden. Zwei Themenkreise sind dabei besonders herauszuheben. Es ist einmal die Problematik einer hormoninduzierten Neoplasie als mittel- oder langfristige Folge, zum anderen die Frage, inwieweit endokrine Regulationsmechanismen beeinträchtigt werden.

Die regelmäßige Gestagengabe innerhalb des Therapieschemas und die damit verbundene Abstoßung des Endometriums dürfte die Gefahr einer östrogeninduzierten endometrialen Neoplasie entscheidend reduzieren. Auch die östrogeninduzierte Mitoserate am Brustdrüsengewebe und eine entsprechende Rezeptorbesetzung wird durch die Gestagengabe negativ beeinflußt. Systematische Erhebungen liegen allerdings in diesem Zusammenhang nicht vor, was ohnehin schwierig sein wird, da z. B. eine mehrjährige Einnahme eines hormonalen Kontrazeptivums eine Langzeitbeobachtung evtl. Hochwuchstherapiefolgen nicht nachvollziehbar modifizieren könnte.

In der posttherapeutischen Phase oder später auftretende Zyklusstörungen oder eine Amenorrhö sind so variabel verursacht, daß ein Bezug zur hormonellen Hochwuchsbehandlung im Einzelfall spekulativ bleibt; bislang liegen keine Berichte über eine auffällige Häufung derartiger Störungen bei entsprechend behandelten jungen Frauen vor. Demgegenüber sind Geburten gesunder Kinder mitgeteilt worden.

Literatur

1 Bailey N, Pinneau S (1952) Tables for predicting adult height from skeletal age. J Pediatr 14: 432
2 Bierich JR (1983) Diagnostik und Therapie des Hochwuchses beim Mädchen. Gynäkologe 16: 72
3 Blomback M, Hall K, Ritzén EM (1983) Estrogen treatment of tall girls: Risk of thrombosis? Pediatrics 72: 416
4 Fromm E (1980) Psychoanalyse und Ethik. In: Fromm E, Gesamtausgabe Bd II: Analytische Charaktertheorie. DVA 1980, S 47

5 Grüters A, Heidemann P, Schlüter A, L'Allemand D, Weber B, Helge H (1987) Vergleich verschiedener Östrogendosen bei der Behandlung des konstitutionellen Hochwuchses bei Mädchen. Eur J Pediatr 146: 97 (Abstr)
6 Puttkamer K von, Bierich JR, Brugger F, Hirche W, Schönberg D (1977) Östrogentherapie bei Mädchen mit konstitutionellem Hochwuchs. Dtsch Med Wochenschr 102: 983
7 Stolecke H (1982) Hormonelle Hochwuchstherapie. In: Stolecke H (Red) Endokrinologie. Springer, Berlin Heidelberg New York, S 1 ff. (Pädiatrie: Weiter- und Fortbildung)
8 Stolecke H, Andler W, Graebe B (1982) Zur Behandlung von hochwüchsigen Mädchen mit hohen Östrogendosen: Analyse der Parameter zur Wachstumsprognose, Klinische Behandlungsergebnisse und Daten endokrinologischer Untersuchungen im Rahmen einer prospektiven Studie. In: Richter K, Huber A, Terruhn V (Hrsg) I. Eur Symp für Kinder- und Jugendgynäkologie München. Wissenschaftliche Information, Bd 8. Milupa, Friedrichsdorf, S 561
9 Tanner JM, Whitehouse RH, Marshall WA, Healy MJR, Goldstein H (1975) Assessment of skeletal maturity and prediction of adult height (TW 2 method). Academic press, London New York
10 Zachmann M (1978) Bailey-Pinneau, Roche-Wainer-Thissen, and Tanner height prediction in normal children and in patients with various pathologic conditions. J Pediatr 93: 749

5.4 Das Ullrich-Turner-Syndrom (F. KOLLMANN)

5.4.1 Historisches

In den vergangenen 200 Jahren sind in der medizinischen Literatur durch Kliniker und Pathologen eine ganze Reihe von Fallbeschreibungen mitgeteilt worden, bei denen es sich mit einiger Wahrscheinlichkeit um das Syndrom handelt. Den Syndromcharakter hat aber eindeutig als erster der deutsche Pädiater OTTO ULLRICH 1930 erkannt [52]. Er charakterisierte das Krankheitsbild als einen Symptomenkomplex multipler Fehlbildungen frühembryonaler Genese und zog eine Parallele zum Mongolismus zu einer Zeit, als über die chromosomale Ursache von Mißbildungen noch nichts bekannt war. Es blieb allerdings das Verdienst des Internisten HENRY H. TURNER, durch die Veröffentlichung seiner 7 Fälle im Jahre 1938 das Krankheitsbild weltweit bekannt gemacht zu haben [51]. Er hat auch auf die endokrinen Ausfälle, die Wachstum und Entwicklung betreffen, aufmerksam gemacht und schon damals therapeutische Versuche mit Östrogen- und Wachstumshormonpräparaten unternommen. Mit Recht trägt deshalb heute das Syndrom die Namen dieser beiden Ärzte [35].

5.4.2 Definition

Als Ullrich-Turner-Syndrom (UTS) wird heute übereinstimmend ein klinisches Bild bezeichnet, das – ungeachtet der unterschiedlichen chromosomalen Abweichungen – bei einem weiblichen Phänotyp durch die beiden Kardinalsymptome Minderwuchs und die, durch eine primäre Ovarialinsuffizienz bedingte, gestörte Pubertätsentwicklung gekennzeichnet ist. Dazu können fakultativ noch eine Reihe weiterer somatischer Fehlbildungen treten [1, 7, 12, 17, 34, 38, 39]. Bis vor kurzem wurde für das Krankheitsbild auch häufig synonym der Begriff „Gonadendysgenesie" benutzt. Wegen seiner Ungenauigkeit soll diese Bezeichnung jedoch heute dafür nicht mehr verwendet werden [35].

Tabelle 5.3. Verschiedene Genotypen beim Ullrich-Turner-Syndrom

	Karyotyp	
Monosomie	45,X	
Strukturelle Aberrationen	46,X,i (Xq)	Isochromosom des langen Armes
	46,X,i (Xp)	Isochromosom des kurzen Armes
	46,X,del (Xq)	Deletion des langen Armes
	46,X,del (Xp)	Deletion des kurzen Armes
Mosaike	45,X/46,XX	
	45,X/47,XXX	
	45,X/46,XX/47,XXX	
	45,X/46,X,i (Xq)	
	45,X/46,X,r (X)	Ringchromosom

5.4.3 Chromosomenbefunde

Im Jahre 1959 erkannte FORD [23], daß bei einer Patientin mit einem Ullrich-Turner-Syndrom der Karyotyp 45,X vorlag. Im weiteren Verlauf erkannte man, daß beim gleichen Anomaliekomplex neben der Monosomie X, die bei etwa 50% aller Fälle gefunden wird, auch verschiedene Mosaike und eine Reihe von strukturellen Aberrationen des zweiten Geschlechtschromosoms vorkommen [7, 27]. Die letzteren können als partielle Monosomien aufgefaßt werden. Während bei Monosomie X das Kernchromatin negativ ist, findet man bei Mosaiken und den strukturellen Aberrationen häufig ein weibliches Kerngeschlecht. Eine Kerngeschlechtsbestimmung aus einem Wangenschleimhautabstrich genügt daher bei Verdacht auf das Vorliegen eines Ullrich-Turner-Syndroms nicht als einzige diagnostische Maßnahme. Eine Übersicht über die *wichtigsten* Genotypen findet sich in der folgenden Tabelle 5.3. Als Ausnahmen kommen Mosaike mit normaler oder defekter Y-Zelllinie (45,X/46,XY – s. 5.4.12) vor.

5.4.4 Häufigkeit

Durch systematische Untersuchungen bei Neugeborenen mittels Kerngeschlechtsbestimmung und Chromosomenanalyse kann die Häufigkeit des Ullrich-Turner-Syndroms mit etwa 1:2500 der lebendgeborenen Mädchen angegeben werden [15]. Junge Mütter scheinen dabei – anders als bei Trisomien – ein höheres Risiko zu haben, ein Mädchen mit einer solchen Anomalie zu bekommen. Sonstige Risikofaktoren sind nicht bekannt. Untersuchungen an Spontanaborten haben ergeben, daß bei fast 50% eine numerische Chromosomenaberration vorliegt. Die mit weitem Abstand häufigste Anomalie ist dabei der Karyotyp 45,X, der bei einem Viertel der Fälle vorliegt. Die meisten X0-Früchte gehen dabei als Frühaborte zugrunde, so daß nur eine von 200 bis zum Termin überlebt. Die Ursache für das Absterben liegt bei diesen Feten in der Entwicklung eines großen nuchalen zystischen Hygroms [16, 47], das auf einer Hypoplasie und partiellen Agenesie des lymphatischen Systems

Tabelle 5.4. Relative Häufigkeit (%) der Symptome bei Ullrich-Turner-Syndrom [20a]

	45 X0 (n = 117)	Abartige Gonosomen (n = 19)	Mosaik-formen (n = 78)
Minderwuchs	100	75	87
Amenorrhö	92	90	85
Streakgonaden	92	100	95
Schildthorax	80	60	68
Pterygium colli	54	10	16
Brachymetakarpie	58	65	47
Hypoplastische Fingernägel	77	0	55
Gehäufte Pigmentnaevi	52	80	47
Kongenitale Herzfehler (besonders Aortenisthmusstenose)	21	0	5
Lymphödeme	39	0	7
Zerebralschaden	8	6	5
Klitorisvergrößerung	3	5	6

beruht. Beim Vorliegen eines gonosomalen Mosaiks oder bei einer strukturellen Aberration des zweiten X-Chromosoms ist die fetale Überlebensrate wesentlich größer als bei Monosomien [27].

Unter Berücksichtigung der Tatsache, daß auch bei einem weiteren, recht häufigen Syndrom, dem Martin-Bell-Syndrom, eine Anomalie des X-Chromosoms (fragiles X) vorliegt, ist es insgesamt recht auffällig, daß das X-Chromosom für Störungen besonders anfällig ist. Die Ursache hierfür ist unbekannt.

5.4.5 Ätiologie der Chromosomenaberration

Rein formal kann ein Individuum mit einem 45,X-Chromosomensatz durch eine einfache mitotische Nondisjunction in der Oogenese oder Spermiogenese oder durch einen postmitotischen Verlust eines Geschlechtschromosoms entstehen. Neuere Untersuchungen haben eindeutig ergeben, daß das verbliebene X-Chromosom sowohl väterlicher als auch mütterlicher Herkunft sein kann. Untersuchungen an Nachkommen von Frauen, die in der Schwangerschaft einer erhöhten Strahlenbelastung ausgesetzt waren, haben keine vermehrte Inzidenz von 45,X-Individuen ergeben. Ionisierende Strahlen tragen somit offenbar nicht zur Ätiologie des Ullrich-Turner-Syndroms bei. Es ist auch nicht bekannt, daß Medikamente oder Viren das Risiko für die Entstehung eines Ullrich-Turner-Feten erhöhen [14].

5.4.6 Pränatale Diagnose

Wie bei allen Chromosomenanomalien ist eine eindeutige pränatale Diagnose bereits in der Frühschwangerschaft durch Amniozentese und Analyse des Frucht-

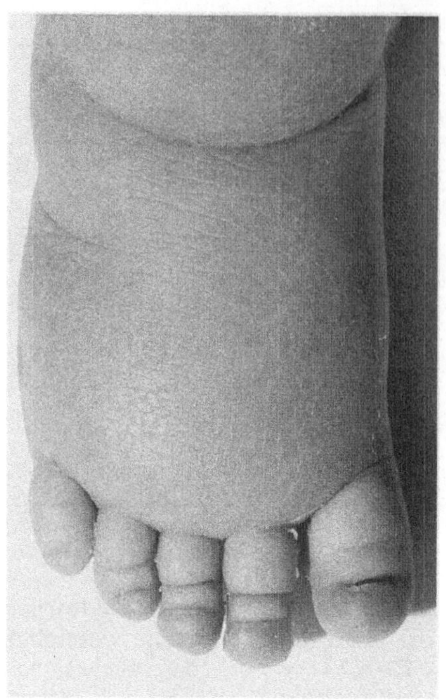

Abb. 5.15. Lymphödeme bei einem Neugeborenen mit Ullrich-Turner-Syndrom

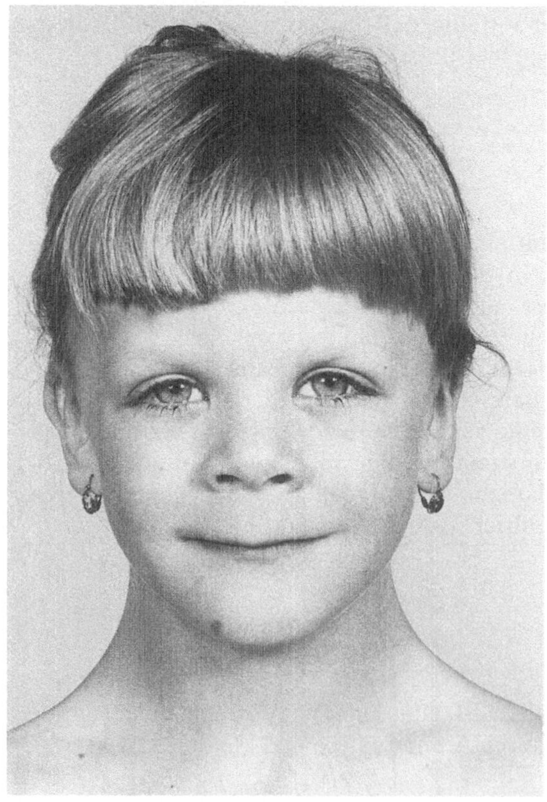

Abb. 5.16. Typische Facies eines 45,X-Mädchens mit Epikanthus und Mikrognathie

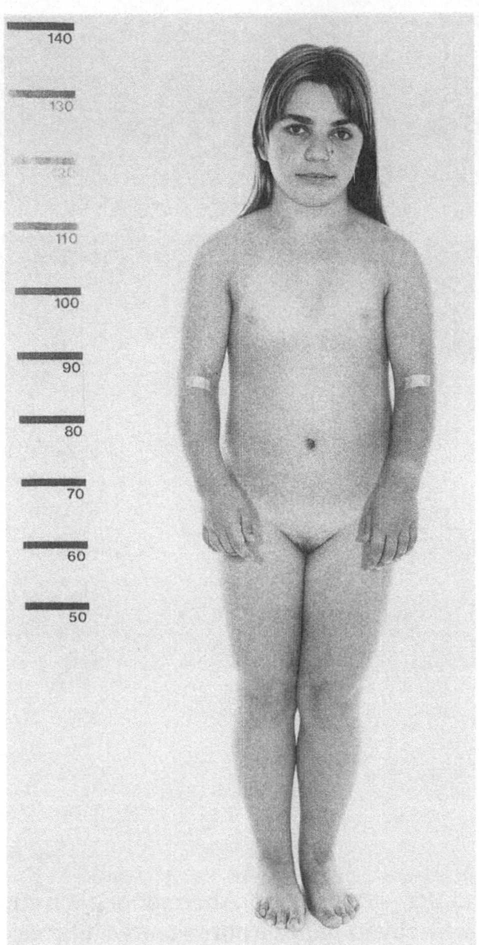

Abb. 5.17. 15 Jahre alte Patientin mit X-Isochromosom: Schildthorax, weiter Mamillenabstand, fehlende Brustdrüsenentwicklung

wassers oder durch Biopsie der Chrorionzotten möglich. Schwierigkeiten bereiten lediglich zuweilen Mosaikfälle. Durch sonographische Untersuchungen ist der Nachweis eines zystischen Hygroms meist eindeutig möglich [13, 16, 26, 28]. Verschiedentlich ist über die Erhöhung des α-Fetoproteins im Fruchtwasser bei Vorliegen eines Feten mit Ullrich-Turner-Syndrom berichtet worden. Im mütterlichen Serum scheint dabei das AFP nicht erhöht zu sein.

5.4.7 Klinisches Bild

Wie bei vielen anderen Syndromen variiert das klinische Bild auch beim Ullrich-Turner-Syndrom in sehr weiten Grenzen. In der Regel haben Patientinnen mit einer Monosomie X die volle Ausprägung des Syndroms, während bei Mosaiken

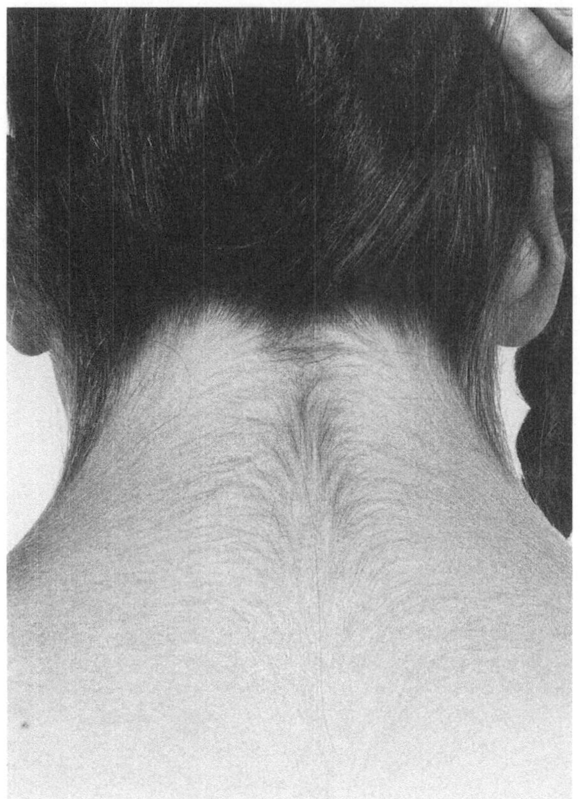

Abb. 5.18. Tiefer Haaransatz bei einer Patientin mit Monosomie X

und den strukturellen Aberrationen ein milderes klinisches Bild vorherrscht, das bis zu einem nahezu normalen weiblichen Phänotyp reichen kann [7, 12, 34, 39, 50].

Lymphödeme, vor allem an Hand- und Fußrücken, sind oft schon beim Neugeborenen auffällige Symptome und führen bisweilen schon zu einem frühen Zeitpunkt zur Diagnosestellung (Abb. 5.15). Diese Lymphödeme sind auf eine Hypoplasie oberflächlicher Lymphgefäße zurückzuführen und können auch in späterem Alter persistieren und zu praktischen Problemen führen.

Die kraniofaziale Dysmorphie gibt den Patientinnen ein Aussehen, das im typischen Fall schon den Verdacht auf das Vorliegen des Ullrich-Turner-Syndroms aufkommen läßt (Abb. 5.16), vor allem dann, wenn die Mädchen klein sind und eine untersetzte, stämmige Figur haben (Abb. 5.17). Es liegt oft eine ausgeprägte Mikrognathie, sowie ein Epikanthus, eine antimongoloide Lidachsenstellung, ein enger, hoher Gaumen, sowie ein Fischmund vor. Die Ohren sind häufig tiefsitzend und dysplastisch modelliert. Strabismus, Ptose und Hörstörungen kommen ebenfalls häufig vor. Meist handelt es sich dabei um eine Schalleitungsschwerhörigkeit nach rezidivierenden Mittelohrentzündungen.

Besonders charakteristisch sind, wenn vorhanden, der tiefe Haaransatz und das Pterygium colli, eine Hautfalte, die vom Ohransatz bis zur Schulter reicht (Abb. 5.18

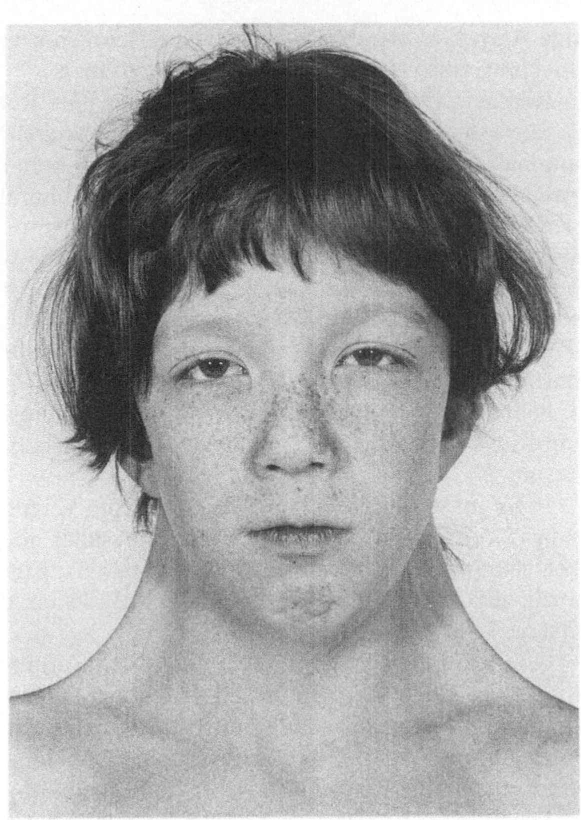

Abb. 5.19. Ausgeprägtes
Pterygium colli

und 5.19). Das letztere Symptom kommt nur noch beim Noonan-Syndrom und selten isoliert als Fehlbildung vor und ist als Restzustand des zystischen Hygroms des Nackens anzusehen. Der Hals ist meist auffällig kurz, der Thorax hat häufig eine Schildform bei weit auseinanderstehenden, hypoplastischen Mamillen. Nicht selten wird eine Trichterbrust beobachtet.

An Hauterscheinungen kommen sehr häufig Pigmentnaevi vor, sowie Nageldysplasien. Bereits Turner hat auf den Cubitus valgus als ein auffälliges Symptom hingewiesen. Auch in der Peripherie der Extremitäten kommen kleinere Anomalien, wie Kamptodaktylie, Klinodaktylie und Brachymetakarpie vor.

Bedeutsamer sind klinisch die Anomalien des Herzens und der Gefäße [17]. Insbesondere die Aortenisthmusstenose, die bei etwa 10% der Fälle beobachtet wird, kann zu einer Operationsindikation werden. Daneben werden auch Ventrikelseptumdefekte und Aortenstenosen beobachtet. Besonders häufig kommen zweizipfelige Aortenklappen vor, die allerdings meist keine klinischen Probleme verursachen. Über das Vorkommen eines Aortenaneurysmas liegen zahlreiche Obduktionsberichte vor.

Sehr häufig sind auch Nierenfehlbildungen [1]. Die meisten von ihnen, wie die Rotationsanomalien, Duplikationen von Nierenbecken und Ureteren, sowie akzessorische Nierenarterien sind klinisch in der Regel stumm. Bedeutsamer sind einseitige Agenesien der Niere, sowie Hufeisennieren und ektope Nieren, die zur Entwicklung einer Hydronephrose führen können.

Röntgenologisch lassen sich am Skelett eine Reihe von ganz charakteristischen Veränderungen feststellen, von denen die grobsträhnigen trabekulären Strukturanomalien, die sich in den meisten Fällen ab dem beginnenden Schulalter an Carpalia, Metacarpalia und Phalangen zeigen, so charakteristisch sind, daß ein erfahrener Radiologe schon daraus die Verdachtsdiagnose des Ullrich-Turner-Syndroms stellt [37]. Kosowicz [31] hat eine weitere typische Veränderung, das Karpalzeichen, beschrieben. Dieses Zeichen liegt vor, wenn die proximale Reihe der Carpalia einen spitzeren Winkel als 134° bildet. Dieses Merkmal findet sich bei der Hälfte aller 45,X-Patientinnen. Die Madelung-Deformität ist bei etwa 10% der Fälle nachweisbar.

Sehr früh kommen an der Wirbelsäule Skoliosen und Kyphosen vor; bei der unbehandelten Patientin entwickeln sich zusätzlich schwere osteoporotische Veränderungen.

In so gut wie allen Fällen findet sich eine Verzögerung der Skelettreifung. Allerdings ist dieses Phänomen im Kleinkindesalter noch nicht vorhanden und entwickelt sich progredient während des Schulalters. Entsprechend später schließen sich auch, zumindest bei nicht behandelten Mädchen, die Epiphysenfugen. Dies ist oft erst im 3. Lebensjahrzehnt der Fall.

Offenbar neigen Patientinnen mit Ullrich-Turner-Syndrom häufiger zur Entwicklung eines Diabetes mellitus [22]. Dabei handelt es sich um einen Typ II Diabetes, der erst im Erwachsenenalter auftritt. Auch das erhöhte Risiko für die Entwicklung einer Autoimmunerkrankung der Schilddrüse kann als gesichert angesehen werden. Eine Hashimoto-Thyreoiditis kann auch schon im jugendlichen Alter auftreten.

Die Intelligenz der Patientinnen ist nur selten stark herabgesetzt [24]. Bei den Intelligenztests fällt auf, daß die Leistungen im Verbalteil in der Regel durchschnittlich sind, während im Handlungsteil unterdurchschnittliche Werte erzielt werden. Dies liegt in einer speziellen Teilleistungsschwäche im Bereich der räumlichen Wahrnehmung und Orientierung. Abstraktes Denken fällt vielen Patientinnen schwer, so daß oft schwache Leistungen im Schulfach Mathematik erzielt werden. Trotz dieser Probleme kommt es zu einer erstaunlich guten Anpassung an das soziale Umfeld. Wenngleich in vielen Fällen ein gewisser psychischer Infantilismus vorliegt, so orientieren sich die Mädchen psychosexuell eindeutig weiblich. Möglicherweise besteht jedoch eine Prädisposition für die Entwicklung einer Anorexia nervosa.

5.4.8 Wachstum

Patientinnen mit einem Ullrich-Turner-Syndrom werden oft schon unterdurchschnittlich klein geboren. Die Wachstumsgeschwindigkeit liegt im Kleinkindesalter zunächst meist noch im Bereich der 50er Perzentile. Mit zunehmendem Alter kommt es zu einem progredienten Abfall der Wachstumsgeschwindigkeit, so daß die Körpergröße unter die 3. Perzentile fällt und die Mädchen dann durch ihren Minderwuchs auffällig werden. Zu einem Zeitpunkt, bei dem üblicherweise der

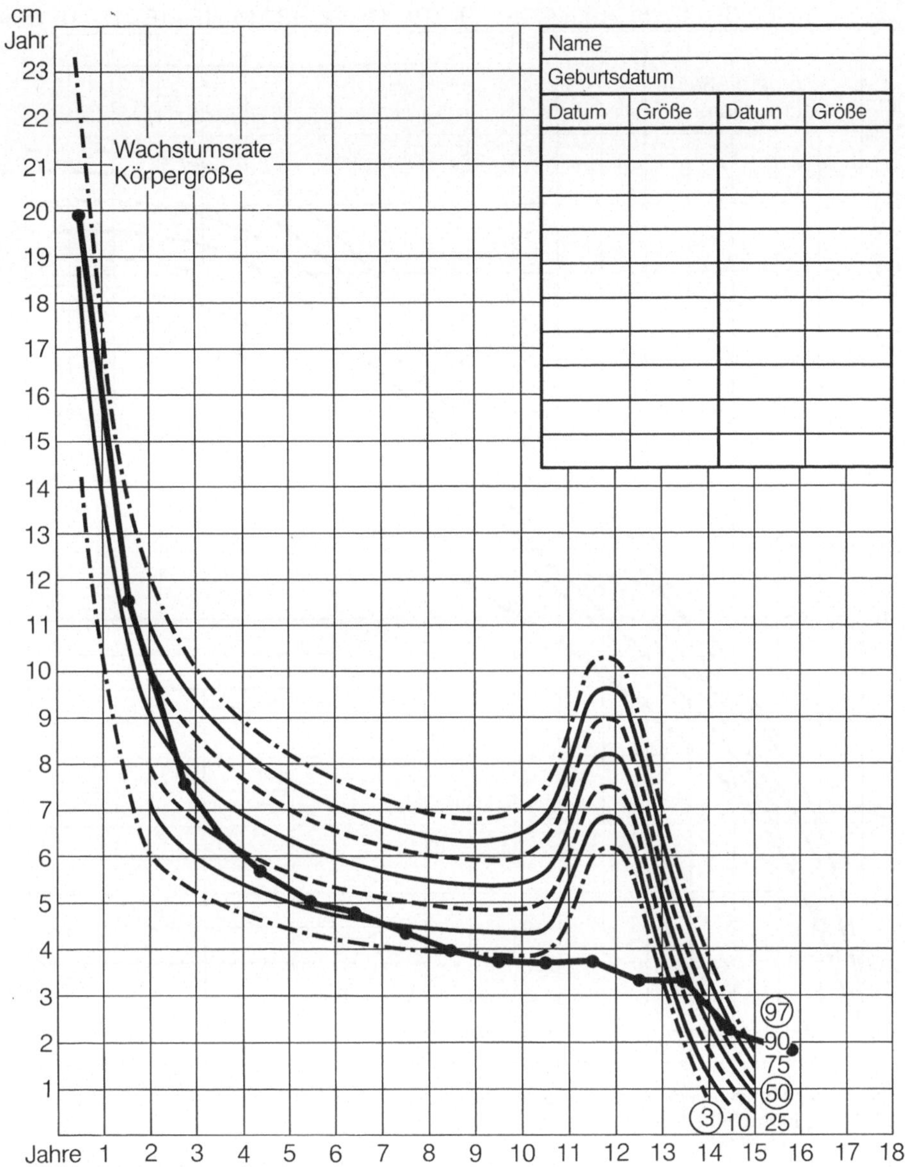

Abb. 5.20. Mittlere Wachstumsgeschwindigkeit bei 38 unbehandelten *Turner*-Patienten mit 45,X0 [Brook et al. (1974) Arch Dis Child 49: 789]

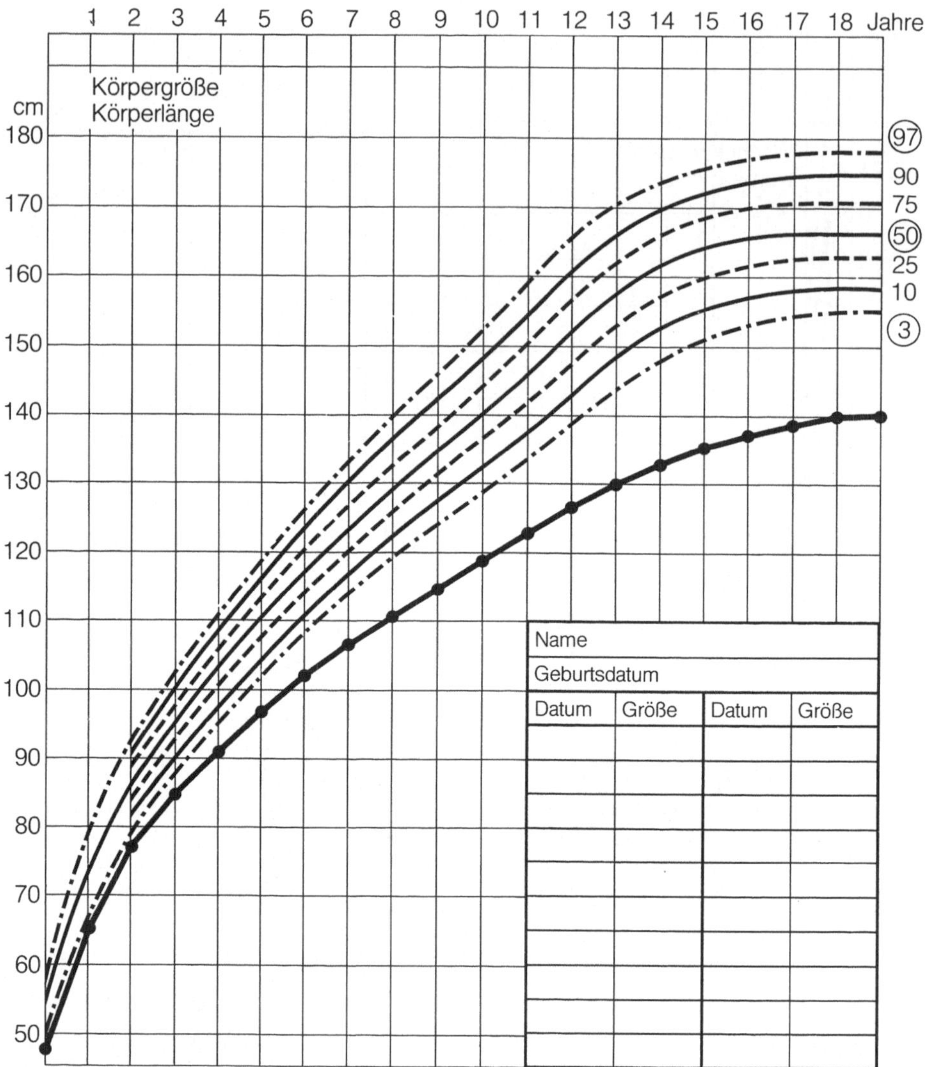

Abb. 5.21. Mittleres Wachstum bei 38 unbehandelten *Turner*-Patienten mit 45,X0 [Brook et al. (1974) Arch Dis Child 49: 789–795]

pubertäre Wachstumsschub einsetzt, kommt es statt dessen noch zu einem weiteren Abfall der Wachstumsgeschwindigkeit [10]. Die Abb. 5.20 und 5.21 zeigen die mittlere Wachstumsgeschwindigkeit und das lineare Wachstum von 38 unbehandelten Patientinnen, eingezeichnet in eine moderne Perzentilenkurve deutscher Mädchen.

PELZ und Mitarbeiter [38] haben versucht, die Gesetzmäßigkeiten des Wachstumsverlaufs beim Ullrich-Turner-Syndrom durch ein mathematisches Modell zu beschreiben. Diese Autoren konnten zeigen, daß das postnatale Längenwachstum anderen Gesetzmäßigkeiten folgt als bei Gesunden. Es handelt sich also nicht einfach um eine Parallelverschiebung der Wachstumskurve gesunder Mädchen in den negativen Streubereich. Inzwischen wurden auch für Patientinnen mit einem Ullrich-Turner-Syndrom Perzentilenkurven erstellt [39]. Sie zeigen, daß die Körpergröße in jeder Altersgruppe einer ebenso starken Streuung unterworfen ist wie bei Gesunden.

5.4.9 Endgröße

Unbehandelte Patientinnen sind erst im 3. Lebensjahrzehnt ausgewachsen. Das Resultat ist ein unterschiedlich ausgeprägter Minderwuchs. Die mittlere Endgröße von nicht behandelten Patientinnen wird von verschiedenen Autoren zwischen 141 und 147 cm angegeben (Tabelle 5.5). Dabei fällt auf, daß auch die Patientinnen mit Ullrich-Turner-Syndrom offenbar am säkularen Akzelerationsprozeß teilgenommen haben. Auffällig ist auch die Beobachtung, daß selbst bei dieser Anomalie eine gute Korrelation zur Elterngröße besteht.

Tabelle 5.5. Endgrößen beim unbehandelten Turner-Syndrom

Almquist	(1963)	n = 7	141 ± 3,6 cm
Lindsten et al.	(1963)	n = 29	142,8 ± 5,6 cm
		15 X0	143,4 ± 5,8 cm
		7 XXqi	141,4 ± 5,9 cm
		3 X0/XX	146,7 ± 7,1 cm
Lemli u. Smith	(1963)	49 X0	139,7 cm
Engels u. Forbes	(1965)	n = 25	140,9 cm
Goldberg et al.	(1968)	22 X0	142,0 cm
		7 X0/XX	143,8 cm
Brook et al.	(1974)	14 X0	143,3 cm
		9 X0/XX	145,3 cm
		4 X0/XXqi	146,1 cm
Snider u. Solomon	(1974)	10 X0	141,0 ± 5,1 cm
		8 X0/XX	147,0 ± 8,4 cm
Schmidt	(1979)	36 X0	143,3 ± 5,6 cm
		21 X0/XX	146,8 ± 6,5 cm
		4 XXqi	146,5 ± 7,0 cm
		4 XX/XY	145,9 ± 7,5 cm
Pelz et al.	(1982)	14 X0	143,1 ± 6,1 cm
		10 X0/XX	142,2 ± 4,7 cm
Park et al.	(1983)	28	142,0 ± 7,6 cm
Ranke et al.	(1983)	11 X0	147,8 ± 5,4 cm
Sybert	(1984)	21 X0	146,9 ± 4,9 cm
		5 X0/XX	145,7 ± 5,1 cm

5.4.10 Gonadeninsuffizienz

Patientinnen mit einem Ullrich-Turner-Syndrom sind phänotypisch rein weiblich. Die äußeren Genitalien sind normal ausgebildet, bleiben jedoch auf dem kindlichen Entwicklungsstand stehen. Nur bei etwa 20% der Mädchen kommt es ansatzweise zu einer Pubertätsentwicklung. Zu einem Zeitpunkt, zu dem sonst die Pubertät beginnt (11–15 Jahre), tritt eine recht spärliche Scham- und Axillarbehaarung auf. Eine Brustentwicklung tritt in den meisten Fällen gar nicht auf. Ebenso fehlt die Menarche. In Ausnahmefällen, vor allem bei Vorliegen eines Mosaiks, kommt es zu vereinzelten Monatsblutungen, ein regelmäßiger Zyklus ist jedoch eine Rarität. Folglich sind die Patientinnen auch infertil. In sehr seltenen Fällen sind jedoch Graviditäten beschrieben, darunter sogar bei Frauen ohne ein nachweisbares Mosaik [4–6].

Die Ursache der Gonadeninsuffizienz liegt in einer Fehlentwicklung der Gonaden. Anstelle der Ovarien finden sich weißliche, bindegewebige Stränge (Streaks), die histologisch aus einem fibrösen Ovarialstroma ohne Primordialfollikel oder tubuläre Strukturen bestehen. Makroskopisch ist die Diagnose oft schwierig, so daß eine Probeexzision erforderlich ist. Mikroskopische Untersuchungen an Feten mit einem Ullrich-Turner-Syndrom zeigten, daß bis zum 3. Schwangerschaftsmonat die Gonadenreifung normal verläuft. Danach kommt es zu einer zunehmenden Atrophie der Keimzellen [47]. Zum Zeitpunkt der Geburt sind häufig noch zahlreiche normale Follikel vorhanden, die dann im Laufe der Kindheit progredient abnehmen. Somit handelt es sich nicht nur um eine Dysgenesie, sondern auch um eine Atrophie der Gonaden.

Die übrigen inneren Geschlechtsorgane sind regelrecht, zeigen jedoch keine altersgemäße Entwicklung. Der Uterus ist immer klein, und die Ligg. rotunda uteri liegen häufig ganz nahe beieinander. So kann leicht der Eindruck eines vollständigen Fehlens des Uterus erzeugt werden. Die Vagina entspricht, wenn keine Behandlung erfolgt ist, noch ganz der eines Kindes. Der Vaginalabstrich zeigt eine absolute Atrophie des Vaginalepithels [8].

5.4.11 Endokrinologische Befunde

Die herausragende Abweichung des endokrinen Systems ist der Östrogenmangel, der durch die morphologischen Veränderungen der Gonaden voll erklärt ist. Bereits im Kleinkindesalter findet sich eine deutliche Erhöhung von LH und exzessive Steigerung des FSH-Spiegels. Im beginnenden Schulalter normalisieren sich die erhöhten Gonadotropinspiegel, um dann in einem Alter, in dem die Pubertät üblicherweise beginnt, wieder erneut progredient anzusteigen [9, 18]. Im Alter von 5–10 Jahren kann somit die Bestimmung der Gonadotropine im Plasma nicht zum Ausschluß einer Gonadeninsuffizienz verwendet werden. Im 2. Lebensjahrzehnt sind jedenfalls die basalen und LHRH-stimulierten Gonadotropinwerte erhöht wie bei Frauen in der Menopause. Auch im Urin sind stark erhöhte Gonadotropinwerte nachweisbar. Bei unbehandelten Patientinnen kann die fehlende Feedbackhemmung zur Entwicklung von Mikroadenomen der Hypophyse führen [45a].

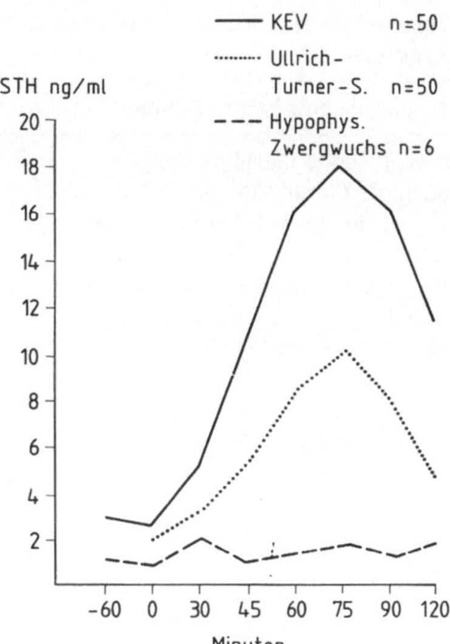

Abb. 5.22. Wachstumshormonsekretion nach Stimmulation mit Clonidin

Die Sekretion der adrenalen Androgene ist ab dem Pubertätsalter vermindert [3]. Diesem Befund entspricht die klinisch feststellbare spärliche spontane Entwicklung von Scham- und Axillarbehaarung.

Während ältere Untersuchungen zum Teil normale Wachstumshormonkonzentrationen fanden, beschreiben Arbeiten jüngeren Datums zunehmend Fälle von relativem bzw. komplettem Mangel von Wachstumshormon [11, 32]. Durch die Arbeit von Ross und Mitarbeiter [43] konnte bei 30 Patienten im Alter von 2–20 Jahren gezeigt werden, daß sich die spontane Sekretion von Wachstumshormon, gemessen im 24-h-Profil, bei Mädchen mit einem Ullrich-Turner-Syndrom im Alter von 2–8 Jahren nicht von der altersgleicher Kinder unterscheidet. Demgegenüber zeigten die älteren Patientinnen signifikant erniedrigte mittlere 24-h-Spiegel für Wachstumshormon. Zum gleichen Ergebnis führten auch eigene Untersuchungen mit Stimulationstests, die ein größeres Kollektiv auch älterer Patientinnen umfaßten (Abb. 5.22). So ergab sich nach Stimulation mit Clonidin, daß die Ausschüttung des hypophysären Wachstumshormons im Mittel nur etwa die Hälfte des Maximalwertes erreicht, wie er im Mittel bei Patienten mit konstitutioneller Verzögerung von Wachstum und Reifung auftritt. Einzelne Werte überschritten nicht diejenigen von Patienten mit hypophysärem Minderwuchs. Nach GRF fanden wir altersabhängige Veränderungen der STH-Sekretion [30].

Auch die Bestimmungen des Somatomedin-C-Plasmaspiegels ergaben in neueren Untersuchungen subnormale Werte. Während im Laufe der Pubertätsentwicklung die kindlichen Werte deutlich ansteigen sollten, zeigten die Untersuchungen von Cuttler und Mitarbeiter, daß dieser zu erwartende Anstieg bei unbehandelten Patientinnen mit Ullrich-Turner-Syndrom ausbleibt [19].

Diese Befunde sprechen dafür, daß ein partieller Mangel an Wachstumshormon vorliegt und einen Beitrag zur Entstehung des Minderwuchses beim Ullrich-Turner-

Tabelle 5.6. Klinische Unterschiede zwischen hypophysärem Minderwuchs und Ullrich-Turner-Syndrom

Hypophysärer Minderwuchs	Ullrich-Turner-Syndrom
betrifft beide Geschlechter	nur beim weiblichen Phänotyp
normale Geburtslänge	subnormale Geburtslänge
Abnahme der Wachstumsgeschwindigkeit beim Kleinkind	meist normale Wachstumsgeschwindigkeit beim Kleinkind
Progredienz des Minderwuchses im Schulalter	Progredienz des Minderwuchses im Schulalter
unbehandelt oft Zwergwuchs	Minderwuchs nie extrem
Skelettretardierung erheblich	Skelettretardierung mäßig
Proportionierter Minderwuchs	untersetzte Figur und/oder eunuchoide Proportionen
Puppengesicht	Pterygium
keine Dysplasiezeichen, keine Organmißbildungen	angeborene Anomalien, Cubitus valgus, Isthmusstenose
Haut unauffällig	Pigmentnaevi
keine Pubes- u. Axillarhaare (außer bei isoliertem GH-Mangel)	spärliche Sexualbehaarung
schwächlich, leicht ermüdbar	körperlich voll leistungsfähig
keine Osteoporose	Osteoporosezeichen am Knochen

Syndrom leisten könnte. So gibt es bei allen Unterschieden des klinischen Bildes auch Gemeinsamkeiten mit dem hypophysären Wachstumshormonmangel (Tabelle 5.6).

5.4.12 Differentialdiagnose

Die Diagnose einer Anomalie des X-Chromosoms muß stets erwogen werden, wenn bei einem phänotypisch weiblichen Individuum eine abnehmende Wachstumsrate festgestellt wird, für die sonst keine andere Ursache gefunden wird. Besonders der Mangel an Wachstumshormon und die Hypothyreose zeigen ähnliche Wachstumskurven und müssen daher durch entsprechende Laboruntersuchungen, wie die Bestimmung der Wachstumshormonsekretion im Stimulationstest oder die Messung der Schilddrüsenparameter im Blut, ausgeschlossen werden. Aber auch alle anderen chronischen, zum Minderwuchs führenden Organerkrankungen, wie z.B. die Zöliakie oder chronische Nierenkrankheiten, können eine ähnliche Wachstumscharakteristik aufweisen.

Desgleichen muß bei jeder verzögerten oder ausbleibenden Pubertätsentwicklung auch an das Vorliegen einer Anomalie des X-Chromosoms gedacht werden. In Kollektiven von Patientinnen mit einer primären Amenorrhö wurden bis zu 50% zytogenetische Veränderungen gefunden. Da die Wachstumsstörung aber ein obligates Symptom des Krankheitsbildes ist, sollte die Diagnose eigentlich schon früh durch den Pädiater gestellt worden sein.

Klinisch bedeutsam ist die frühzeitige Erkennung eines 45,X-/46,XY-Mosaiks. Individuen mit dieser Chromosomenkonstellation können nicht nur den „Turner-Phänotyp" aufweisen, sondern auch ein rein weibliches, rein männliches oder, am häufigsten, ein intersexuelles äußeres Genitale bieten. Gonadal findet sich meist ein dysgenetischer Testis auf der einen, eine Streak-Gonade auf der anderen Seite („gemischte Gonadendysgenesie"). Bilaterale Streaks wie bei typischen Patientinnen mit Ullrich-Turner-Syndrom kommen als Rarität vor. Patienten mit diesem Genotyp haben ein sehr hohes Risiko für die Entwicklung eines Gonadoblastoms, so daß vor der Pubertät die prophylaktische bilaterale Gonadektomie unbedingt erforderlich ist.

Die „reine Gonadendysgenesie" ist durch rudimentäre Streakgonaden gekennzeichnet, ohne daß sonstige somatische Fehlbildungen vorhanden sind. Die Betroffenen weisen zwar, ebenso wie die Patientinnen mit einem Ullrich-Turner-Syndrom, einen sexuellen Infantilismus auf (hypergonadotroper Hypogonadismus), sind aber meist nicht minderwüchsig und weisen auch sonst nur sehr selten einen „Turner-Habitus" auf. Sie zeigen im Gegenteil oft eunuchoide Proportionen. Der Karyotyp kann 46,XX oder 46,XY sein. Bei der XX-Gonadendysgenesie kommt eine familiäre Häufung vor. Der Erbgang ist meist autosomal-rezessiv. Zweifellos ist das Krankheitsbild aber heterogen. So ist auch die Kombination mit einer Innenohrschwerhörigkeit als Perrault-Syndrom [36] bekannt.

Auch die XY-Gonadendysgenesie, die zuerst von SWYER beschrieben wurde [49], geht nie mit den klinischen Symptomen des Ullrich-Turner-Syndroms einher. Die Patientinnen haben einen weiblichen Phänotyp, aber dysgenetische Gonaden. Die Körperproportionen sind deutlich eunuchoid, die Körpergröße ist meist überdurchschnittlich. Auch diese Patientinnen sind durch die Entwicklung eines Gonadoblastoms oder Dysgerminoms hochgradig gefährdet, so daß eine prophylaktische Gonadektomie auch hier unbedingt erforderlich ist.

Auch das Vorliegen eines 17-Hydroxylasemangels muß bei einer Gonadenagenesie erwogen werden [20].

5.4.13 Therapie

Die Behandlung ist im Kindesalter zunächst auf die Förderung des Wachstums gerichtet. Die in vergangener Zeit übliche Ansicht, daß eine Wachstumsförderung nicht möglich oder nicht erfolgreich sei, ist inzwischen überwunden. Es ist seit mehr als 2 Jahrzehnten bekannt, daß durch Anabolika eine Steigerung der Wachstumsgeschwindigkeit bewirkt werden kann. Die am meisten verwendete Substanz ist dabei Oxandrolon [25, 29, 33, 41, 44, 46, 48]. Dieses Anabolikum hat einen durch seine einzigartige chemische Struktur bedingten günstigen Quotienten zwischen anaboler (d.h. wachstumsfördernder) und androgener Wirksamkeit. So eignet sich dieses Präparat ganz besonders für die Langzeitanwendung bei Mädchen. Zahlreiche Studien belegen inzwischen den Wert dieser Therapie.

Auch die Behandlung mit Wachstumshormon vermag die Wachstumsgeschwindigkeit deutlich zu steigern [21, 40, 44]. Ganz besonders trifft dies offenbar auf die Kombinationsbehandlung mit Oxandrolon zu. Aufgrund der ermutigenden Studien ist es angezeigt, in Zukunft vermehrt den Einsatz von Wachstumshormon für die Behandlung des Minderwuchses beim Ullrich-Turner-Syndrom zu versuchen, zumal die Verfügbarkeit dieses Hormons durch gentechnologische Produktionsmethoden mengenmäßig keinen Beschränkungen mehr unterworfen ist.

Die Nachahmung der ausbleibenden Pubertätsentwicklung ist heute problemlos durch die Anwendung von Östrogen-Gestagen-Kombinationen möglich. Die Mädchen können unter dieser Therapie eine normale Brustentwicklung erleben und haben regelmäßige „Menstruations"-Blutungen, was das Selbstwertgefühl zu steigern vermag. Eine Monotherapie mit Östrogenen ist kontraindiziert, da dabei glandulär-zystische Hyperplasien und Endometriumkarzinome beschrieben wurden. Der richtige Zeitpunkt für den Beginn einer solchen Therapie muß individuell festgelegt werden. Er hängt auch vom Erfolg der zuvor durchgeführten Wachstumsförderung ab, da grundsätzlich durch eine Östrogentherapie die Gefahr einer Beschleunigung der Skelettreifung und damit des relativ frühen Schlusses der Epiphysenfugen besteht. So kann mit dieser Behandlung häufig erst mit etwa 15 Jahren begonnen werden [2, 42, 45b]. Eine niedrig dosierte Östrogentherapie kann möglicherweise die Wachstumsgeschwindigkeit steigern [42, 45b].

Literatur

1 Aguigha G, Buchinger G, Gekle D (1976) Nierenanomalien bei Ullrich-Turner-Syndrom. Klin Pädiatr 188: 116–123
2 Alexander RL, Conte FA, Kaplan SL, Grumbach MM (1977) The effect of estrogen treatment on height in patients with gonadal dysgenesis. Clin Res 26: 174 A
3 Apter D, Lenko H-L, Perheentupa J, Söderholm A, Vihko R (1982) Subnormal pubertal increases of serum androgens in Turner's syndrome. Horm Res 16: 164–173
4 Badawy SZA, Sunderji SG, Lanman JT (1981) Pregnancy outcome in 45,X/46,XX mosaicism. Fertil Steril 35: 88–90
5 Bahner F, Schwarz G, Hienz HA, Walter K (1960) Turner-Syndrom mit voll ausgebildeten sekundären Geschlechtsmerkmalen und Fertilität. Acta Endocrinol (Copenh) 35: 397–404
6 Baudier MM, Chihal HJ, Dickey RP (1985) Pregnancy and reproductive function in a patient with nonmosaic Turner syndrome. Obstet Gynecol 65: 60S–64S
7 Berghoff R, Rüdiger RA, Passarge E (1976) Zytogenetische und klinische Befunde bei Verdacht auf Turner-Syndrom. Ergebnisse einer 5-Jahres-Studie an 207 Patienten. Dtsch Med Wochenschr 101: 1–6
8 Böhm W, Göretzlehner G (1983) Zur Morphologie des Genitale bei Gonadendysgenesie. Zentralbl Gynäkol 105: 1553–1560
9 Boyar RM, Ransay J, Chipman J, Fevre M, Madden J, Marks J (1978) Regulation of gonadotropin secretion in Turner's syndrome. N Engl J Med 298: 1328–1331
10 Brook CGD, Mürset G, Zachmann M, Prader A (1974) Growth in children with 45,X0 Turner's syndrome. Arch Dis Child 49: 789–795
11 Brook CGD (1978) Growth hormone deficiency in Turner's syndrome. N Engl J Med 298: 1203–1204
12 Brook CGD (1986) Turner syndrome. Arch Dis Child 61: 305–309
13 Brown BSJ, Tompson DL (1984) Ultrasonographic features of the fetal Turner syndrome. J Can Assoc Radiol 35: 40–46
14 Carothers AD, Frackiewicz A, De Mey R, Collyrer S, Polani PE, Osztovics M, Horvath K, Papp Z, May HM, Ferguson-Smith MA (1980) A collaborative study of the aetiology of Turner syndrome. Ann Hum Genet 43: 355–368
15 Carr DH (1971) Chromosomes and abortion. Adv Hum Genet 2: 201–257
16 Chervenak FA, Isaacson G, Blakemore KJ, Breg WR, Hobbins JC, Berkowitz RL, Tortora M, Mayden K, Mahoney MJ (1983) Fetal cystic hygroma. Cause and natural history. N Engl J Med 309: 822–825
17 Clark EB (1984) Neck webbing and congenital heart defects: a pathogenetic association in 45 X-0 Turner syndrome. Teratology 29: 355–361
18 Conte FA, Grumbach MM, Kaplan SL (1975) A diphasic pattern of gonadotropin secretion in patients with the syndrome of gonadal dysgenesis. J Clin Endocrinol Metab 40: 670–674

19 Cuttler L, Van Vliet G, Conte FA, Kaplan SL, Grumbach MM (1985) Somatomedin-C levels in children and adolescents with gonadal dysgenesis: differences from age-matched normal females and effect of chronic estrogen replacement therapy. J Clin Endocrinol Metab 60: 1087–1092

20 Faggiano M, Sinisi AA, Graziani M, Quarto C, Bellastella A, Criscuolo T (1985) XY Female with 17-hydroxylase deficiency syndrome and gonadal agenesis. In: Flamigni C, Ventuorli S, Givens JR (eds) Adolescence in females. Year Book Medical Publishers, Chicago, pp 75–83

20a Ferguson-Smith MA (1965) Karyotype–phenotype correlations in gonadal dysgenesis and their bearings on the pathogenesis of malformations. J med Genet 2: 142

21 Forbes AP, Jacobsen JG, Caroll EL, Pechet MM (1962) Studies of growth arrest in gonadal dysgenesis: Response to exogenous human growth hormone. Metabolism 11: 56–75

22 Forbes AP, Engel E (1963) The high incidence of diabetes mellitus in 41 patients with gonadal dysgenesis, and their close relatives. Metabolism 12: 428–439

23 Ford CE, Jones KW, Polani PE, De Almeida JC, Briggs JH (1959) A sex-chromosome anomaly in a case of gonadal dysgenesis (Turner's syndrome). Lancet 1: 711

24 Haselbacher L (1975) Intelligenz- und Persönlichkeitsdiagnostik bei der Gonadendysgenesie (Turner-Syndrom). Padiatr Padol 10: 244–252

25 Heidemann P, Stubbe P, Beck W (1979) Oxandrolone treatment for growth promotion in Turner's syndrome. Pediatr Res 13: 1194

26 Holzgreve W (1985) Differentialdiagnostisches Vorgehen bei sonographisch nachgewiesenem fetalem Hygroma cysticum. Zentralbl Gynäkol 107: 245–251

27 Hook EB, Warburton D (1983) The distribution of chromosomal genotypes associated with Turner's syndrome: livebirth prevalence rates and evidence for diminished fetal mortality and severity in genotypes associated with structural X abnormalities or mosaicism. Hum Genet 64: 24–27

28 Hunter AGW, Deslauriers GE, Gillieson MS, Muggah HF (1982) Prenatal diagnosis of Turner's syndrome by ultrasonography. Can Med Assoc J 127: 401

29 Joss E, Zuppinger K (1984) Oxandrolone in girls with Turner's syndrome. A pair-matched controlled study up to final height. Acta Paediatr Scand 73: 674–679

30 Kollmann F, Koch C, Palitzsch A, Leitner C, Althoff P (1985) Altersabhängige Veränderungen der STH-Sekretion nach GRF-Stimulation bei Patientinnen mit Turner-Syndrom. Monatsschr Kinderheilkd 133: 600

31 Kosowicz J (1965) The roentgen appearance of the hand and wrist in gonadal dysgenesis. AJR 93: 354–361

32 Laczi F, Julesz J, Janáky T, László FA (1979) Growth hormone reserve capacity in Turner's syndrome. Horm Metab Res 11: 664–666

33 Moore DC, Tattonoi DS, Ruvalcaba RHA, Limbeck GA, Kelley VC (1977) Studies of anabolic steroids. VI. Effect of prolonged administration of oxandrolone on growth in children and adolescents with gonadal dysgenesis. J Pediatr 90: 462–466

34 Nielsen J, Sillesen I (1983) Das Turner-Syndrom: Beobachtungen an 115 dänischen Mädchen, geboren zwischen 1955 und 1966. Enke, Stuttgart (Bücherei des Pädiaters, Bd 86)

35 Opitz JM, Pallister PD (1979) Brief historical note: the concept of „gonadal dysgenesis". Am J Med Genet 4: 333–343

36 Pallister PD, Opitz JM (1979) The Perrault syndrome: autosomal recessive ovarian dysgenesis with facultative, non-sex-limited sensorineural deafness. Am J Med Genet 4: 239–246

37 Pavia C, Sempé M, Albarrán JM, Martin MR (1981) Usefulness of hand X-rays in the diagnosis of Turner's syndrome. Acta Med Auxol 13: 193–197

38 Pelz L, Sussmann S, Timm D (1981) Die Körperlänge bei Ullrich-Turner-Syndrom. Ein Beitrag zu krankheitsspezifischen Wachstumsfunktionen. Kinderärztl Praxis 49: 206–212

39 Ranke MB, Pflüger H, Rosendahl W, Stubbe P, Enders H, Bierich JR, Majewski F (1983) Turner syndrome: Spontaneous growth in 150 cases and review of the literature. Eur J Pediatr 141: 81–88

40 Rosenfeld RG, Hintz RL, Johanson AJ, and the Genentech Collaborative Group (1985) Prospective, randomized trial of methionyl human growth hormone and/or oxandrolone in Turner syndrome. Pediatr Res 19: 620

41 Rosenfield, RL, Lucky AW (1977) Oxandrolone therapy for children with Turner syndrome. J Pediatr 91: 854–855

42 Ross JL, Long L, Skerda M, Cassorla F, Kurtz D, Cutler GB (1985) The effect of low dose estradiol on 6 month growth rates in patients with Turner's syndrome. Pediatr Res 19 [Suppl 1]: 192 A

43 Ross JL, Long LM, Loriaux DL, Cutler GB (1985) Growth hormone secretory dynamics in Turner syndrome. J Pediatr 106: 202–206

44 Rudman D, Goldsmith M, Kutner M, Blackston D (1980) Effect of growth hormone and oxandrolone singly and together on growth rate in girls with X chromosome abnormalities. J Pediatr 96: 132–135

45a Samann NA, Stepanas AV et al (1979) Reactive pituitary abnormalities in patients with Klinefelter's- and Turner's syndrome. Arch Intern Med 139: 198

45b Sadeghi-Nejad A, Binkiewicz A, Senior B (1985) Low dose enthinyl estradiol (EE2) treatment of Turner's syndrome. Pediatr Res 19 [Suppl 1] 192 A

46 Schönberger W, Benes P, Morsches B, Zabel B, Scheidt E (1982) Verbesserung des Längenwachstums beim Ullrich-Turner-Syndrom durch Oxandrolon. Dtsch Med Wochenschr 107: 1008–1011

47 Singh RP, Carr DH (1966) The anatomy and histology of X0 human embryos and fetuses. Anat Rec 155: 369–384

48 Stahnke N, Lingstaedt K, Willig RP (1985) Oxandrolone increased final height in Turner's syndrome. Pediatr Res 19: 620

49 Swyer GIM (1955) Male pseudohermaphroditism: a hitherto undescribed form. Br Med J 2: 709–712

50 Tietze HU, Schwanitz G, Nowak K, Welte W, Dhom G (1979) Spontane Menstruation und follikelhaltige Gonaden bei einem Mädchen mit durchgehender Monosomie X. Therapiewoche 29: 1299–1301

51 Turner HH (1938) A syndrome of infantilism, congenital webbed neck, and cubitus valgus. Endocrinology 23: 566–574

52 Ullrich O (1930) Über typische Kombinationsbilder multipler Abartungen. Z Kinderheilkd 49: 271–276

5.5 Ovarialtumoren (I. Rey-Stocker)

5.5.1 Häufigkeit und Art

In der Altersgruppe zwischen 0 und 14 Jahren kommen Ovarialtumoren mit einer Häufigkeit von 2,6 auf 100 000 Mädchen vor [5]. Bis zum 18. Lebensjahr machen diese Tumoren etwa 1% aller Neoplasien aus. Die Abb. 5.23 gibt eine Altersverteilung der Ovarialtumoren an, wobei die Häufigkeit der bösartigen Formen besonders gekennzeichnet ist.

Am häufigsten sind einfache Zysten, die 35% am Gesamtanteil der Tumore betragen. Von den verbleibenden 65% sind ⅓ bösartig. Etwa 14% Ovarialtumoren sind hormonell aktiv; je nach Art der gebildeten Steroide kommt es zu einer Pseudopubertas praecox bzw. einem auffallend raschen Fortschreiten bei der Entwicklung der sekundären Geschlechtsmerkmale nach begonnener endogener Reifeentwicklung, zu Zyklusstörungen oder unterschiedlich ausgeprägten Symptomen einer Virilisierung.

Östrogenorientierte Tumoren bestehen in der Häufigkeit etwa zu gleichen Teilen aus banalen Follikelzysten, Granulosazelltumoren und Granulosa-Theka-Zelltumoren, wobei die immaturen Teratome von der Häufigkeit her der letzten Gruppe zugerechnet sind. Androgenorientierte Tumore sind die Androblastome. Von den hormonell aktiven Ovarialtumoren sind 60% als bösartig zu bezeichnen [3].

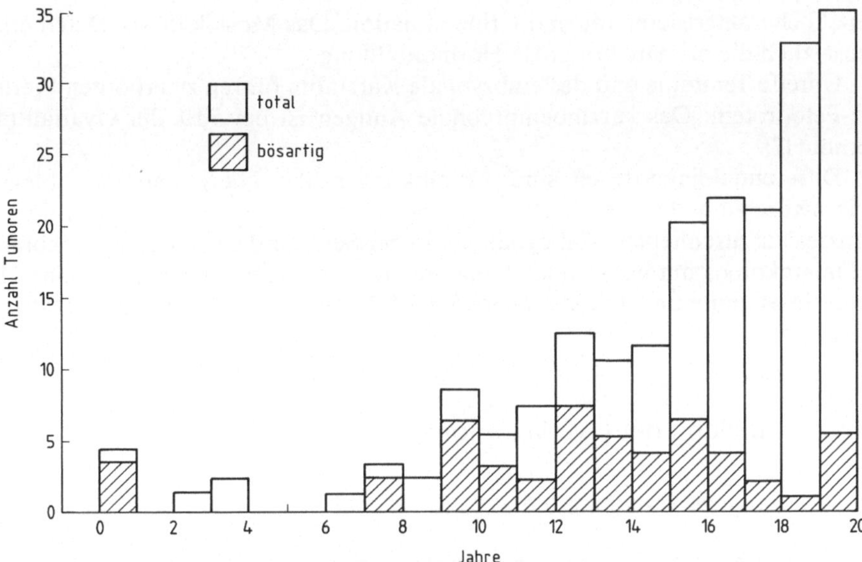

Abb. 5.23. Altersverteilung der Ovarialtumoren bei Kindern und Adoleszenten. (Aus [1])

5.5.2 Klinische Symptome

Häufigstes und in etwa 65% erstes Symptom sind Bauchschmerzen. Sie werden beim kleinen Mädchen vornehmlich periumbilikal, später in den Unterbauch lokalisiert. Eine akute Situation kann bei Torsion oder Ruptur eines zystischen Tumors auftreten.

Eine hormonelle Aktivität zeigt sich in den östrogen- bzw. androgenspezifischen Symptomen, wobei sich iso- und heterosexuelle Entwicklungen oftmals gleichzeitig finden.

5.5.3 Diagnose

Bei der klinischen Untersuchung läßt sich ein abdomineller Tumor in etwa 30–40% der kleinen Mädchen tasten. Bei Patientinnen mit begonnener Reifeentwicklung liegen die Ovarien tiefer im kleinen Becken, so daß ein Tumor erst getastet werden kann, wenn er etwa einen Durchmesser von 15 cm erreicht hat.

Eine sorgfältige gynäkologische Untersuchung ist unbedingt erforderlich und kann einen tumorösen Prozeß hinsichtlich Lokalisation und Konsistenz weiter differenzieren. Die sonographische Untersuchung präzisiert die Tastbefunde und gibt Auskunft über die Binnenstruktur (solider oder zystischer Tumor). Im Einzelfall bleibt zu entscheiden, inwieweit weitergehende internistische Untersuchungen notwendig sind, insbesondere um eine Metastasierung festzustellen.

Eine endokrinologische Untersuchung dokumentiert Art und Umfang einer hormonellen Aktivität. Die typischen Sexualhormone, ihre Vorstufen, LH, FSH und

HCG charakterisieren die endokrine Situation. Das Mosaik dieser Daten erläutert zusätzlich die primäre tumoröse Hormonbildung.

Unreife Teratome und das embryonale Karzinom führen zu erhöhten Werten für α-Fetoprotein. Das karzinoembryonale Antigen ist bei 50% der Ovarialtumoren erhöht [7].

Differentialdiagnostisch sind Erkrankungen der Niere und der ableitenden Harnwege zu bedenken. Auch sind tumoröse Erkrankungen des Gastrointestinaltraktes auszuschließen. Von gynäkologischer Seite sind ein Hydromukokolpos, ein Hämatokolpos mit oder ohne Hämatometra sowie Hämatosalpingas, eine Hydro- oder Pyosalpinx und, bei Mädchen in der 2. Lebensdekade, eine Gravidität zu erörtern.

5.5.4 Einteilung der Ovarialtumoren

5.5.4.1 Einfache Ovarialzysten

Im Kindesalter sind kleine und meist multiple Ovarialzysten als physiologisch anzusehen; sie entstehen durch abnorme Flüssigkeitsansammlungen in Follikeln, die atretisch werden [6]. Die meisten derartigen Zysten werden spontan resorbiert und stellen keine Problematik dar. Ähnliche Befunde finden sich zu Beginn der endogenen Reifeentwicklung.

In etwa 50% liegen Follikelzysten vor, weitere 50% können als Thekaluteinzysten, Corpus-luteum-Zysten und Paraovarialzysten diagnostiziert werden. Die Größe ist sehr variabel, Entwicklungen bis zu einer Größe von 25 cm kommen vor.

In einer Reihe von Fällen kann eine Zyste hormonell aktiv sein, die Granulosa- und Thekazellen produzieren Östrogene. Wenngleich in der Regel ein Zusammen-

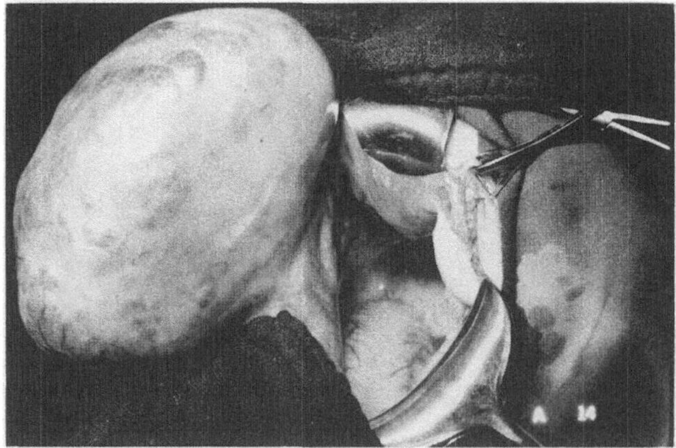

Abb. 5.24. Operationssitus eines hormonbildenden Tumors im Kindesalter. 7 Jahre. Pseudopubertas praecox: uterine Blutung, Ektropium der Zervixdrüsen auf der Portiooberfläche (pT3), Mammae B3, Pubes P3, Zystovar rechts. Histologie: keine Malignität. Therapie: Ovarektomie links. Postoperativ kam es zur Rückbildung der peripheren Reifezeichen

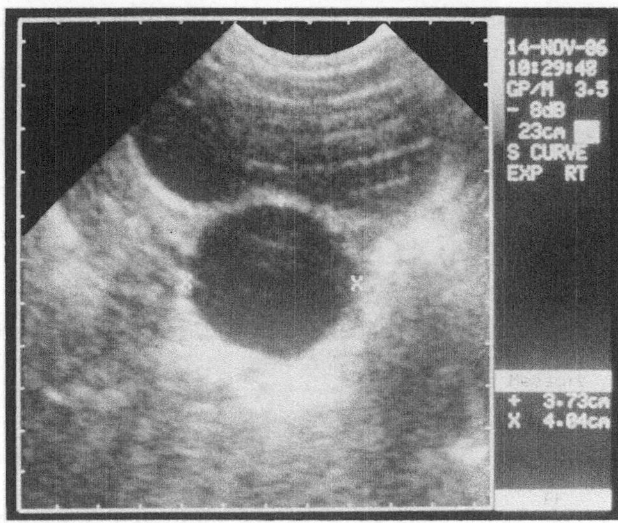

Abb. 5.25. Ovarialzyste im linken Ovarium. 7 Jahre. Therapie: Ausschälung der Zyste und Erhaltung des Ovariums. Histologie: einfache Follikelzyste, keine Malignität

Tabelle 5.7. Ovarialtumoren im Kindes- und Jugendalter. (Modifiziert nach [2])

Tumorart	Häufigkeit [%]	Malignität	endokrin aktiv
Tumoren, die von den primitiven Keimzellen ausgehen	67 (Erwachsene: 20)		
Reifes Teratom oder Dermoid	38	Gutartig	nein
Unreifes Teratom	7	Bösartig	nein
Dysgerminom	11	± Bösartig	fakultativ
Embryonales Karzinom	6	Bösartig	nein
Primäres Chorionkarzinom	rar	Bösartig	ja (HCG!)
Mischtumor	4	± Bösartig	fakultativ
Tumoren, die vom Mesenchym der Sexstränge ausgehen	13		
Granulosa- und Granulosa-Theka-Zelltumoren	4	± Bösartig	50–70%
Thekom	0,6	Gutartig	ja
Androblastom	2	± Bösartig	ja
Fibrom	3	Gutartig	nein
Fibrosarkom	0,5	Bösartig	nein
Gonadoblastome	0,6		fakultativ
Epitheliale Tumoren	17 (Erwachsene: 65–80)		treten nicht präpubertär auf
Seröses Zystadenom	9	± Bösartig	
Muzinöses Zystadenom	5	Gutartig	
Seröses Zystadenokarzinom	1,4	Bösartig	
Muzinöses Zystadenokarzinom	0,8	Bösartig	
Klarzellkarzinom	0,4	Bösartig	

hang mit der endogenen Gonadotropinsekretion besteht, können Ovarialzysten hinsichtlich ihrer endokrinen Aktivität eine Autonomie erlangen.

Klinisch können sie demnach asymptomatisch bleiben oder aber durch die Östrogensekretion zu isosexuellen Entwicklungen führen.

Die Abb. 5.24 und 5.25 zeigen ein Operationspräparat und eine Ultraschalldarstellung ovarieller Zysten.

5.5.4.2 Andere Ovarialtumoren

Im Kindes- und Jugendalter ist die Verteilung des Vorkommens der Ovarialtumoren, die keine Ovarialcysten sind, anders als im Erwachsenenalter. Es dominieren Tumoren, die von den Keimzellen ausgehen, mit etwa 67%. Die im Erwachsenenalter am häufigsten vorkommenden epithelialen Tumore finden sich in der jugendlichen Altersgruppe nur mit etwa 17% und treten vor der Pubertät in der Regel nicht auf.

Sieht man einmal von dem am häufigsten vorkommenden reifen Teratom oder Dermoid ab, so sind die Ovarialtumoren entweder von vorneherein als bösartig zu bezeichnen, andere Tumoren zeigen statistisch eine begrenzte Malignitätsrate, was im individuellen Fall jedoch unerheblich und für das Prozedere kein entscheidendes Argument ist.

In Tabelle 5.7 sind die verschiedenen Tumorarten, ihre Häufigkeit, eine Aussage zur Malignität und zur endokrinen Aktivität zusammenfassend aufgelistet.

5.5.4.3 Therapie

Ovarialzysten. Aufgrund ihrer spontanen Rückbildungstendenz erübrigt sich in den meisten Fällen eine Therapie. Lediglich bei sehr großen Zysten und solchen, die eine hormonelle Aktivität bzw. Autonomie entwickeln, ist eine operative Entfernung notwendig. Kleinere „einfache" Zysten sollten auch laparoskopisch nicht punktiert werden.

Ovarialtumore. Die operative Entfernung des Tumors ist in jedem Fall die Therapie der Wahl. Je nach Art und Ausdehnung des Tumors wird das Ausmaß des Eingriffes unterschiedlich sein müssen. Ein konservatives chirurgisches Vorgehen ist nur zu diskutieren, wenn der Tumor die Kapsel des Ovars nicht durchbrochen hat, wenn kein Aszites nachzuweisen ist und die Peritonealzytologie keine malignen Zellen aufweist. In einem solchen Fall dürfte die Ektomie des befallenen Ovars ausreichend sein. In etwa 10% der Fälle [4] finden sich in beiden Ovarien tumoröse Veränderungen, so daß in jedem Fall auch ein unauffällig aussehendes kontralaterales Ovar sorgfältig inspiziert und bioptisch untersucht werden muß. Unter Umständen muß eine Relaparatomie in Kauf genommen werden.

Ist ein bösartiger Ovarialtumor bereits außerhalb der Ovarialkapsel entwickelt, muß eine radikale Operation vorgesehen werden, was natürlich bedeutet, daß die Fortpflanzungsfähigkeit verloren ist.

Eine sorgfältige Nachsorge ist außerordentlich bedeutsam. Neben der Bestimmung von Tumormarkern und endokrinologischen Parametern ist eine genaue gynäkologische und sonographische Untersuchung in 2- bis 3monatigen Abständen anzuraten.

Die Grundsätze und Indikationen zu einer weiterführenden Therapie (Radiatio, Chemotherapie) entsprechen denen bei Ovarialmalignomen in der Erwachsenengynäkologie.

Bei Keimzelltumoren ist nach den Protokollen der pädiatrischen Onkologen zu verfahren, denen am besten die Therapie und die Nachsorge – in enger Zusammenarbeit mit den Gynäkologen – zu übertragen ist.

Literatur

1 Abell MR (1977) The ovarian neoplasms of childhood and adolescence. In: Blaustein A (ed) Pathology of the female genital tract. Springer, Berlin Heidelberg New York, pp 586–626
2 Bonser GM, Jull JW (1977) The tumors of the ovary. In: Zuckerman S, Weir B (eds) The ovary, Vol II. Academic Press, London New York, pp 129–147
3 Breen JL, Maxon WS (1977) Ovarian tumors in children and adolescents. Clin Obstet Gynecol 20: 607
4 Käser O, Ikle FA, Hirsch HA (1973) Atlas der gynäkologischen Operationen. 3. Aufl. Thieme, Stuttgart
5 Linfors O (1971) Primary ovarian neoplasms in infants and children. Ann Chir Gynaecol [Suppl 177] 60: 12
6 Polhemus DW (1953) Ovarian maturation and cyst formation in children. Pediatrics 11: 588
7 Styne OM, Grumbach MM (1978) Puberty in the male and female. In: Yen SSC, Jaffe RB (eds) Reproductive endocrinology. Saunders, Philadelphia, pp 200–210

6 Sexualerziehung und Sexualhygiene

J. Esser Mittag

6.1 Einleitung und Problemstellung

6.1.1 Sexualerziehung

Die Sexualerziehung ist erst in den vergangenen 200 Jahren zu einem Begriff geworden. Früher betrachtete man die Sexualität als festen und selbstverständlichen Bereich des Lebens. Heute erscheint sie als ein komplexes Problem, das besondere Behandlung verdient. Nach VICTOR FRANKL ist „die Sexualität in dem Maße gestört, in dem sich Absicht und Aufmerksamkeit ihrer bemächtigen". Soll man daraus schließen, daß Sexualerziehung mehr schadet als nützt? Es geht wohl mehr um das „Wie". Typischerweise finden Befragungen von Eltern, ob in der Schule Sexualerziehung stattfinden soll, zunächst breite Zustimmung. Wird dann der Sexualkundeunterricht durchgeführt, gibt es Schwierigkeiten mit den Details. Insbesondere die Einzelheiten der Geschlechtsbeziehung werden in unserer pluralistischen Gesellschaft unter ethischen und sozialen Aspekten unterschiedlich bewertet. So ist es schwer, an öffentlichen Schulen zu einem Konsens zu gelangen. Ein solcher ist aber unerläßlich; denn entsprechend dem Subsidiaritätsprinzip soll sich die Schule bei ihren pädagogischen Aktivitäten vom gleichen Geist leiten lassen wie die Eltern.

6.1.2 Sexualhygiene

Die Sexualhygiene ist nicht umstritten. Jeder weiß, daß sie notwendig und nützlich ist. Aber: jeder versteht etwas anderes darunter. Das reicht vom Bad am Samstag – nur am Samstag! – bis zu Verhaltensweisen, die an Waschzwang grenzen, und die von Dermatologen mit Recht beklagt werden. Bei jungen Mädchen herrscht viel Unsicherheit hinsichtlich des Reinlichkeitsverhaltens, nicht nur in den unteren Sozialschichten. Es kommt durchaus vor, daß Schülerinnen der gymnasialen Oberstufe über die orale Phase und den Ödipus-Komplex referieren können, aber keine Ahnung haben, wie und wo und wann sie sich waschen müssen. Das Informationssystem Mutter-Kind weist auf diesem Gebiet Lücken auf, die schließen zu helfen jeder aufgerufen ist, der mit Kindern und Jugendlichen zu tun hat.

6.1.3 Zielvorstellungen

Dieser Beitrag soll praktische Möglichkeiten aufzeigen, wie Sexualerziehung und Sexualhygiene im Rahmen der pädiatrischen Gynäkologie miteinander verknüpft und verwoben werden können. PETER & VESELY, die Altmeister der Kindergynäkologie, führten in ihrem Lehrbuch vor 20 Jahren aus: „Die präventive Bedeutung der Kindergynäkologie beruht darauf, daß das Mädchen von klein auf mittels hygienischer Maßnahmen im weitesten Sinne des Wortes angeleitet wird." Und: „Es ist klar, daß aufgrund fester hygienisch-ästhetischer Prinzipien das Kind erfolgreich sowohl in gesundheitlicher als auch in moralischer Hinsicht gebildet werden kann. Damit kann ganz folgerichtig, stetig fortlaufend, aber ungezwungen und für das Kind fast unmerklich, die Sexualerziehung verbunden werden."

Im folgenden sollen anhand eines entwicklungsphysiologischen Leitfadens die Schwerpunkte der Sexualerziehung in den verschiedenen Phasen der Kinder- und Jugendzeit vom hygienisch-präventivmedizinischen Ansatz aus behandelt werden. Für die verschiedenen Altersgruppen wird zunächst die psychosexuelle Entwicklung kurz umrissen. Sodann werden jeweils die präventivmedizinischen und erzieherischen Aspekte dargestellt.

6.2 Säuglingsalter

6.2.1 Psychosexuelle Entwicklung

Für die psychosexuelle Entwicklung ist vor allem das biologisch-anatomische Faktum der eindeutigen Geschlechtszugehörigkeit maßgeblich. Beim Säugling ist das Bewußtsein des eigenen Geschlechtes noch unentwickelt. Doch weisen Einstellung und Verhalten der Erwachsenen gegenüber Jungen bzw. Mädchen subtile Unterschiede auf. Auch andere Umstände prägen die psychosexuelle Entwicklung schon früh: Ob das Kind willkommen geheißen und als Individualität geachtet und erzogen wird oder nicht; ob zwischen den Eltern eine intensive Beziehung oder ein kameradschaftliches Einvernehmen oder aber Streitigkeiten bestehen – dies und vieles andere nimmt das Kind in den ersten Lebensjahren unbewußt auf. Die frühesten subjektiven Erfahrungen bilden „das fundamentale organisierende Element, das die primitive Wahrnehmung körperlicher Zustände, aktivierten angeborenen Verhaltens und die entsprechenden ‚äußeren' (aus der Umgebung stammenden) Reaktionen, die damit ‚vermischt' sind, in einer gemeinsamen, diese Erfahrung festlegenden Gedächtnisspur zusammenbringt" (KERNBERG).

6.2.2 Hygiene

Die Hygiene des Neugeborenen und des Säuglings wird generell von der Mutter mit großer Sorgfalt betrieben. Das Ergebnis überwacht der Arzt bei den entsprechenden Untersuchungen, bei denen das Kind regelmäßig von seinen Windeln befreit präsentiert wird. Der Säuberungsprozeß richtet sich hauptsächlich auf die Genitoanalgegend. Immer wird von vorn nach hinten gewischt. Man nimmt jeweils frisches Material zum Abtupfen, benutzt nie zweimal das gleiche Stück Zellstoff oder Watte. Das Bad, der regelmäßige Windelwechsel mit Reinigung sowie Cremen und Pudern aller Hautfalten sind fester Bestandteil der täglichen Routine. Vermutlich ist es dieser Perfektion zu verdanken, daß die Erkrankungshäufigkeit an Vulvovaginitis erst im 3. Lebensjahr sprunghaft ansteigt.

6.3 Kleinkindalter

6.3.1 Psychosexuelle Gesichtspunkte

In der infantil-genitalen Phase, etwa vom 3.–4. Lebensjahr an, entwickelt sich das Bewußtsein des eigenen Geschlechtes. Die Kinder wenden sich neugierig dem eigenen Körper wie auch ihrer Umgebung zu. Sie nehmen den Unterschied zwischen Mann und Frau wahr und entdecken, daß weibliche und männliche Geschlechtsorgane verschieden sind. Selbstverständlich möchten sie sich darüber genauer informieren – daher die Beschäftigung mit den eigenen Genitalien und später die „Doktorspiele" im Kindergarten. Genitale Manipulationen im Kleinkindalter gehören nicht zur Onanie im engeren Sinne (NISSEN). Nur wenn das Kind diese Manipulationen exzessiv betreibt – das kann schon im Säuglingsalter vorkommen – liegen meist schwere psychische oder somatische Schäden vor. Gesunde Kinder empfinden derartige Explorationen gar nicht als sexuell, sondern als selbstverständlichen Teil ihrer Kenntnis vom eigenen Körper, wie sie auch von der Umwelt und ihren Erscheinungsformen Kenntnis nehmen. Furchterregende Lektionen oder nonverbale Reaktionen können diese Selbstverständlichkeit zerstören – zum Schaden des Kindes; denn es handelt sich hier um körperlich-seelische Erfahrungsmöglichkeiten. Bedürfnisse stellen sich dar in einer Entwicklungsphase, die – organbezogen – auch die geschlechtliche Identität erfaßt. Unangemessene Interventionen und Behinderungen führen zum Ausweichen auf Ersatzbefriedigungen, unter Umständen sogar zu neurotischen Störungen.

6.3.2 Hygiene

Das Kleinkindalter ist eine entscheidende Phase für die Gewöhnung an zweckmäßige persönliche Hygiene. Es ist Aufgabe der Mutter, die beim Säugling eingeleiteten guten Gewohnheiten nun entsprechend modifiziert weiterzuführen und dafür Sorge zu tragen, daß sie zu gegebener Zeit vom Kind schrittweise übernommen werden. Dabei muß man dem Kind noch eine Weile helfen, die notwendigen Verrichtungen selbst zu tun, muß überwachen und korrigieren, ehe man es sich selbst überläßt. Hier geht es um echte Prophylaxe mit dem Ziel, Erkrankungen zu verhindern. Die Mutter weiß, daß sie auf Schlafenszeiten und Eßgewohnheiten, auf Zähneputzen und Händewaschen zu achten hat. Ebenso muß sie das Kind an gesundheitsfördernde Praktiken hinsichtlich Stuhlentleerung und Wasserlassen sowie an die damit verbundene Hygiene gewöhnen. Sauberkeit beginnt damit, daß man unnötige Verunreinigungen vermeidet. Also muß die richtige Haltung auf der Toilette eingeübt und beachtet werden. Zudem muß das Mädchen Selbständigkeit gewinnen in den Verrichtungen beim Säubern des Genitoanalbereiches, beim Abtupfen nach dem Wasserlassen und beim Abwischen nach dem Stuhlgang.

Das Ziel der Genitoanalhygiene bleibt, den Bereich sauber, trocken und luftig zu halten. Diesem Ziel muß auch die Bekleidung dienen. Sie sollte nicht zu eng, nicht zu warm, jedoch gut saugfähig sein. Kleinkinder spielen vorzugsweise im Schneidersitz auf dem Fußboden, auch im Sandkasten. Bei langen Hosen bzw. solchen, die so geschnitten sind, daß sie am Oberschenkel gut anliegen, ist eher gewährleistet, daß keine Schmutzpartikel oder auch Gras und Insekten in die Scheide gelangen. Beim Kindergartenkind sollte die Mutter darauf achten, daß die Bekleidung leicht zu öffnen und abzulegen ist. Viele Kinder, die eigentlich längst trocken sind, kommen hin und wieder in Schwierigkeiten, wenn sie nicht angeleitet werden, vorsorglich die Toilette aufzusuchen. Das willentlich lange Anhalten kann zu Störungen der Regulationen führen bis hin zur habituellen Harn- und Stuhlretention (ANDERS). Es braucht etwas Überlegung seitens der Eltern und der Erzieher und eine umsichtige Führung, damit das Kind in diesen Verrichtungen eine gute Routine entwickelt.

6.3.3 Verbalisierung sexueller Themen

Viele Mütter haben selbst nur mangelhafte Kenntnisse der anatomischen Bezeichnungen für die Genitalorgane bzw. sind im Gebrauch dieser Bezeichnungen unsicher. Zudem ist die Wertskala verbaler Äußerung sehr unterschiedlich und mit individuellen erotischen Bedürfnissen verknüpft. Die Sexualität ist komplex, persönlich und privat, daher kommunikativ schwierig zu erfassen. Detaillierte Anweisungen für das Vorgehen kann es nicht geben. Nur: Für welche Bezeichnung auch immer die Mutter sich entscheidet – jede ist besser als verlegenes Schweigen. Auch wenn es ihr nicht liegt, sollte sie sich um eine unbefangene Sachlichkeit bemühen – selbstverständlich immer im Rahmen der in diesem Bereich obwaltenden Intimität.

Schritt für Schritt müßte dann die Kommunikation zwischen Mutter und Kind einmünden in einen Dialog, der im Rahmen des Verständnisses aufgenommen und konsequent weitergeführt wird – dies als Teilbereich der Erziehungsaufgabe, der Sexualität im Zuge der somatischen und psychischen Entwicklung zu einem verantworteten persönlichen Wachsen zu verhelfen. Dem Arzt kommt in dieser Phase eine wichtige Aufgabe zu. Gynäkologische Anamnese, Status und Beratung sind Bestandteil der täglichen Sprechstunde. Dort ist auch für Mutter und Kind die akzeptabelste Gelegenheit, über „diese heiklen Dinge" zu sprechen. Mit der Inspektion des Genitale, die zur Routine jeder Allgemeinuntersuchung gehören sollte, ist der Anknüpfungspunkt gegeben. Anläßlich der Vorsorgeuntersuchung bei Kindern kann die Beratung der Mutter zwanglos erfolgen. Diese günstige Situation sollte unbedingt genutzt werden, weil fehlerhafte Verhaltensweisen, die einmal eingefahren sind, kaum je noch reflektiert und korrigiert werden. Wenn jedoch das Kind von vorneherein gut angeleitet wird, so wächst gleichzeitig eine sachliche Selbstverständlichkeit im Hinblick auf die eigenen Genitalorgane, die für die Folgezeit vieles erleichtert.

6.4 Schulkindalter

6.4.1 Sexualität

Die Grundschuljahre fallen noch in die sog. Latenzzeit oder „kindliche Ruhephase". Die Entwicklung der Genitalorgane schreitet nur langsam fort, das sexuelle Interesse ist primär gering. „Sexual"-Spiele im Schulalter entspringen gewöhnlich der Neugier, lassen nicht auf eine gesteigerte Triebhaftigkeit schließen. Doch erfährt die psychosexuelle Entwicklung neue Anstöße. Einflußreiche Miterzieher treten auf: Lehrer, Freunde, Massenmedien. Die Kinder bringen Informationen mit nach Hause, die vorher nicht Gesprächsthema waren und stellen die Eltern auf die Probe. Manchmal verhalten sich die Kinder regelrecht provozierend, indem sie sexuelle Verhaltensweisen der Erwachsenen nachspielen oder zeichnen. Sie geben damit zu verstehen, daß sie etwas erfahren haben, was sie allein nicht verarbeiten können. Wenn die Eltern ungeschickt auf solche Hilferufe reagieren, vertiefen sich die Ängste und Nöte der Kinder.

6.4.2 Hygiene

Bei Mädchen im Alter von 3–9 Jahren ist Ausfluß gar nicht selten. Blutiger Ausfluß deutet auf einen Fremdkörper hin, kommt aber weit seltener vor als die Vulvitis und die Vulvovaginitis. Diese stellt die häufigste gynäkologische Erkrankung in dieser Altersgruppe überhaupt dar und ist meist auf Schmierinfektionen zurückzuführen. Wenn der Arzt ungenügende Reinlichkeit im Bereich der Genitalorgane vorfindet, ist das Sitzbad seine erste Empfehlung. So folgerichtig und therapeutisch wirksam diese Verordnung auch ist – sie sollte begleitet (oder gar ersetzt) werden durch einen unumwundenen Hinweis auf die Mängel der persönlichen Hygiene. Wenn man dauerhafte Erfolge erzielen will, muß man das Problem anschneiden. Gegenüber dem Waschen im Stehen hat das Sitzbad den Vorteil, daß die Falten und Winkel der Vulva sicherer erreicht werden. Dasselbe gilt für das Waschen auf dem Bidet. Im Prinzip kommt es aber eher auf die Sorgfalt an als auf die Körperhaltung beim Waschen. Andererseits darf die Sorgfalt nicht in Übertreibung ausarten. Es ist vollends unangebracht, die Scheide auszuseifen oder zu spülen. Aber der Vorhof und die Falten zwischen den Schamlippen wie der weitere Verlauf der Schamspalte müssen saubergehalten werden.

6.4.3 · Rolle des Hausarztes

Manche Mutter steht dem Symptom Ausfluß hilflos und verlegen gegenüber. Die Vorstellung ihres Töchterchens beim Arzt wegen Beschwerden im Bereich der Geschlechtsorgane bereitet ihr große emotionale Probleme. Das Kind spürt dies natürlich, außerdem ist es ihm ungewohnt, beim Arzt das Höschen ablegen zu müssen. Es wäre gut, wenn der Hausarzt oder der Kinderarzt grundsätzlich bei jeder Untersuchung, ganz gleich in welchem Alter, das Kind sich ganz ausziehen ließe und selbstverständlich auch das Genitale und Perineum besichtigte. Vielleicht würden auf diese Weise Hemmungen gar nicht erst entstehen, welche die Einstellung zur gynäkologischen Untersuchung negativ beeinflussen. Die Beratung der Mutter betreffend das Sauberkeitsverhalten des Kindes spielt in dieser Altersgruppe immer noch eine große Rolle. Die Mutter kann die Notwendigkeiten besser verstehen, wenn man sie an die anatomischen und physiologischen Besonderheiten des Genitale im Kindesalter erinnert. Sie kennt diese Besonderheiten zwar von der Anschauung her, kann sie aber in ihrer Bedeutung nicht ohne weiteres interpretieren: Bei kleinen Mädchen ist die Vulva noch nicht so gut gepolstert wie später, die Scheidenöffnung daher für Verunreinigungen jeder Art leichter zugänglich bei mangelhafter Abwehr des noch nicht östrogenisierten Scheidenepithels.

6.5 Pubertätsphase – psychosexuelle Probleme und Fragen zu somatischen Abläufen

6.5.1 Allgemeine Anmerkungen

Die psychosexuelle Entwicklung des Menschen in dieser Phase ist Teil des tiefgreifenden Umformungsprozesses, an dessen Beginn wir Jungen und Mädchen vor uns haben, und an dessen Ende junge Männer und Frauen dastehen. Der Zeitpunkt des Beginns dieser Phase wie auch ihre Dauer sind individuell verschieden. Doch fangen die Reifungsvorgänge beim Mädchen regelmäßig früher an als beim Jungen. Nicht nur die stürmischen somatischen Veränderungen, nicht nur die Manifestationen der hormonellen Umstellung wie Weißfluß, Akne, Gewichtszunahme, Stimmungsschwankungen, sondern auch die sexuelle Reaktionsfähigkeit, die nun spürbar wird und wächst, verunsichert zunächst in hohem Maße. Freilich tritt diese Reaktionsfähigkeit bei Mädchen später ein als bei Jungen oder wird später bewußt. Ob dies gegeben oder erlernt ist, mag hier dahingestellt bleiben. Vorwiegend somatische Akzente bestimmen 3 recht unterschiedliche Entwicklungsabschnitte beim pubertierenden Mädchen.

6.5.2 Prämenarche

Bei einem mittleren Menarchealter von 12,5 Jahren zeigen sich die ersten subtilen Anzeichen der Pubertät bereits gegen Ende der Grundschulzeit. Die Curricula der meisten Bundesländer sehen eine Unterweisung zur Vorbereitung auf die erste Menstruation im 5. oder 6. Schuljahr vor. In diesem Alter wird die Information ausgesprochen sachlich-distanziert aufgenommen wie jedes andere vermittelte Wissen.

Wenn die Menarche näherrückt, konzentriert sich das Interesse auf dieses Ereignis. Die Mädchen wollen ganz genau wissen, was bei der Menstruation vor sich geht und wie sich das für sie auswirkt. Eine Schülerin schrieb für das Gespräch mit einer Ärztin diese Fragen auf:

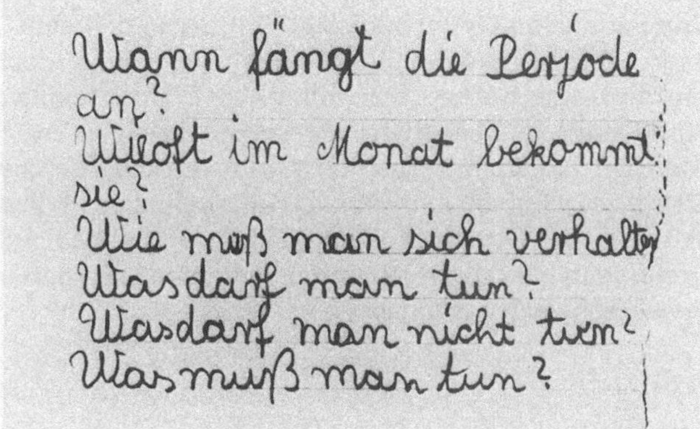

12 Jahre.

Keinesfalls möchten die Mädchen wegen der Menstruation ihr Leben ändern müssen. Sie wollen ihre spontanen Verhaltensweisen, ihre Aktivitäten im Freundeskreis und ihre sportlichen Ambitionen beibehalten. Mit Spannung beobachten sie, welche von den Mitschülerinnen bereits menstruieren. Es ist schlimm, als einzige in der Klasse noch auf die Menarche zu warten, wenn alle anderen sie schon erlebt haben. Hier kündigt sich ein Problem an, das während der ganzen Pubertät aktuell bleibt und die Jugendlichen oft allzusehr beunruhigt: Sowohl der zeitliche Ablauf als auch die Intensität und das Ergebnis der Reifungsvorgänge weisen eine starke individuelle Streuung auf.

Das häufigste somatische Problem in dieser Phase ist der „Weißfluß". Er ist meist physiologisch, durch die hormonelle Umstellung bedingt, kann aber profus und anhaltend sein. Das Mädchen wird zum erstenmal wieder seit dem Windelalter mit einem Inkontinenzphänomen konfrontiert. Die derzeitigen Bekleidungsgewohnheiten machen das Problem noch mehr bewußt als früher die losen Schlüpfer und Röckchen. Die unkontrollierbare Ausscheidung belästigt und irritiert. Manche Mädchen machen sich Sorgen, daß sie krank sein könnten.

> Die erkennt man, ob die Scheide durch den Ausfluß gereinigt
> wird. Ob der Ausfluß gesund oder krankhaft ist.

13 Jahre.

Wenn in dieser Phase ärztlicher Rat eingeholt wird, so ist dies geradezu ein Glücksfall; denn der Arzt kann – entsprechende Befunderhebung vorausgesetzt – den Ausfluß als Vorzeichen der nahenden Menarche interpretieren und sicherstellen, daß das Mädchen hinreichend auf dieses Ereignis vorbereitet ist. Er kann die Mutter darauf aufmerksam machen, daß ihre Tochter dem säkularen Trend zufolge wahrscheinlich früher menstruieren wird als sie selbst. Er kann auch darauf hinwirken, daß die Mutter das Mädchen nicht negativ beeinflußt. WIDHOLM zeigte die Korrelation von Dysmenorrhö bei Mutter und Tochter auf. Vielleicht sind die Prostaglandine nicht an allem schuld, einiges könnte doch „gelernt" sein. Beschwerden, die man erwartet, treten mit großer Wahrscheinlichkeit auch ein. Eine negative Einstellung zur Menstruation resultiert in einer Verschlechterung des Befindens und einer Zunahme körperlicher und seelischer Beschwerden während dieser Zeit (BERGLER). Deshalb müssen alle Hilfestellungen in dieser Phase das Ziel verfolgen, daß die erste Menstruation ohne Drama und ohne Peinlichkeiten erlebt wird – eher erfreut, daß alles regelrecht in Gang kommt, und daß nun ein weiterer Schritt zum Erwachsenwerden getan ist.

6.5.3 Menarche

Die erste Menstruation ist ein Schlüsselereignis für die Reorganisation des Selbstverständnisses und für die sexuelle Identifikation. Eine neue Dimension des Bewußtseins des eigenen Geschlechtes tut sich auf. Das ist eine „Krise", die gut oder schlecht ausgehen kann. Von dem Ausgang hängt vieles ab für alle weiteren Ereignisse im Frauenleben (WENDERLEIN). Die Reaktion der Umgebung – Mutter, Vater, Geschwister – wird darüber entscheiden, ob das Mädchen auch in den folgenden Jahren seine Sorgen und Nöte innerhalb der Familie vorbringt und diskutiert oder nicht. Es gibt immer noch Familien, in denen die Mädchen sich nicht trauen, von ihrer ersten Blutung zu berichten. Andere Mädchen bekommen bei der Gelegenheit nur eine Packung Binden in die Hand gedrückt, vielleicht noch mit der undifferenzierten, ja dummen Bemerkung: „Das passiert jetzt jeden Monat wieder. Halt' Dich von den Jungen fern, und komm' mir ja nicht mit einem Kind nach Haus'!" Doch bemühen sich immer mehr Mütter, das Ereignis positiv aufzunehmen und zu gestalten. Wenngleich die Anregung mancher Psychologen, nach dem Vorbild anderer ethnischer Gruppen ein Fest zu feiern, nicht viel Gegenliebe finden wird, so kann die Mutter doch versuchen, den Anlaß zu einem Gespräch zu nutzen, das bei der Bewältigung der neuen Dimension Hilfen gibt – auch und besonders hinsichtlich der praktischen Aspekte.

> Es ist ungemein schwer in der Zeit, wo wir unsere Tage haben, wir wissen ja nichts genaues, über das alles.
> Wann soll man Binden u. wann Tampons tragen?

13 Jahre.

Die meisten Mütter versorgen ihre Töchter mit Binden. Sie dienen als Wäscheschutz, man klebt sie einfach ins Höschen. Dazu bedarf es kaum einer Anleitung, vor allem braucht der Ort der Anwendung nicht näher erläutert zu werden. Die Körpergegend wird einfach flächendeckend versorgt, so wie das beim Baby mit der Windel geschah. Freilich ist im Mutter-Tochter-Verhältnis ein Gespräch über den Tampon, der in die Scheide eingeführt wird, sehr viel schwieriger – sachlich und auch emotional. Vielleicht empfindet die Mutter es als Erleichterung, wenn sie sich klar macht, daß sie nicht aufgerufen ist, anstelle ihrer Tochter einen Entschluß zu fassen. Das Mädchen ist alt genug, selbst zu entscheiden. Ein Druck in Richtung Tampongebrauch kann Beunruhigung und Ängste auslösen, wenn das Mädchen noch nicht bereit dazu ist. Wenn es aber selbst wünscht, Tampons auszuprobieren, und die Mutter diesen Wunsch akzeptiert und respektiert, so fördert sie damit das Verantwortungsgefühl des Mädchens für seine Selbstkontrolle und für den Ausdruck seiner Persönlichkeit. Viele Mädchen sagen, daß sie sich in Binden „wie ein Wickelkind" fühlen. Tampons werden als eine „erwachsene" Menstruationshygiene betrachtet. Doch machen auch korrekturbedürftige Fehlinformationen die Runde:

> Ich hab' schon von vielen Freundinnen und meinen Eltern gehört, daß wenn man O.B. während der ganzen Menstruation nimmt schädlich sei. Das würde nämlich das Blut stauen. Stimmt das? Ich kann das nämlich nicht ganz glauben.

13 Jahre.

Bei der Verwendung von Tampons wird das Mädchen mit seinen Genitalien und deren Funktionen besser vertraut. Wenn es an sich selbst erfährt, daß es mit der Menstruation in erwachsener Weise umgehen kann, so bedeutet das viel mehr als nur die Beherrschung einer Hygienepraktik. Eine Unabhängigkeit wird erlebt, welche für die Entwicklung der weiblichen Identität positive Bedeutung hat.

6.5.4 Postmenarche

Dieser Zeitabschnitt soll als die ersten 2–3 „gynäkologischen Jahre" verstanden werden. Es ist eine Übergangszeit, während der sich der Menstruationszyklus noch stabilisiert. Unregelmäßig verlängerte Abstände zwischen den Menstruationen sind in diesem Alter typisch, nicht ohne weiteres als Störung zu bewerten. Pathologische Zustände bei Hungerkuren oder auch Übergewicht sowie beim Leistungssport müssen sorgfältig von der physiologischen Oligomenorrhö abgegrenzt werden. Über prämenstruelle Spannungen klagten in einer großen finnischen Studie (WIDHOLM) 60–75% aller Mädchen, wobei die älteren Jahrgänge stärker betroffen waren. Ähnlich hohe Zahlen werden in amerikanischen Publikationen (DAWOOD) für die Dysmenorrhö bei Jugendlichen genannt: 52% der Mädchen geben Schmerzen bei der Menstruation an, davon ist jede 10. für 1–3 Tage aktionsunfähig. Da die Grenze zwischen Gesundheit und Krankheit für den Laien nicht leicht zu erkennen ist, andererseits manche von den erwähnten Symptomen das Wohlbefinden deutlich beeinträchtigen, gibt es für den Arzt viele Ansatzpunkte, beratend tätig zu werden.

Große Unsicherheit besteht hinsichtlich des Verhaltens während der Menstruation: Baden, Schwimmen, Haare waschen, Teilnahme am Schul- und Leistungssport sind immer wieder Diskussionspunkte. Der in zahlreichen Fällen weiterbestehende Ausfluß verursacht fortwährend Beunruhigung. Mitunter wird sogar eine venerische Erkrankung befürchtet.

> ... wie Mutter meinte, daß es ganz normal sei, wenn Mädchen in meinem Alter Ausfluß hätten. Stimmt das wirklich?
> In einer Frauenzeitschrift las ich, daß Ausfluß von Badewannen oder Geschlechtsverkehr herrühren könne. Ist das richtig?
> Da ich aber noch keinen Geschlechtsverkehr hatte, bin ich sehr beunruhigt, und frage mich, woher Ausfluß kommen kann.

16 Jahre.

Darüber hinaus sind die zeitlichen Dissoziationen der körperlichen Entwicklung wie auch passagere Begleiterscheinungen Anlaß zur Sorge. Die Veränderungen des Körperbildes wirken sich auf das Selbstwertgefühl aus. Ängstlich wird beobachtet:

> Warum ist bei manchen Frauen eine Brust größer? Was kan man dagegen tun. Gibt es etwas z.B. Tabletten oder Medizin gegen Pickel u. Mitesser mit denen man von innen her eine 100%tige Wirkung erzielen kann.

15 Jahre.

Am meisten aber beschäftigen die Mädchen ihre Zyklusunregelmäßigkeiten, und das nicht nur wegen der Unberechenbarkeit der Termine:

> Was macht man, wenn die Menstruation 9 Monate ausgeblieben ist, (aber man nicht schwanger ist) an was liegt es?

14 Jahre.

„BIN ICH NORMAL?" – das ist das zentrale Problem. Alle Fragen reflektieren die Sorge um die weibliche Integrität, um die jetzige und künftige Funktionsfähigkeit der Geschlechtsorgane.

Für den konsultierten Arzt mag der „Fall" nicht von besonders hohem medizinischem Interesse sein, doch sollte er sich der Aufgabe im Rahmen der Sexualerziehung stellen. Hier treten reale Bedürfnisse der Jugendlichen zutage. Mit den Hilfen für die Unterscheidung zwischen Gesundheit und Krankheit kann der Arzt Hilfen für das schwankende Selbstbewußtsein geben. Er und andere, die Jugendlichen

„Lotsendienste" (PEIFFER) leisten, ergänzen die Einflußnahme von Eltern und Erziehern oder lösen sie ab; denn die Jugendlichen finden in ihren psychosexuellen Wandlungen eher selten eine verständnisvolle und sachkundige Führung durch die Eltern. Vielleicht müssen sie sich auch aus der vertrauten familiären Bindung lösen, um sich selbst neu und anders zu sehen. Ein „neutraler Sachverständiger" kann dazu beitragen, punktuell ansetzende emanzipatorische Bestrebungen zu relativieren und eine stetig weiterschreitende Verselbständigung anzusteuern – Evolution anstelle von Revolution.

6.6 Adoleszenz

6.6.1 Psychologische Aspekte

HAEBERLE definiert das Jugendalter als „Phase . . ., in der sexuelle Einstellungen und Reaktionen, die in der Kindheit erworben wurden, ihre wirkliche Bedeutung enthüllen. Das Entscheidende an dieser Phase ist jedoch, daß die bisher spielerischen und ungerichteten Spiele der Kindheit zu zielgerichtetem Sexualverhalten werden". Die somatischen Aspekte der Sexualität sind für Jungen weit wichtiger als für gleichaltrige Mädchen, für die das Zusammengehörigkeits- und Geborgenheitsgefühl, also kommunikative Aspekte im Vordergrund stehen. Ihre typische Ich-Bezogenheit hindert die Jugendlichen daran, solche Unterschiede wahrzunehmen und zu reflektieren. Daraus ergeben sich häufig Konflikte. Auch der Wunsch, es den Altersgenossen gleichzutun, ist dem psychosexuellen Reifungsprozeß eher hinderlich. Allzuoft weckt die Umwelt Bedürfnisse, die den tatsächlichen Fähigkeiten und Möglichkeiten weit vorausgreifen.

In seinem Streben nach sozialer Resonanz, Partnerschaft, „Glücklichsein", steht das Mädchen immer wieder vor neuen Toren – voller Neugier, aber auch voller Angst. Es möchte sich in diesen Situationen allein zurechtfinden, stößt jedoch an die Grenzen seiner noch unentwickelten Kompetenz. Seine Bemühungen, die resultierenden Frustrationen zu verarbeiten, zu überspielen oder zu kompensieren, mögen ungeschickt, komisch oder auch waghalsig sein. Es sind aber aktive Versuche, Handlungssicherheit im eigenen Verhalten zu gewinnen.

6.6.2 Gynäkologische Fragen

Wenn das Mädchen sein Leben selbst in die Hand nimmt, müßte es volle Sicherheit im Umgang mit dem eigenen Körper erreicht haben. Die Sexualhygiene sollte fester Bestandteil einer gesundheitsfördernden Routine geworden sein. In einer Partnerbeziehung ist sie auch ein Ausdruck der Rücksichtnahme und des Bestrebens, die Attraktivität für den anderen zu wahren. Im gleichen Zusammenhang gewinnt ein neuer präventivmedizinischer Aspekt an Bedeutung, nämlich die regelmäßige zytologische und kolposkopische Überwachung des Gesundheitszustandes insbesondere der Zervix. Manche Mädchen fassen das schon ins Auge, sind sich nur nicht im klaren über den Zugang zu diesen medizinischen Dienstleistungen:

> Dann habe ich noch eine Frage: Ab welchem Alter muß man zur regelmäßigen Untersuchung zu einem Frauenarzt gehen?? Und wie steht es mit der Vorsorge-untersuchung? Gibt es auch dort eine bestimmte Altersstufe?

16 Jahre.

Gleichzeitig wird in den meisten Fällen die Empfängnisverhütung aktuell. Wenn heute als Stand der Wissenschaft gilt, daß Mädchen von der Menarche an die „Pille" nehmen können, so darf dies nicht zu einer Verordnungspraxis führen, die nur den Pearl-Index im Auge hat. Vielmehr sollte der Arzt sich Zeit nehmen für ein Gespräch, in dem er sich mit der Lebenssituation der Ratsuchenden befaßt. Die Mädchen ahnen oder wissen schon, daß der Geschlechtsverkehr als Konsumware – so etwas wie Essen oder Trinken – ihre emotionalen Bedürfnisse nicht befriedigt, und daß die körperliche Begegnung enttäuschend verläuft, wenn nichts eingebracht wird, was den Vorgang wertvoll oder auch nur fröhlich macht. Auch verstehen die Mädchen durchaus, daß Kopulations- und Fortpflanzungsfähigkeit nicht mit affektiver Reife gleichgesetzt werden können, und daß es Zeit braucht, bis man fähig ist, tiefe, auf Dauer angelegte Beziehungen einzugehen und durchzuhalten.

6.6.3 Persönlichkeitsentwicklung als kommunikativer Lernprozeß

Es wäre zu wünschen, daß nicht nur die soziale, sondern auch die sexuelle Selbständigkeit der Heranwachsenden sich ohne Bruch entwickelt. Entsprechende Lösungen müßten jeweils innerhalb der Familie gefunden und von den Eltern konzeptionell beizeiten angesteuert werden. Noch schieben viele Eltern und Erzieher den Gedanken immer wieder von sich – bis es zu spät ist. Indessen suchen die Jugendlichen in dieser schwierigen Phase den Rückhalt einer gut funktionierenden sozialen Gruppe. Die Familie hat immer die beste Chance, eine solche Bezugsgruppe darzustellen und Gespräche, Zuwendung und Verständnis anzubieten. Manche Extrempositionen, sogar manche Verwahrlosungssymptome müssen als Hilferufe gedeutet werden, die zurückzuweisen oder gar mit Abwendung zu bestrafen ein folgenschwerer Irrtum wäre. Gebote und Verbote können hier nichts ausrichten. In dieser Phase müssen alle Hilfen dazu beitragen, daß sich konstruktive sexuelle Einstellungen und Verhaltensweisen entwickeln. Eine Selbständigkeit muß erworben werden als Basis für persönlichkeitsadäquate Entscheidungen.

Die Mädchen brauchen Unterstützung in dem Bestreben, sich einen Freiraum zu erkämpfen für die Bewältigung der vielen schwierigen Entwicklungsaufgaben, welche in dieser Phase ihres Lebens - vielleicht mehr als in jeder anderen - an sie herantreten. Sie müssen

- emotionale und psychische Unabhängigkeit von den Eltern und von anderen Erwachsenen erwerben;
- sich selbst finden und eine gefestigte Vorstellung von der Identität der eigenen Persönlichkeit entwickeln;
- Selbstbestimmung, Motivation, Wertvorstellungen entwickeln, dazu die Selbstkontrolle, welche dazu befähigt, diese Wertvorstellungen zu verwirklichen und daran festzuhalten;
- Einfühlungsvermögen beweisen und sich in der Gegenseitigkeit zwischenmenschlicher Beziehungen üben;
- lernen, sich in der Arbeitswelt zurechtzufinden und angemessen zu verhalten;
- eine berufliche Perspektive entwickeln.

Die Rolle als Frau, welche die Mädchen in unserer Gesellschaft übernehmen sollen, ist heute unklarer denn je. Ihre soziologischen Definitionen lassen den Körper außer Betracht, obwohl er Träger der spezifisch weiblichen Form der Erfahrung ist: „... sie (die Frau) versteht, symbolisch gesprochen, nicht mit dem Kopf, sondern mit dem ganzen Körper, und geistig-seelische und Körpervorgänge sind bei ihr in einer für den Durchschnittsmann fremdartigen Weise miteinander verbunden" (NEUMANN). Auch deshalb kommt dem Körperkonzept hohe Bedeutung zu, wenn es darum geht, das Mädchen zu einer selbstbewußten Auseinandersetzung mit seiner Rolle als Frau zu erziehen. Jugendliche haben oft Angst vor der eigenen Angst oder auch Angst vor der eigenen Courage, neue Schritte ins unbekannte Gelände zu tun. So passen sie sich an und lassen alles über sich ergehen. Das gilt immer noch mehr für Mädchen als für Jungen! Alle, die mit Mädchen zu tun haben, sollten versuchen, ihre Individualität und ihr Selbstwertgefühl zu stärken. Unsere Mädchen brauchen Ermutigung, um ihre eigenen Kräfte und Möglichkeiten wahrzunehmen und die verborgenen Energien zu erkennen, die sie befähigen, auch unter schwierigen Bedingungen ihr Leben mit seinen Problemen und Konflikten konstruktiv zu bewältigen.

Literatur

1 Anders D (1984) Mädchen mit rekurrierenden Harnweginfektionen. Therapiewoche 34: 907-919
2 Bergler R (1984) Psychohygiene der Menstruation. Huber, Bern
3 Dawood MY (1983) Dysmenorrhea. Clin Obstet Gynecol 26: 719-727
4 Deutscher Bundestag (1984) Drucksache 10/1007 „Verbesserung der Chancengleichheit von Mädchen in der Bundesrepublik Deutschland" - 6. Jugendbericht - Bericht der Sachverständigenkommission
5 Eichler W (1977) Die sexuelle Erlebnisfähigkeit und die Sexualstörungen der Frau. Fischer, Stuttgart
6 Haeberle EJ (1983) Die Sexualität des Menschen. De Gruyter, Berlin
7 Hellbrügge Th (Hrsg) (1982) Die Entwicklung der kindlichen Sexualität. Urban & Schwarzenberg, München
8 Hellbrügge Th (Hrsg) (1982) Grundlagen der Adoleszentenpsychologie. Hansisches Verlagskontor, Lübeck

9 Kernberg OF (1981) Objektbeziehungen und Praxis der Psychoanalyse. Klett-Cotta, Stuttgart
10 Neumann E (1983) Zur Psychologie des Weiblichen: Die psychologischen Stadien der weiblichen Entwicklung. Rhein-Verlag, Zürich
11 Nissen G (1983) Zur Entwicklung der Psychosexualität bei Mädchen und über ihre Störungen. Arch Gynäkol 235: 1–4, 53–62
12 Peter R, Vesely K (1966) Kindergynäkologie. VEB Thieme, Leipzig
13 Pfeiffer W (1975) Die Sache mit dem „Lotsen", Sexualmedizin 2: 121–122
14 Wenderlein JM (1977) Menarche – psychosomatische und psychosoziale Aspekte für die Gynäkologie. Arch Gynäkol 223: 99–114
15 Widholm O (1979) Dysmenorrhea during adolescence. Acta Obstet Gynecol Scand [Suppl] 87: 61–66
16 Wissenschaftlicher Beirat der Bundesärztekammer (1981) Hinweise zur Verordnung oraler Kontrazeptiva. Dtsch Ärztebl, Heft 43: 3170–3173

Sachverzeichnis

Endokrinologie des Kinder- und Jugendalters

Herausgeber: H. Stolecke

Unter Mitarbeit zahlreicher Fachwisssenschaftler

1982. 114 Abbildungen, 90 Tabellen.
XXVI, 663 Seiten. Gebunden DM 206,–
ISBN 3-540-11433-5

Dieses Buch behandelt die normalen und pathologischen hormonell gesteuerten Funktionen und Entwicklungsvorgänge vom Säuglings- bis zum jugendlichen Erwachsenenalter. Nach einer kurzen Übersicht über Art und Wirkungsweise von Hormonen werden physiologische und krankhafte Abläufe in der Funktion endokriner Organe bzw. Systeme dargestellt, wobei klinische Gesichtspunkte im Vordergrund stehen. Ein gesonderter Teil behandelt normale und gestörte Wachstums- und Reifungsvorgänge. In zehn weiteren Kapiteln geht es um Diagnostik und Therapie verschiedener praktisch-klinisch besonders wichtiger Entitäten wie Adipositas, Diabetes mellitus, blande Struma, Intersexualität, genetische Beratung, kinder- und jugendgynäkologische Probleme u. a.
Hervorzuheben ist die Intention, endokrinologische Probleme unabhängig von fachspezifischen Grenzen tradierter Art zu diskutieren. Autoren der Pädiatrie, Inneren Medizin, Gynäkologie, Humangenetik und experimentellen Endokrinologie haben unter dem Dach der Endokrinologie das Thema fachübergreifend dargestellt. Eine umfangreiche Bibliographie zu jedem Kapitel ermöglicht eine spezielle und vertiefende Lektüre.

Springer-Verlag
Berlin Heidelberg New York
London Paris Tokyo

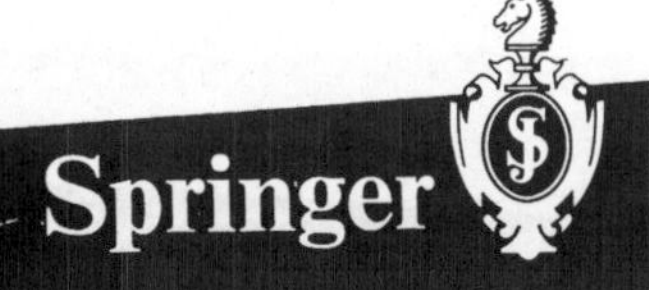

Gynäkologische Endokrinologie

Herausgeber: B. Runnebaum, T. Rabe

Unter Mitarbeit zahlreicher Fachwissenschaftler

1987. 317 Abbildungen. 252 Tabellen.
Etwa 800 Seiten. Gebunden DM 240,–
ISBN 3-540-17055-3

Dieses Buch ist das erste Lehrbuch im deutschen Sprachraum, das sich mit der vielfältigen Problematik der gynäkologischen Endokrinologie befaßt.

Nach einleitenden Kapiteln über die Hormone und ihre Wirkungen sowie den Funktionstesten und Untersuchungsmethoden werden u. a. der menstruelle Zyklus sowie die normale Pubertät und ihre Störungen, die Sterilität, Früh- und Spätschwangerschaft, Kontrazeption, Klimakterium, Androgenisierungserscheinungen, Trophoblasttumoren, androgenproduzierende Ovarialtumoren, die Mikrochirurgie sowie In-vitro-Fertilisierung dargestellt.

Das umfassende Abbildungs- und Tabellenmaterial, die straffe Gliederung der einzelnen Kapitel sowie ein ausführliches Literaturverzeichnis am Schluß jeden Kapitels machen das Buch zu einem handlichen Nachschlagewerk für Gynäkologen und Internisten in Praxis undl Klinik, aber auch Allgemeinmediziner und Familienberatungsstellen werden dieses Buch als Ratgeber dankbar begrüßen.

Springer-Verlag
Berlin Heidelberg New York
London Paris Tokyo

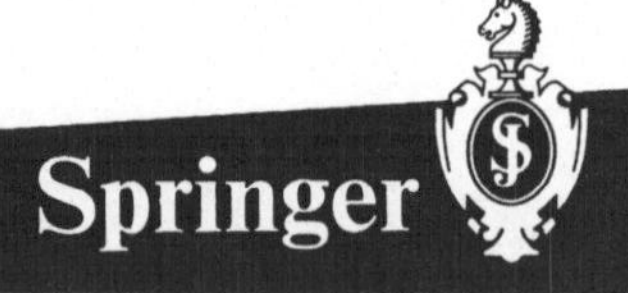

Springer